国家卫生健康委员会医政医管局 ｜ 组织
国家卫生健康委卫生发展研究中心 ｜ 编写

U0237319

医疗联合体建设案例集

主　　审　焦雅辉
编委会主任　付　强
主　　编　李大川

人民卫生出版社
·北　京·

图书在版编目（CIP）数据

医疗联合体建设案例集 / 国家卫生健康委员会医政
医管局，国家卫生健康委卫生发展研究中心组织编写. —
北京：人民卫生出版社，2022.7
　ISBN 978-7-117-33266-8

　Ⅰ.①医… Ⅱ.①国… ②国… Ⅲ.①医疗保健制度
–案例–中国 Ⅳ.①R199.2

中国版本图书馆 CIP 数据核字（2022）第 109023 号

人卫智网　**www.ipmph.com**	医学教育、学术、考试、健康，	
	购书智慧智能综合服务平台	
人卫官网　**www.pmph.com**	人卫官方资讯发布平台	

医疗联合体建设案例集
Yiliao Lianheti Jianshe Anliji

组织编写：国家卫生健康委员会医政医管局
　　　　　国家卫生健康委卫生发展研究中心
出版发行：人民卫生出版社（中继线 010-59780011）
地　　址：北京市朝阳区潘家园南里 19 号
邮　　编：100021
E - mail：pmph @ pmph.com
购书热线：010-59787592　010-59787584　010-65264830
印　　刷：人卫印务（北京）有限公司
经　　销：新华书店
开　　本：787×1092　1/16　　印张：24
字　　数：366 千字
版　　次：2022 年 7 月第 1 版
印　　次：2022 年 8 月第 1 次印刷
标准书号：ISBN 978-7-117-33266-8
定　　价：108.00 元

打击盗版举报电话：**010-59787491**　E-mail：**WQ @ pmph.com**
质量问题联系电话：**010-59787234**　E-mail：**zhiliang @ pmph.com**
数字融合服务电话：**4001118166**　　E-mail：**zengzhi @ pmph.com**

《医疗联合体建设案例集》

编写委员会

主　　审　焦雅辉

编委会主任　付　强

主　　编　李大川

编　　委（按姓氏笔画排序）

王　珩　王　斐　王义辉　方鹏骞　甘　戈

卢清君　付　强　朱　坤　苏玉宏　李大川

李少冬　李建涛　杨　洋　吴　建　吴　晶

张光鹏　张幸福　张牧嘉　张维斌　张博文

罗　力　金春林　赵　琨　赵　锐　赵林海

高晶磊　黄奕祥　鲍　鹰

医疗联合体（以下简称"医联体"）建设是深化医药卫生体制改革的重要任务和制度创新，是优化医疗资源结构布局、提升基层医疗服务能力的重要举措，是分级诊疗建设的重要载体。"十三五"期间，党中央、国务院高度重视医联体的建设发展。2015年国务院办公厅印发《关于推进分级诊疗制度建设的指导意见》（国办发〔2015〕70号），提出以提升基层医疗卫生服务能力为导向，以业务、技术、管理、资产等为纽带，探索建立包括医联体、对口支援在内的多种分工协作模式，完善管理运行机制。2017年国务院办公厅印发《关于推进医疗联合体建设和发展的指导意见》（国办发〔2017〕32号），要求各地根据本地区分级诊疗制度建设实际情况，因地制宜，探索分区域、分层次组建多种形式的医联体，在城市主要组建医疗集团，在县域主要组建医疗共同体，跨区域组建专科联盟，在边远贫困地区发展远程医疗协作网。2018年，印发《关于印发医疗联合体综合绩效考核工作方案（试行）的通知》（国卫医发〔2018〕26号），随文印发了适用于行政部门和医联体的绩效考核指标体系，提出建立与医联体相适应考核程序，并明确绩效考核结果的应用。2019年国家卫生健康委和国家中医药管理局联合下发《关于印发城市医疗联合体建设试点城市名单的通知》（国卫办医函〔2019〕646号）和《关于印发紧密型县域医疗卫生共同体建设试点省和试点县名单的通知》（国卫基层函〔2019〕708号），在全国确定118个城市医联体建设试点城市、567个紧密型县域医共体建设试点县和山西、浙江2个紧密型县域医共体建设试点省，积极发挥试点的"排头兵"作用，将医联体建设纳入深化医改工作统筹安排。2020年，国家卫生健康委联合国家中医药管理局发布《关于印发医疗联合体管理办法（试行）的通知》（国卫医发〔2020〕13号），明确医联体"谁来建""如何建""如何联""如何考核"等重点问题，促进医联体规范发展。2021年，《国务院办公厅关于推动公立医院高质量发展的意见》（国办发〔2021〕18号）进一步强调发挥公立医院在城市医疗集团中的牵头作用，发挥县级医院在县域医共体中的龙头作用，推动构建公立医院高质量发展新体系。同年，《国家卫生健康委办公厅关于推广三明市分级诊疗和医疗联合体建设经验的通知》（国卫办医函〔2021〕547号）明确要推进紧密型医联体建设，逐步实现人、财、物、信息系统等统筹管理，促进医疗资源统筹管理、集约使用，同步提升服务能力，为网格内居民提供同质化、连续性的医疗卫生服务。

自2017年起，受国家卫生健康委医政医管局委托，国家卫生健康委卫生发展研究中心（以下简称"卫生发展中心"）按年度对全国医联体建设成效进行评估。总的来看，"十三五"期间，各地积极探索、勇于创新，各级党委、政府和相关部门对医联体建设重视程度和工作力度明显加强，各地充分考虑区域内医疗机构的地域分布、功能定位、服务能力、业务关系、合作意愿等因素，因地制宜、分类指导，探索分区域、分层次组建多种形式的医联体，推动优质医疗资源向基层和边远贫困地区流动。各类医联体实现跨越式发展。上下联动不断增强，截至2020年底，各种模式医联体超1.5万个，卒中中心、胸痛中心、创伤中心、危重孕产妇救治中心、危重新生儿救治中心"五大中心"建设累计超过1.4万个，为提供一体化、同质化的医疗服务提供了有力支撑。

进入"十四五"时期，在国家卫生健康委医政医管局支持下，卫生发展中心整理了部分地市关于医联体网格化布局建设的经验做法，并组织有关专家赴各省，在历年评估和各地卫生健康部门提供材料的基础之上，对城市医疗集团、县域医共体、专科联盟和远程医疗协作网等多种模式的医联体典型做法进行调研挖掘，对可复制、可推广的经验进行总结提炼，对下一步高质量发展提出参考意见，并撰写形成《医疗联合体建设案例集》。本书收录的典型案例仅仅是医联体建设取得的阶段性成果。

感谢各地卫生健康行政部门、医联体和有关专家提供的典型材料。由于案例收集渠道有限，可能遗漏一些改革创新地区，欢迎各地踊跃投稿，我们将继续围绕医联体建设编撰典型案例。

国家卫生健康委员会医政医管局
国家卫生健康委卫生发展研究中心
2022年2月

第一部分　城市医疗集团

第二部分　县域医疗共同体

第三部分　专科联盟

第四部分　远程医疗协作网

第一部分

城市医疗集团

整合优质医疗资源
探索城市医联体协同治理发展

——北京市海淀区城市医联体

北京市海淀区在三级医院行政隶属关系多样、卫生资源布局复杂的情况下，加强政府顶层设计，因地制宜，统筹区域内医疗资源，明确不同级别、不同类别的医疗机构职责，实施"6 + 5"城市医疗集团网格化布局，建立6个综合医联体、5个专科医联体，实现29个镇、街道、社区卫生服务中心全覆盖。在不打破隶属关系的情况下，探索了一条以政府为主导，以强基层为核心，以网格覆盖为基础，以功能互补、管理趋同、双向转诊、人员流动、技术推广、人才培养、资源共享、互联互通为路径，以绩效考核为手段，注重顶层设计、系统推进、多元化合作治理、协同发展、各方主动参与的高质量分级诊疗道路，对推广医联体建设具有示范借鉴意义。

一、改革背景

海淀区地处北京市西北部，人口结构、地理位置较为复杂，既有中关村、清华北大等优质人才资源，又有北部山区等地域特点；医疗机构中隶属关系复杂，既有军队、央属、企业医疗卫生机构，又有市属、区属、民营医疗卫生机构。

海淀区共有29个镇、街道，313万常住人口，其中外省市来京人口为112万人，占常住人口的35.8%。全区29个镇、街道中，常住人口在15万人以上的有5个。全区常住人口中，0～14岁人口为37万人，占11.8%；15～59岁人口为218万人，占69.6%；60岁及以上人口为58万人，占18.5%，其中65岁及以上人口为41万人，占13.1%。老龄化程度不断加深，如蓟门里社区是老旧小区，老龄人口超过 20%。

在推进医联体建设过程中，医疗机构隶属关系复杂，医联体建设在不同隶属关系、财政体系、人事管理现状下如何形成共同治理的有效方式成为海淀区推进医联体向纵深发展的难点。

二、 主要做法

依托医联体体系建设，通过完善医联体网格化布局，丰富医联体工作内涵，紧跟医改方向，稳步推进分级诊疗工作落实。海淀区卫生健康委以医联体为纽带构建多层次医疗服务格局。

（一）落实政府主导，绩效考核引领

1. "6＋5"医联体实现网格全覆盖。

医联体建设在区政府主导下由区卫生健康委组织实施，按照各核心医院地理位置对医联体成员构成进行合理的网格化划分。12 家核心医院承担 6 个综合医联体和 5 个专科医联体的内部运营管理、统筹协调等工作，实现了辖区 106 家二、三级医院及社区卫生服务中心全覆盖（图 1）。积极推进紧密型医联体试点建设，建成三个紧密型医联体试点，积极探索医联体内部医疗管理、药品目录、后勤服务、信息化平台及人员培养的一体化管理模式。

2. 明确各级各类医院在医联体中的定位。

根据医联体内各医疗卫生机构在分级诊疗中承担的职能，对各医疗卫生机构进行任务区分和功能定位。社区卫生服务中心（站）重点开展辖区居民家医团队工作，负责病情稳定期、康复期患者的延续治疗及管理；二级专科／综合医院可以承接上级医院出院患者的稳定期及康复期的延续治疗，将危急重症患者上转到核心医院急救治疗。经过几年的实践，医联体内上下转诊关系顺畅，百姓受益。如北京大学肿瘤医院依托医联体，探索高发癌症早筛早诊创新模式。

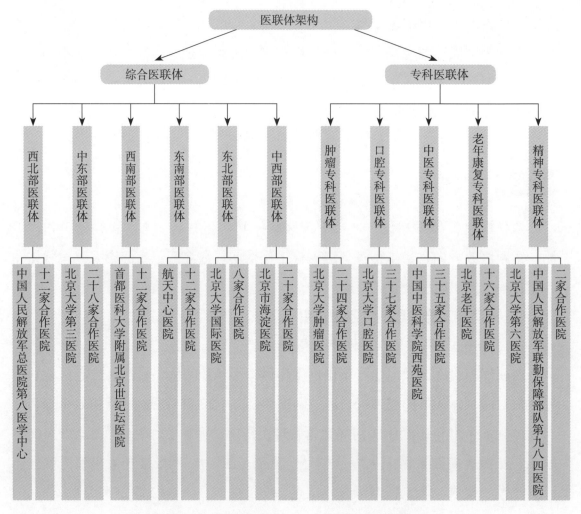

图 1 构建海淀区"6＋5"医联体组织框架

3. 加强医联体绩效考核。

以建立分级诊疗制度为核心，以提高基层服务能力为重点，通过激励约束机制，合理引导和规范医联体建设。区财政每年安排专项经费 300 万元，用于开展医联体内部正常运营管理、统筹协调、紧密型医联体试点等工作，支持医联体在技术协作、业务培训、双向转诊等方面工作。

4. 评估医联体工作成效，开展年度考核。

建立效果评估机制和绩效考核方法，每年制定年度重点工作任务，并委托第三方对医联体核心医院进行绩效考核。从组织管理、提升基层服务能力、分工协作、资源共享、督导考核和加分项六大方面进行评估，加强政府导向作用，推动完善金字塔型医疗服务体系的构建，规范医联体建设。

5. 依托信息化手段，探索精准对接。

结合医院实际情况，以医联体为抓手，深挖基层重点专科医联体的精准对接，统筹推进区域医疗高质量发展。搭建医联体内远程平台，建立成员单位之间、专科 - 全科医生之间的转诊通道，定向精确转诊，引导慢性病（也称"慢病"）患者回归社区。依托信息化手段，建立医联体内远程培训，远程诊断、急救、转诊等服务网络为一体的体系。

（二）以强基层为核心，明晰医联体建设路径

各医联体的规模、业务范围、隶属关系、自身特点、工作重点和方向等各不相同，在海淀区卫生健康委规定动作的统一推动下，充分发挥各医联体核心医院积极性，根据自身学科优势和社区人群服务特点开展工作，探索了各自的经验和创新。

1. 强化组织体系，管理文化趋同。

各医联体都设置了医联体理事会、秘书处、执行委员会，定期召开理事会对医联体工作进行研讨，定期对成员单位开展考核，通过网站、电子屏、展板、新媒体等多种渠道宣传医联体工作。如航天中心医院积极提出紧密型医联体试点工作新思路，以需求为引导，逐步实现行政、业务、人才、医保、药品、信息、绩效、后勤等"八个一"统筹管理。

2. 畅通人员上下流动，提高基层服务能力。

各医联体完善内部人员合理流动机制，促进卫生技术人员上下流动。核心医院专业技术人员晋升、聘任中高级职称和在医联体成员单位服务情况挂钩，核心医院根据成员单位需求到成员单位开展专家坐诊、会诊、教学查房、临床带教等帮扶服务。如首都医科大学附属北京世纪坛医院（简称"北京世纪坛医院"）在提升基层服务能力工作中，采取定时、定点、定人、定专业的选派原则，组建了 8 支慢性病队伍；北京大学第三医院同时以"高糖冠脑"慢四病为切入点，有力提升了基层慢性病管理能力、推进分级诊疗。

3. 完善双向转诊机制，畅通转诊渠道。

各医联体均建立了双向转诊机制，制定双向转诊流程，按照患者自愿、分

级诊治、连续治疗、安全便捷原则，制定了合理、便捷、通畅的双向转诊细则，急危重症患者及时转往核心医院，康复期和稳定期慢性病患者及时转回成员单位。核心医院均为社区中心预留充足号源。

4. 推广适宜技术，拓宽基层服务项目。

各核心医院以成员单位的需求为导向，以技术推广为手段，从安全性、有效性、规范性和适宜性出发，以常见病、多发病防治适宜技术为重点，科学合理地选择适合基层实际的适宜技术。如北京大学口腔医院持续开展内容丰富口腔专业适宜技术推广系列培训；北京大学第三医院把日常输液治疗的普通患者下转到社区成员单位，腾出资源用于急危症患者的抢救和治疗。

5. 共享优质医疗资源，提高资源利用效率。

各医联体核心医院向成员单位开放优质医疗资源，成立了远程医疗中心，向成员单位开展远程医疗服务，建立区域影像、检验、检查、病理和消毒供应中心，解决了成员单位医疗资源配置不规范、不经济等问题。如北京世纪坛医院向社区提供消毒供应、医学检验等优质医疗资源，航天中心医院积极开展心电图远程会诊。

6. 广泛开展业务培训，提高医疗技术水平。

各医联体核心医院开展多渠道的业务培训，为成员单位培养出一批擅长诊治常见病、多发病和慢性病的医务人员。核心医院定期安排专家到成员单位开展坐诊、会诊、查房、讲座等多种形式业务指导，不断巩固成员单位医务人员基本技能。将医联体单位医务人员纳入核心医院继续教育体系，疫情期间通过远程开展院感和新冠肺炎防治相关培训，指派院感专家到成员单位指导院感防控工作，开发培训平台，避免人员聚集，在直播间平台培训和互动。

7. 定期组织指导考核，提高综合管理水平。

各医联体核心医院将医院管理考核延伸到成员单位，定期组织临床、护理、院感、医技、药学等方面专家指导考核成员单位规范操作、规范运行、规范管理，帮助成员单位完善医疗服务管理制度，优化医疗服务工作流程，整体提高成员单位综合管理水平。

8. 发挥中医药作用，贯彻中医强基层理念。

中国中医科学院西苑医院贯彻中医强基层理念，开展北京中医健康乡村（社区）项目，成立健康乡村领军团队、治未病团队等 7 支专家团队，对口海淀区社区及北京市远郊区县。充分发挥中医药在防治新冠肺炎中的重要作用，将中医中药防治新冠肺炎的经验与成果及时传授到医联体成员单位，提出中医药介入治疗早期方案。

三、 主要成效

（一）老百姓对基层医疗机构更加信任

通过城市医疗集团的方式获取品牌效应，上级医院的品牌向下延伸，老百姓对基层医疗机构更加信任。多措并举提升基层卫生服务能力，人民群众就医获得感大幅增强，百姓就医有序向基层医疗机构流动。海淀区 2019 年基层诊疗量占总诊疗量的 30.83%，占比较 2016 年提升了 3 个百分点（表1）。"十三五"期间成员单位向核心医院上转患者超 10 万人次，核心医院下转患者近 8 万人次，2019 年较 2016 年双向转诊人次增加超过 3 倍。

表 1　基层医疗卫生机构诊疗量变化情况

年份	基层医疗卫生机构诊疗量 / 人次	总诊疗量 / 人次	基层诊疗量占总诊疗量比例 /%
2016	8 299 945	29 827 611	27.83
2019	10 112 317	32 798 143	30.83

（二）指导基层卫生能力不断提升

海淀区医联体核心医院综合考核平均得分，从 2016 年的 75.95 分，上升到 2019 年的 89.96 分，上升了 18.45%，医联体管理各项工作明显提升。实现业务一体化、流程的无缝对接以及业务之间的上下指导机制。探索核心医院与基层医疗机构共建全科病房，试行启动、带教、自主管理三个运行阶段，夯实稳定基层能力。核心医院重点帮助基层成员单位做好体系建设、制度建设、学科建设，社区中心能力不断提升，就近就便家门口基层就医已成为社区居民的常态化选择。截至 2020 年底，海淀区家庭医生签约服务全人群签约 134.2 万人，签约率为 41.47%，其中重点人群签约 75.8 万人，签约率为 97.89%。为辖区内 80 周岁及以上的老年家庭和计划生育特殊家庭提供"一键式"家庭医生服务，惠及 5.8 万户家庭、6.6 万户籍人口。6 家社区中心上榜"全国百强"。

（三）社区人员能力提升稳定基层

稳定基层关键在基层能力水平。通过培训、结对、拜师等资源共享的方式有效提升基层能力。核心医院重点帮扶基层人才培养，社区需要什么，核心医院提供什么，深入调研社区需求，缺什么补什么，改变了社区管理理念。具有全科医学住院医师培训基地的 4 家核心医院均将医联体单位师资纳入基地，共同培养全科住院医师。核心医院充分发挥自身专业学科优势，在医联体成员单位开设专家门诊，开通多学科会诊渠道，设计个性化的重点专科对口帮扶计划和骨干人才培养方案，优先接收成员单位的进修生和住院医师规范化培训人员（表 2）。

表 2　社区卫生技术人员情况

年份	社区卫生技术人员数量 / 人	高级职称			高级职称占比 /%
		正高级职称 / 人	副高级职称 / 人	合计 / 人	
2016	3 009	22	134	156	5.18
2019	3 324	41	198	239	7.19

（四）中医药服务能力提升

打造社区卫生中医药服务示范机构，建设完成 13 家区级示范中心、14 家示范站；加强中医适宜技术在基层医疗机构的推广，建成 13 家艾灸工作室；

持续开展"名中医身边工程"工作，51 支名中医专家团队累计接诊患者数 5 万人次，居全市第一；完成 2 家中医健康文化体验馆建设，辖区居民中医药服务体验感、获得感大幅提升。

（五）资源共享患者就诊受益

信息互联受益，实现区域范围内数据信息的互联共享，形成一个内生的人性机制，方便老百姓就诊；供应消毒受益，不仅质量提升，社区中心还免于建设，更加经济；共享检查受益，实现检查共享，社区检查，核心医院阅片、诊断，把患者留在了社区；患者开药受益，家门口就能看病、开药，如蓟门里社区卫生服务中心与北京大学第三医院基本药品目录药房对接率达到 90%；科研课题受益，核心医院承担多项国家级和北京市级课题，社区中心共同参与多中心研究，不断训练和培养医学科研能力，如北京世纪坛医院指导羊坊店社区卫生服务中心成功申报海淀区预防医学会课题，开展脑卒中后抑郁患者的社区健康教育研究。

四、 启示与建议

（一）亮点与启示

1. 注重顶层设计。

在现行行政管理体制下如何发挥区域内三级医院优势、通过医联体促进分级诊疗是大城市医改过程中的难题。海淀区能够统筹不同隶属关系的医疗机构，进行网格化管理，全覆盖、无死角，紧紧抓住了核心医院的力量。通过规划发展、分区包段、防治结合、行业监管进行全方位、立体式、系统性推进，使分级诊疗措施落到实处、取得实效。

2. 加强绩效考核。

通过区卫生健康委对核心医院、核心医院对医联体成员单位分层绩效考核使三级医院和社区卫生中心产生积极性和自觉性，并依据考核结果对开展好的单位给予经费支持和奖励，通过考核评价促进各单位相互学习，不断改进工作，从而促进医联体建设健康发展。

3. 提升基层能力。

以强基层为目标，造血为目的，输血为手段，通过人才培养，上得来、下得去，提升基层医疗机构的诊断、筛查能力，切实做到"转得准、接得稳"，形成基层首诊、双向转诊、急慢分治、上下有效的联动。

4. 管理趋同引领。

制定了符合医院实际情况的理事会章程、例会制度和激励机制，通过理事会把医联体紧密联合到一起。

5. 加强信息化支撑。

核心医院更加有针对性地设计信息化系统，小切口、精细化精准对接医联需求，特别是疫情期间对社区起到重要支撑作用。

6. 发挥区域特色。

突出区域人口、地域的特点，发挥核心医院作用，渗透到在京单位的功能社区、特殊人群，因地制宜、因时制宜，探索一体化管理的模式下各具特色的医联体服务模式。

7. 提供坚强保障。

核心医院是成员单位的坚强后盾和有力保障。如核心医院将新冠肺炎疫情的各项防控措施、流程等重要工作信息和经验及时分享给医联体成员单位，全方位解决基层疫情防控中遇到的问题，还对医联体单位进行了大量的抗疫物资支援等。

（二）问题与建议

虽然医联体工作取得了一定成效，但是由于受到相关因素及现行政策影响，医联体实施效果尚需进一步提升，主要是受行政管理架构的约束，需要加强外部政策对城市医疗集团医疗协作的支撑作用。

1. 三医联动缺少医保、编制、绩效统一及人事制度等相关政策和制度的支撑。

2. 由于隶属关系复杂，医联体各级单位财政分灶吃饭，在医联体建设中真正实现人财物统一管理还需要政府层面相关政策的改革做支撑。

3. 经过多年实践，强基层目标还有一定困难，基层首诊率和双向转诊通道还需要进一步加强。大医院与基层医疗机构之间的激励机制和利益共享机制尚未建立。

（吕一平，刘立飞，冀杨　北京市医院管理中心）

管理一体化
促进中西医资源融合

——北京市东城区东直门医院医联体

为提升城市医联体的整体效能，北京市东城区依托区域内优质医疗卫生资源优势，组建以北京中医药大学东直门医院（简称"东直门医院"）为依托，北京市和平里医院（简称"和平里医院"）为核心单位，和平里社区卫生服务中心为基础，中西医结合为特色的东直门医院城市医联体。充分利用东直门医院的优质中医医疗资源，在和平里社区卫生服务中心开设中医诊疗科室，加强对社区人才培养和技术指导，注重社区中西医学科建设，提升社区中医诊疗服务能力。探索通过医院管理横向联合和一体化管理的纵向延伸加强城市医联体建设，实现区域内管理、医疗、人才队伍、绩效考核、信息平台、后勤管理等方面的一体化管理，推动区域资源统筹共享，提升基层医疗服务能力。逐步形成中西医结合为特色，上下联动、资源共享的城市医联体运行机制，保证医联体内管理机制和诊疗流程的畅通，形成管理、服务、利益、责任工作管理一体化布局，更好地为东城区人民群众提供更优质的医疗服务。

一、 改革背景

"以疾病治疗为中心"的松散型医联体存在医疗机构内生动力不足、医疗资源下沉困难、信息孤岛现象明显等问题，难以有效推动分级诊疗制度实施。

北京市东城区地处中心城区的东部，城区总面积 41.84 平方千米，2020 年常住人口达到 70.9 万人，2019 年常住老年人口就已达到总人口的 21.9%，呈现基数大、高龄化、增速快的明显态势。截至 2020 年末，东城区共有医疗机构 78 家，其中三级医院 10 家、二级医院 5 家、社区卫生服务中心 9 家、社区卫生服务站点 54 家，实有床位 10 049 张，全年诊疗人次数 1 617.07 万人次，门诊人次数 1 538.82 万人次。东城区属于早期划分的城区，行政区划固定，区域内优质医疗资源丰富但下沉不足，社区医疗卫生服务能力薄弱。

面对松散型医联体的弊端和东城区基层医疗卫生服务能力提升的迫切需要，如何依托东城区优质的医疗卫生资源，发挥东城区中西医结合的诊疗特色，满足老龄化医疗需求，提升基层医疗服务能力，是东城区建设城市医联体的重点问题和发展目标。

东城区卫生健康委依据国家卫生健康委、北京市卫生健康委等部门印发的医联体建设规范，指导建设 6 家综合医联体和 6 家专科医联体。东直门医院医联体在城市医联体建设过程中，通过不断探索，积极创新，形成了中西医结合为特色的和平里模式、专科联动为特色的鼓楼模式、普通社区模式、功能社区模式以及战略联盟五大模式。其中，和平里医院与和平里社区卫生服务中心（站）建立了以中西医结合为特色的城市医联体合作关系，与东直门医院医联体内的其他协作医院实行松散型合作。将牵头医院技术输出、人才交流和联合落实到实践中，实现区域内医疗资源有效共享，推动中医药服务进社区，提升社区中西医结合诊疗能力。

二、 主要做法

东直门医院医联体结合东城区优质中医医疗资源配置丰富的特点，探索"院办院管"模式，实现城市医联体管理一体化。通过在医联体内开展中医人才培养、信息平台建设、后勤保障、绩效考核、管理体制等一体化建设，促进上下级医院建立城市协作关系，强化医联体医疗同质化管理，使医联体成为服务、责任、利益、管理共同体，实现医疗资源统筹共享。

（一）政策引导，做好顶层设计

东城区卫生健康委根据相关文件要求进行医联体发展规划、权责分工和统筹协调，建立了"和平里医院 - 和平里社区卫生服务中心 - 和平里社区卫生服务站"中西医结合为特色的城市医联体，并于 2020 年拨款 220 万元作为和平里医院派驻和平里社区中心人员的保障经费。

以东直门医院为核心的多家三级医院通过与和平里医院建立多头对接的松散型合作，为和平里医院提供技术帮扶，加快和平里医院中西医结合为特色的医院建设。和平里医院与和平里社区卫生服务中心（站）通过医疗、管理、人才培养一体化的模式建立城市医联体合作关系，和平里医院负责和平里社区卫生服务中心的运行管理，区政府对社区卫生服务中心财政补助方式不变，继续给予中心人员经费、运行经费、设备购置和更新、信息化建设、业务用房租赁和装修改造等经费支持。逐步探索建立功能定位明确、分工协作、合作共赢的运行机制，形成医联体内管理、服务、责任、利益一体化布局。

（二）一体化建设，形成"院办院管"模式

1. 管理体制一体化。

和平里医院党政领导高度重视医联体工作，将医联体建设纳入医院的"十四五"规划，设立规划发展部，负责医联体建设、社区卫生服务中心协调和支持等工作，中心主任参加和平里医院院长办公会议，中心"三重一大"事项要向医院院长办公会通报，辖区社区卫生站由社区卫生服务中心实行一体化管理。

2. 人才培养一体化。

和平里医院在城市医联体框架下，采用人员培养一体化模式，对和平里社区卫生服务中心全科医生、护士及其他人员定期开展培训轮训，同时以项目为抓手，与业务相结合，实施人员培养，申报"中西医结合儿童保健中心"，拓宽儿童保健、诊疗业务。

3. 信息平台一体化。

和平里社区卫生服务中心依托于东城区社区卫生服务信息平台，建设社区卫生服务信息系统，由区社管中心进行统一规划和信息化硬件、软件建设，实现全区社区卫生信息系统的一体化管理，同时实现和平里医院与和平里社区卫生信息系统的互联互通。

以和平里医院为主体的城市医联体信息平台已经启用，能够实现预约诊疗、双向转诊、远程会诊、社区化验检验单及中草药网络互通方案等协同应用与服务。平台建立了双方内部的知识库共享系统，为医务人员统一提供临床诊疗培训和知识更新。2020年，经医联体绩效考核，东城区卫生健康委拨款18万元用于东直门医院、和平里医院医联体信息化建设。

4. 后勤保障一体化。

和平里医院直接负责和平里社区卫生服务中心的后勤保障服务，实现药品、耗材、试剂统一采购配送，以及医疗设备维护、办公耗材供应、保安、保洁服务等一体化管理。费用由社区卫生服务中心以购买服务的形式纳入区财政社区卫生服务统一预算管理。

5. 绩效考核一体化。

和平里医院把社区卫生服务中心视为一个科室，在医联体框架下制定了《北京市和平里医院城市医联体绩效考核方案》。中心在医院指导下制定中心绩效考核标准，在医院绩效部门的直接参与下按月度、季度开展中心内部绩效考核，由区社管中心负责社区卫生服务中心的年度绩效考核。城市医联体内逐步形成了利益共享、责任共担的绩效管理机制，充分调动了医院与中心积极性，有效促进了医联体的建设和发展。

（三）医疗资源统筹共享，提升基层医疗服务能力

1. 探索中西医结合为特色的社区诊疗模式。

加强与东直门医院的合作交流，和平里医院与东直门医院签订合作协议，以东直门医院为核心的上级医院通过成立教研室、开展"社区中医人才培养"项目，创新提出以师带徒、口传手授为主的"师承"培养模式，促进优质中医师资下沉社区，并做好经费保障。充分利用东直门医院的优质医疗资源，推进与东直门医院在中医人才培养、专家会诊、查房等方面的合作，通过多种形式的人才培养和技术指导不断提升医务人员中医药专业知识，提高中西医学科建设水平，提升医院中西医内涵建设。

2. 建立人员交流和双向转诊工作机制。

和平里医院以临床科室为单位，与和平里社区卫生服务中心及辖区内8个社区卫生服务站建立"一对一"的城市协作关系，构建以内科、全科及中医、中西医结合医师为主体的医疗团队，每个团队负责一个社区卫生服务站，定期到中心及社区卫生服务站出诊会诊。专家出诊期间，保证在医院绩效待遇不变的情况下，适度增加基层工作补贴。选派神经内科、针灸、消化、中医多个学科医务人员到和平里社区卫生服务中心工作，实行定期轮换制；和平里医院的眼科、妇科专家也定期到中心出专家门诊，今后将继续选派内科专家下沉社区出诊。

医院和中心（站）已建立有效的双向转诊绿色通道，医院门诊设立单独医联体挂号窗口，医联体患者入院实行绿色通道。社区转诊到医院免收医事服务费自付部分。在二级以上医院实行非急诊预约挂号的形势下，医院和中心建立联动机制，居民可以通过家庭医生预约医院号源，极大地方便了患者，提高了预约的精准性。目前已转诊 500 余人。

3. 强化医疗质量同质化管理。

和平里医院通过建立医疗质量同质化管理机制和化验检查、影像检查协同工作机制，实现医院、社区的医疗质量同质化，帮扶和平里社区卫生服务中心医疗技术水平稳步提升。中心在设置医疗、药事、院感质量控制委员会时，将医院相关职能科长纳入，指导中心医疗质量管理工作。中心按照"减少环节、实现直通"的原则依托医院开展化验、影像检查。化验实行社区开单、社区缴费，医院统一进行标本收集、临床检验工作并返回报告单；CT、MRI 等大型检查由社区开单，通过绿色通道到医院缴费和检查；同时医院每周定期派人到中心开展 B 超检查。

三、 主要成效

（一）中西医结合为特色的和平里模式探索初见成效

和平里医院采用人员培养一体化模式，一方面选拔人才到东直门医院进修促进优质医师下沉，一方面对中心全科医生、护士及其他人员定期开展西学中培训、轮训，2020 年医院将中心的 24 名全科医生、50 名护士全部纳入西学中培训班。医院通过建立化验检查、影像检查协同工作机制，基层人才队伍服务能力显著提升，实现医联体医疗质量同质化。从 2020 年 4 月开始，中心已开展化验 1 700 余人次；启动 B 超检查 437 人次；CT、MRI 等大型检查工作通道、流程全部启动绿色通道。加强基层医疗卫生机构中西医人才队伍建设，提升基层中西医诊疗能力，实现医联体医疗一体化，增加了基层就诊率及下转患者数量。

（二）建立有效的医联体内部分工协作机制

落实和平里医院对和平里社区卫生服务中心的"院办院管"模式，通过帮扶社区中心卫生人才队伍建设、建立双向转诊机制、建立化验检查一体化模式、创新医疗质量同质化管理等措施，实现区域内医疗资源有效共享，引导医联体内部初步形成较为科学的分工协作机制。

（三）创新"一体化"城市医联体管理模式

在城市医联体建设背景下，创新探索"院办院管"的一体化管理模式，将医院管理横向联合和一体化管理的纵向延伸引入到城市医联体建设中，明确了医院在决策、医疗、财务、物资、后勤、院感、绩效管理等方面对中心的一体化管理，并实现管理信息化。同时通过指导参与和平里社区卫生服务中心的质控委员会工作、药事委员会工作、绩效考核工作等，确保医联体管理机制和流程的畅通，促进其紧密融合。

四、 启示与建议

（一）亮点与启示

1. "院办院管"的管理体制，实现医联体内业务流程一体化。

在城市医联体建设中，和平里医院探索对社区卫生服务中心"院办院管"的运行模式，实施对社区卫生服务中心人、财、物一体化管理，通过医疗资源共享、人才培养、绩效激励制度的改革及推进，实现目标、管理、服务、利益一致的城市医联体。通过医院对中心（站）的医疗技术指导、人员交流、双向转诊、财务管理、设备管理、后勤保障、绩效考核管理，形成利益共同体、责任共同体、服务共同体。建立利益共享、责任共担的绩效管理机制，促进医联体内资源共享，责任共担，提高城市医联体运行效率，保证分级诊疗的有效落实。

2. 中西医结合的特色医联体，发挥区域领头医院的品牌效应。

结合东城区的中医优势学科背景建设城市医联体，充分利用东直门医院的优质医疗资源，通过多种形式的人才培养和技术指导提升医务人员中医药专业知识，提高中西医学科建设水平，提升医院中西医内涵建设。和平里社区卫生服务中心开设中医诊疗科室，通过推进中心中西医结合建设，形成"中医防治＋老年健康管理"的社区医疗模式，将东直门医院优势中医学科的品牌效应向下延伸。

（二）问题与建议

1. 加强和平里医院学科建设，提高基层医疗服务指导能力。

和平里医院的自身医疗水平建设还处于上升期，当前还未形成优势学科，与社区卫生服务中心的功能定位尚不完全清晰，因此，在帮扶社区中心时能力有限，医疗服务能力提升高度有限。

建议和平里医院加强学科建设，引进高层次人才，发展专科特色，提升疑难危重患者救治能力，提高医院医疗技术水平；根据功能定位，制定医联体内分级诊疗标准，推进上下级医院诊疗规范同质化建设，提高基层医疗服务能力。

2. 和平里医院与中心存在竞争机制，应加快推进人事薪酬制度改革。

由于和平里医院和社区卫生服务中心保持独立法人，在政策方案落实过程中存在意见分歧和利益竞争。社区卫生服务中心是政府全额拨款事业单位，政府保底的公益性导致社区医务工作人员工作积极性不高，自主能动性差，难以保证持续提供高质量社区医疗卫生服务，影响居民社区首诊率。

建议通过推进人事制度改革，探索实行医联体在编制总量内统筹使用编制。和平里医院负责和平里社区卫生服务中心人员的选聘、培训等工作，中心的人事编制和人事管理也由和平里医院统一管理。医务人员收入由医联体自主分配，建立以岗位为基础，以绩效为核心，多劳多得、优绩优酬的内部分配机制，调动社区中心医务人员的工作积极性。

3. 政府资金投入不足，信息化建设待加强。

政府按照人员编制进行经费拨款，财政投入不足，难以满足统一信息化建设需求，整合型信息平台建设有待加强。

建议加大财政投入力度，设立可持续发展专项运行经费，促进医联体内信息互联互通建设，建立财政补助资金与绩效评价结果挂钩机制。

（王珩，赵允伍　安徽医科大学第一附属医院

牛雨婷　安徽医科大学卫生管理学院）

以社区百姓健康新需求为突破推进城市医联体建设

——北京市北大医院与德胜社区城市医联体

北京大学第一医院（简称"北大医院"）是我国第一所国立医院，著名的三甲医院，也是百年老院，拥有国家级重点学科 5 个，国家临床重点专科 19 个，国家临床医学研究中心 1 个，技术力量雄厚。北京市西城区德胜社区卫生服务中心是全国百强社区卫生服务中心和全国示范社区卫生服务中心，在北京市社区卫生服务中享有盛誉，各级领导多次到中心视察，是北京市少数保留床位的城区社区卫生服务中心。早在 2014 年，两家地域相近的单位就纳入西城区医联体总体规划中，签订了医联体协议。多年来，两家医疗机构强强联合，聚焦康复需求旺盛与社区能力不足的突出矛盾，依托于北大医院康复医学等优势学科，以技术带动、人才培养为抓手，以社区百姓健康新需求为突破口，实现医联体内上下联动，紧密联系，全面提升了德胜辖区的医疗服务能力，医联体工作初步取得了成效，获得了辖区居民的广泛认可。

一、 改革背景

德胜社区卫生服务中心位于北京市老城区，辖区居民 12 万人，其中 65 岁以上老人占比 18%，高血压、糖尿病等慢性病患者占比 23%，有康复需求残疾人占比 78%，社区居民老龄化严重，慢性病患病率较高，医疗需求量巨大，日均门诊量 1 000 余人次。但是其在技术水平、医疗设备、专业人才等方面均存在短板。医联体成立前，对危急重症院前急救、疑难复杂患者诊疗能力有限，有转诊需求患者占比约 2%，基本医疗服务能力难以满足辖区居民日益增长的健康需求。根据西城区卫生健康委深入推进"三纵两横一平台"（即：推进社区卫生服务中心与区属医院管理一体化、基本医疗一体化，与公共卫生机构公共卫生一体化等三个纵向一体化发展；促进区属医疗卫生机构与高等院校和驻区三级医院、社会资本办医机构两个横向协同发展；打造一个区域卫生信息化平台）紧密型医联体建设的工作要求，2014年北大医院与德胜社区卫生服务中心签订了医联体协议，积极通过多种方式推进医联体工作不断深化，不断提升德胜社区的服务能力，满足居民的服务需求。

二、 主要做法

依托核心医院北大医院康复医学科的学科优势，以技术带动合作，采取"基层需要什么就帮什么"的接地气方式和技术全面支持、人才全方位培养、科研带动式帮扶等措施与德胜社区中心建立多层次、多学科、全方位的联系，促进优质医疗资源下沉基层，切实推动医联体合作单位医疗质量和服务水平同质化发展，为患者提供方便、快捷、实惠、高效的医疗服务。

（一）技术支撑，满足患者就医新需求

1. 构建康复医学科"四级康复"新模式。

德胜社区人口老龄化情况相当突出，慢性病致残率高，据2007年对辖区1 412例持证残疾人进行需求调查结果显示1 094例患者有一种或一种以上的康复需求，总康复需求率77.5%。其中康复医疗需求281例（25.7%）；康复训练指导需求327例（29.9%）；心理服务需求512例（46.8%）；康复知识普及需求625例（57.1%）；残疾人辅助用具需求457例（41.8%）；康复转介需求171例（15.6%）。以上数据不包括新发功能障碍者及残疾人康复需求。当时德胜社区卫生服务中心康复医学科缺乏康复专业人才，专业水平不高，尚无法满足居民日益增长的康复需求。康复需求旺盛与社区能力不足矛盾突出。为此，德胜社区卫生服务中心作为西城区试点示范单位，与北大医院签署康复医联体合作协议，在北大医院的全面支持下构建并实行四级康复模式，即"社区卫生服务中心住院康复 - 中心门诊康复 - 社区卫生服务站（街道康复室）康复 - 家庭康复"，建立分层级、分阶段的康复医疗服务体系。

2. 开展医教研全方位合作。

德胜社区卫生服务中心依托北大医院康复科对口支援和双向转诊的技术支持，聘请北大医院康复科专家作为科室"首席专家"，定期至德胜中心康复科指导康复工作，协助学科建设；中心所有康复护士定期在北大医院接受6个月的免费进修培训；北大医院康复科医生及治疗师每周1次在德胜中心病房查房会诊，组织病例讨论、专题讲座、读书报告，以提高德胜中心康复医生、治疗师、护士的理论知识水平和解决康复临床实际问题的能力。人力资源的上下互动和对社区中心康复医护人员的轮转式培养保证了知识更新、技术创新和一体化诊疗在社区基层的优质服务。

2008年北大医院康复科利用"社区常见疾病医疗康复技术体系的研究与示范"科研项目对德胜社区卫生服务中心康复科进行关于卒中偏瘫、颈椎病、腰椎病、膝骨关节炎疾病评定、治疗的规范、系统化培训，并配发平衡球、弹力带、橡胶扭转棒等常用康复训练器具30余件。同时北大医院康复科医生下沉至社区卫生服务站，乃至患者家庭，手把手对社区医生进行指导，开展科学评定、科学训练。

通过开展分级医疗康复、康复护理、康复技术指导、康复宣教等持续综合的康复服务活动，促进患者在综合医院、社区卫生机构间的分级医疗康复、双向转诊，且发挥三甲医院、专科医院与社区卫生机构对口支援的技术支持与康复质量保障作用，使疾病恢复期患者在社区得到专业康复医学指导、预防再发的医疗干预及慢性病管理，满足残疾与功能障碍者不同的康复需求，更好地实现"人人享有康复服务"的目标。目前，德胜社区卫生服务中心康复科诊疗范围从偏瘫康复、颈腰腿病康复，逐渐扩大至四肢骨折术后康复、脊柱矫形术后康复、关节置换术后康复等，年康复患者约5 000人次，良好满足了社区患者就近就便康复的新需求。

（二）建立检验通道，满足患者检验新需求

依托康复医联体建设，双方不断拓展学科合作领域。为提高基层医疗机构检验服务能力，满足居民的诊疗需求，让患者少跑路，北大医院与德胜社区卫生服务中心签订了《外送检验服务协议》，组织相关培训，参培医务人员150

余人次，加强检验同质化管理。截至 2020 年底，北大医院共接收中心外送肿瘤标记物、激素、甲状腺功能等检验项目 21 851 项。社区仅需支付检验费用的 70%，仅此一项为社区患者节省检验费用 37.87 万元，提升了德胜社区卫生服务中心的检验能力以及社区居民的获得感。

（三）利用医联体信息平台，满足患者转诊需求

北大医院与德胜社区卫生服务中心建立了"医院协同医疗预约挂号系统"信息平台，开辟了预约挂号、转诊、检查结果查询、咨询随访、慢性病管理等功能，实现医疗资源、信息、服务的互联互通，构建转诊绿色通道。北大医院每日预留部分号源给社区中心，社区中心医生根据患者病情可以直接预约北大医院专家号源，并通过信息平台追踪患者情况，实现预约挂号转诊 21 730 余人次，促进转诊过程智能化、高效化、便捷化，极大地方便了患者就医。

三、 主要成效

北大医院与德胜社区卫生服务中心通过医联体建设，在对口扶持、业务指导、远程会诊、双向转诊、信息互通等方面开展深度合作，基层医院专业技术人员的服务能力得到持续提升，患者得到方便、快捷、实惠、高效、优质的医疗卫生服务。

（一）社区医院的服务量提升

医联体成立后，德胜社区卫生服务中心年门诊量由 30 余万人次上升到疫情前最多 55 万余人次，每年换药人次由 1 200 人次上升至 4 700 余人次，年康复患者约 5 000 人次，其他各类操作检查量也呈现稳中有升的趋势。

目前，中心建有 22 张床位的病房，主要收治经三甲医院早期康复治疗后仍需接受康复护理及支持等后续治疗的脑血管病、骨关节病术后及其他致残疾病需住院康复的患者，以及功能障碍严重、大医院不收治而家庭病床处理困难的慢性病患者。2006—2016 年由北大医院下转康复患者达 305 例，95.3% 患者愿意留在社区继续康复治疗，并取得了满意效果。

（二）服务能力及质量提升

医联体成立后，德胜社区卫生服务中心除原有专业外，可以收治各类肿瘤晚期姑息治疗患者，心力衰竭、呼吸衰竭患者。新增血气分析仪、无创呼吸机，开展远程会诊 60 次，基层医疗服务能力得到了较大提高，尤其在康复、慢性病管理、危急重症处置等方面取得了长足发展，并且实现了患者不出社区就能检查肿瘤标志物、激素、甲状腺功能等检测项目。中心能够独立开展血气分析、早期肾损伤检测、心肌损伤标志物测定等新技术，患者满意度也显著提高到 98%，投诉量显著降低。

2019 年德胜社区卫生服务中心康复医学科选取收治的脑卒中 46 例患者，观察治疗前和治疗 6 个月后治疗效果，结果显示，在社区层面上经过规范、专业的康复训练，患者的运动能力及日常生活活动能力得到很大的提升，取得了满意的疗效，得到了居民良好的口碑。

（三）人才队伍建设凸显成效

医联体成立后，北大医院利用医疗、教学、科研等资源为德胜社区卫生服务中心不断"造血"，查房及病例讨论 50 余次，教学授课 40 余次，开展科研合作 1 项。目前，德胜社区正主任医师 7 人，副主任医师 19 人，正主任护师 2 人，副主任护师 3 人，副高及以上职称占比 13.9%。基层医务人员不仅提升了常见病和多发病的诊断治疗能力，也提高了疑难重症的诊断治疗能力，德胜社区成为全科医学住院医师培训基地。此外，通过参与科研课题，基层医务人员提升了科研能力，已发表核心期刊论文 28 篇，以点带面提升了基层医疗队伍业务能力水平。

四、 启示与建议

随着新医改政策的不断推进，松散型医联体建设工作仍存在着优质医疗资源下沉困难等问题，北大医院与德胜社区卫生服务中心的合作。

1. 探索大医院与相邻社区中心利用地缘优势，根据社区居民需求精准对接，符合高质量发展新要求。

2. 探索以大医院专科优势带动社区全科发展有效方式，在社区全科专业基础上成功嫁接了三级甲等医院专科优势，凸显技术引领和人才作用。

3. 以康复为突破口，精准覆盖辖区居民的就医需求，探索"康复回社区"的有效方式，让社区康复患者"安心转院"，形成顺畅的转诊关系，满足了社区居民连续性诊疗和康复的需求。

4. "要什么给什么"的宽胸怀支持方式，成员单位间也保持了良好沟通和交流，打造了一支过得硬的、信得过的社区人才队伍，对明确大医院和社区的功能定位有着良好的借鉴意义。

北大医院与德胜社区卫生服务中心的康复医联体合作从学科建设、人才培养、科研教学、新业务新技术等方面推进医联体建设向广度拓展，向深层次发展，推进医联体建设与专科建设相结合，与五大中心建设相结合，与医院高质量发展相结合，实现医联体单位与患者共赢、共发展的良好模式，具有推广意义。

（吕一平，刘立飞，冀杨　北京市医院管理中心）

多种形式促进上下联动
实现资源共享

——河北省唐山市人民医院医疗集团

2015年以来，唐山市人民医院通过打造紧密型城市医疗集团、半紧密型的专科联盟以及远程医疗协作等，推动优质资源下沉与共享，逐步提升基层诊疗能力，向基层患者提供集预防、保健、康复、健康管理于一体的综合性、连续性服务，取得较好成效。

一、改革背景

唐山市深入推进医药卫生体制改革过程中，面临医疗资源分布不尽合理、医疗服务碎片化等问题。优质医疗资源主要集中在中心城区，基层医疗卫生机构人才队伍薄弱、医疗服务能力不高。各医疗卫生机构之间缺乏有效协同、医疗资源不共享、医疗服务质量不均衡，基层首诊、双向转诊的分级诊疗格局尚未形成，患者无论大病小病都希望去大医院就诊。

唐山市统筹布局，加强医联体建设，积极引导医疗卫生工作重心下移、医疗卫生资源下沉。唐山市人民医院作为一家集医疗、教学、科研、预防、保健、社区卫生服务于一体，以肿瘤治疗为特色的大型三级甲等综合医院，充分发挥肿瘤大专科、综合科室实力强的资源优势，积极推进城市医疗集团建设。从2005年开始，市人民医院探索走集团化发展的道路，借助医疗信息共享平台，向基层患者提供集预防、保健、康复、健康管理一体的综合性、连续性服务。一是直接托管了4家医院，实行行政、人员、财务、药械、业务和绩效分配"六统一"；二是建设区域卒中、影像、肿瘤中心，充分发挥技术引领和带动作用；三是构建医疗云平台，搭建远程医疗协作网，推进优质医疗资源共享。

二、 主要做法

（一）捋顺层级，完善医疗集团整体构架

根据集团发展需要、成员单位的需求意向、合作模式、地理位置、帮扶政策落实等具体情况，唐山市人民医院医疗集团构架分为四个层级：第一是唐山市人民医院和唐山市协和医院作为核心医院，与市人民医院已托管的 4 家医院，及路南区、开平区、古冶区辖区内一级医疗机构共 28 家医疗机构形成城市医疗集团，朝着"六统一"模式落实完善；第二是市人民医院与路南区、迁西县、玉田县、滦南县等共计 23 家二级医疗机构以专科协作为纽带建立专科联盟；第三是与 49 家一级公立医疗机构、69 家村卫生室及卫生服务站和 49 家民营医疗机构搭建远程医疗协作网；第四是与新疆维吾尔自治区且末县人民医院及张家口尚义县、沽源县、涿鹿县 7 家医院签署对口支援协议，推动医疗帮扶工作。医联体成员单位间紧密合作，通过远程医疗平台实现资源共享。

（二）成立城市医疗集团，促进优质医疗资源下沉

在唐山市根据区域医疗资源结构与布局、群众看病就医需求的统筹规划下，市人民医院托管了 3 家二级综合医院（开平医院、曹妃甸区临港医院、海港经济开发区医院）和 1 家一级医院（现为市人民医院第三分院），探索实行行政、人员、财务、药械、业务和绩效分配"六统一"管理模式。由总院委派院长、副院长等管理团队，安排医疗护理各专业骨干组成技术团队进行支援，并陆续轮换或增加人员。组织专家开展会诊、查房、举办学术讲座等，建立健全人才培养机制，加强学科建设，开展新技术、新项目。通过系列举措，推进优质医疗资源下沉到基层，改变托管医院管理薄弱、技术落后的局面，各托管医院逐步呈现"走出低谷、逆势上扬、创新发展"的良好势头。

（三）发挥专科优势特色，打造专科联盟

1. 建设区域卒中中心。

构筑 1 小时急救圈，启动脑卒中区域协同救治体系新型基础建设工程，应用 5G、大数据、人工智能等先进科技，构建医疗集团区域卒中急救绿色通道信息平台系统，搭建市 - 县 - 乡镇（社区）三级急救网络体系，开设卒中筛查

和随访门诊，开展高分辨磁共振成像检查，整体提升区域协同急救服务能力。

2. 建设区域影像中心。

在前期构建远程集成云平台、搭建影像云模块、对接 95 家医疗机构并正常运行的基础上，建设支撑全终端和全场景的智能化远程区域影像中心，实施同质诊断共享资源。

3. 建设区域肿瘤中心。

激发托管及帮扶医院发展潜能，将其纳入区域肿瘤中心、区域医疗中心建设范围，充分发挥市人民医院肿瘤专业科教研优势、防控优势、人才优势，加强交流合作及监督考核，提升临床科研成果产出与转化。同时，持续推进胸痛中心、卒中中心、创伤中心、儿童救治中心等"五大中心"建设，以特色专科打造助推综合力量提升。

（四）搭建远程医疗协作网，构建医疗云平台

1. 医联体内共享云平台，实现远程会诊。

基于"互联网＋"、云计算技术，建立互联互通的"互联网＋医疗"云平台，唐山市人民医院为各成员单位对接各远程医疗模块到市人民医院医疗集团集成云平台载体，搭载全终端、全网络远程医疗影像云、心电云、病理云、会诊云、高血压云、健康云等各远程模块平台。通过"云健康档案系统"专家可以快捷、实时、准确地获取患者的生命体征、心电、病理图片等病历资料。云平台可以有效完成各类患者诊疗数据的传输、存储、交互，通过视频实现患者和专家"面对面"，促进形成"基层检查、上级诊断"的工作格局。同时，通过这些远程医疗云平台还可为民众提供慢性病管理、高血压管理、个性化健康管理、互联网健康咨询、养老机构信息化等新型健康养老服务。

2. 医联体内实现信息技术"五统一"。

（1）建立统一的工作机制和制度规范，坚持统筹规划，逐步构建形成目标一致、方向统一、互联互通、层级衔接的云平台建设实施体系。

（2）使用统一设备和网络，坚持设施共建和资源共享，统筹利用已有云平台基础设施和信息资源，实现基础设施和资源共享运用。将各远程医疗模块的数据传输功能集成到统一载体，传输数据信息集中存储于数据资源池，实现医技、临床等诊疗信息的互联互通。

（3）统一平台和管理，采用安全可控的软硬件产品，综合运用信息安全技术，建立安全可靠的信息安全保障体系，全面提高安全保障能力。防止各种形式与途径的非法侵入和机密信息的泄露，保证系统中数据的安全。

（4）统一支付和服务，加强云平台服务提供机构和服务队伍建设，建立统一的服务体系。

（5）统一登录和认证，通过标准的集中认证技术规范及统一的应用系统用户管理接口，为各应用系统提供集中的身份认证与授权服务，实现系统用户认证的统一管理。

3. 医联体内实现分级服务。

基于"互联网＋健康"云平台建立健康管理联合体（简称"健联体"），助推医养结合联合体发展，建立"互联网＋医疗＋养老"服务平台。以市人民医院为核心，整合区域内各体检中心、社区卫生服务中心、医院等单位资源，打造以"预防"为主的健康管理联合体。实现分级服务，将分级诊疗向前延伸至预防环节，建立"健康管理－三级诊疗"的大健康分级服务体系。打造城市级"大健康服务入口"，聚集整合健联体服务能力，以"互联网＋"技术高效连接城市居民与健康医疗服务网。

（五）加强区域患者转诊中心建设

唐山市人民医院相继出台了《唐山市人民医院医疗集团双向转诊制度》《唐山市人民医院医疗集团分级诊疗管理方案》等规范性文件。医疗集团内多发病、常见病、慢性病患者在基层首诊，同时，唐山市人民医院开通绿色通道，承接各成员单位所有门诊、住院和手术向上转诊患者，并畅通慢性期、恢复期患者向下转诊渠道。患者转诊中心负责完成专家会诊、检查预约、住院病历及检查检验报告查询、患者治疗评估、床位与手术预约、双向转诊发起等转诊各流程操作，各流程步骤均有专人负责，形成无缝衔接模式。

1. 下级单位通过远程医疗集成平台会诊模块提出申请，核心医院转诊中心工作人员负责收集回复信息。疑难危重患者上转至市人民医院时由转诊中心工作人员专人接待，办理相关手续，术后恢复期患者、渡过危险期患者回转至托管及帮扶医院进一步康复治疗。

2. 市人民医院转诊中心建立了专项管理小组对转诊患者全程追踪回访，及时发现问题并解决，确保双向转诊流程畅通。

3. 将远程医疗协作网建设与分级诊疗平台建设统一集成到一个平台，减少工作的中间环节，确保转诊有序便捷。

三、 主要成效

（一）医疗服务质量明显提升

1. 服务能力明显提升，门（急）诊量、住院患者量都有了较明显的增加。

2. 医疗效率明显提升，病床使用率、病床周转率、每名医生的年门（急）诊量及出院人次均有较大幅度提升。

如医疗集团成员单位之一的海港经济开发区医院，其门（急）诊量由 2015 年的 60 519 人次增加到 2018 年 96 422 人次，2020 年 94 369 人次；住院量由 2015 年 1 561 人次增加到 2019 年 5 603 人次，2020 年 5 473 人次；手术例数由 2015 年 209 例增加到 2020 年 945 例（表 1）。

表 1　海港经济开发区医院 2015—2020 年数据统计图

年份	业务收入 / 万元	门(急)诊量 / 人次	住院量 / 人次	手术量 / 例数
2015	2 345	60 519	1 561	209
2016	3 874	69 771	2 963	452
2017	4 220	90 861	2 803	486
2018	5 364	96 422	3 674	727
2019	7 482	100 000	5 603	891
2020	7 339	94 369	5 473	945

（二）推进医疗资源整合优化

通过医联体内远程医疗协作网的建立，线上线下积极推动优质资源下沉，各成员单位全面对标顶级医疗机构，促进人才培养、医疗技术、管理水平的整体提升，弥补基层医疗单位服务能力薄弱的不足，促进医疗资源进一步上下贯通。总院专家团队通过专家门诊、教学查房、手术示教、会诊、疑难病例讨论、举办学术讲座的方式开展工作，并指定专人进行具体的技术指导。优质资源下沉，使患者在"家门口"享受三甲医院技术服务的同时，也通过学术交流、技术指导、传授经验等方式将优质医疗资源留在基层。截至 2020 年 11 月底，医联体内共完成平台线上会诊 149 480 例。其中影像会诊 CT 22 164 例，CR 4 229 例，DR 19 065 例，MRI 3 785 例；心电会诊静态心电图会诊 58 000 例，动态心电图会诊 627 例；临床预约会诊 87 例，急会诊 161 例；病理普通会诊 4 295 例，快速会诊 58 例。帮扶滦州市、玉田县、迁西县建设二级县域平台，已完成 36 769 例远程会诊，促进了优质资源下沉。

（三）双向转诊有序推进

医疗集团成立以来，实施双向转诊"绿色通道"，引导患者双向转诊，急危重症患者由总院收治，普通疾病、已经确诊及恢复期患者由当地成员单位收治，集团患者服务中心对成员单位定期走访联络，初步形成患者"小病在社区、大病去医院、康复回社区"的就医格局。市人民医院 2017—2020 年向下转诊例数分别为 61 例、287 例、297 例、972 例，呈现逐年增长趋势。基层向上转诊情况 2017 年为 646 例，2018 年为 1 141 例，2019 年为 1 200 例，2020 年为 1 589 例。

四、 启示与建议

（一）亮点与启示

1. 在政府统筹下进行有序探索。

2015 年以来，唐山市先后出台《唐山市医联体建设实施方案》《唐山市推进医疗联合体建设和发展的实施方案》《城乡基层医疗卫生服务能力提升工程实施方案》《唐山市进一步推进紧密型县域医共体建设工作方案》等多项政策来加强医联体建设的顶层设计和统筹规划。唐山市人民医院在总体统筹下找准定位，积极探索医疗集团建设的转型升级之路，实行部门联动和县（市）区联动，构建城市医疗集团，统筹部署，以学科技术、人才共享为纽带，进行资源共享、深度融合。

2. 找准发展切入点，多种形式互相促进。

（1）在区域内整合资源，以人、财、物统一管理的利益一体化形式构建紧密型医联体。

（2）以"五大中心"建设为纽带，通过学科建设，以专科联盟促进医联体内部的纵向连接，形成半紧密型医联体。集团通过加强特色专科建设，打造特色医疗，加强医疗质量管理，助推集团内医院高质量发展。

（3）以信息化为手段，构建远程医疗协作网，建立信息共享平台，通过为成员医院有效对接远程医疗模块，促进医疗机构间资源合理配置，促进资源共享。

3. 创新医疗集团决策管理机制。

紧密医联体集团的成立充分放权赋能，全面实现人、财、事统一管理。成立理事会等决策议事机构，实行理事会领导下的理事长负责制，凡是涉及医疗集团发展、运营管理等重大事项的决策，必须按照医疗集团章程经理事会议讨论通过。全面促进科学化管理，在规避风险的同时，注重促进基层管理水平的提升。坚持用制度规范集团管理，以医疗集团章程为统领不断完善制度体系，以同质化管理模式，促进基层医疗机构管理水平的提升。

4. 顺畅双向转诊渠道，提升患者就医体验。

抓住大数据与智慧医疗发展契机，利用信息化技术。一方面将互联网医院建设、远程医疗协作网建设与分级诊疗平台建设进行有机融合，逐步实现医联体内的有序转诊。同时成立患者服务中心，建立专项管理小组，对转诊患者全程追踪回访，促进上下转诊的渠道畅通。建立双向转诊标准化流程和分工协作机制，形成上下级医疗机构良性运转机制。另一方面推进托管及帮扶医院互联网医院建设和医疗移动终端服务，改善患者就医体验，促进医疗品牌的树立。

（二）问题与建议

1. 随着远程医疗云平台内容的丰富，需要不断挖掘医患需求、拓展功能，借助 5G 技术促进数据显现效果更清楚、传输更快捷。

2. 随着国家对信息安全的重视和自身安全要求的提高，需要不断加强云平台和各成员单位的安全防护（云平台等保、客户端的杀毒和防护），完善平台和成员单位客户端的资产管理和运行维护。

3. 会诊费用问题还没有纳入医保，医护人员的积极性尚待有效提升，需要进一步推动医保收费制度改革，建立健全分配机制。

（张光鹏，赵明阳　国家卫生健康委干部培训中心

国家卫生健康委党校）

网格化布局城市医疗集团
推动服务连续

——山西省大同市城市医疗集团

针对市域医疗机构数量多，长期低层次无序竞争导致的医疗服务碎片化、断层化严重等问题，山西省大同市按片区网格化建设三大城市医疗集团，通过打造"互联网＋"平台，做实家庭医生签约服务，形成全科与专科联动、医防有机融合的服务工作机制，推动了区域内资源有效共享、区域间医疗服务质量均衡提升，促进了分级诊疗就医格局形成。尤其是面对现阶段市域医疗机构隶属关系复杂的问题，大同市以构建连续性服务体系为抓手，先行实现区域资源整合，再有计划逐步推动医联体责任、利益、管理一体化，探索推进城市医疗集团网格化。

一、 改革背景

随着人口老龄化进程加快、人均期望寿命延长，追求高品质生活的人民群众对预防、治疗、康复一体化卫生健康服务需求越来越迫切。与此同时，城市化进程推进较快的老工业城市普遍市域内医疗机构数量多，但医疗资源质量整体不高。特别是长期低层次无序竞争，导致各级各类医院职能定位相互交叠、服务特色不鲜明，忽视疑难杂症救治以及基本医疗服务质量改善，包括三甲医院也部分存在大病往外推、小病抢着治的现象，医疗服务碎片化、断层化严重。

2017 年山西省大同市根据城市规划发展需要，依托市域 3 家三甲综合医院，统筹谋划按片区网格化建设打造古城老区、御东新区、同煤片区三个城市医疗集团，目的就是通过医疗资源纵向整合，促进医疗服务提供体系协调均衡发展，力争从整体上提高市域医疗服务能力，实现区域内资源有效共享、区域间医疗服务质量均衡提升，让群众就医更加连续、高效、便捷。同年，大同市被列为全国 118 个首批城市医联体建设试点城市之一。至 2018 年底，市三医院医疗集团、市五医院医疗集团和国药同煤总医院医疗集团挂牌成立（图 1）。

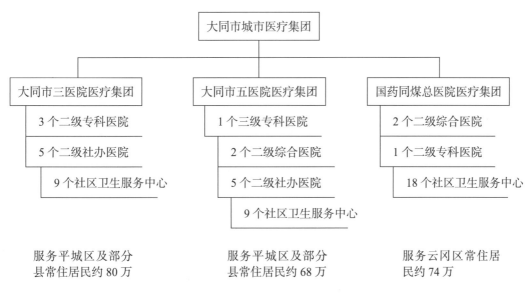

图 1　大同市城市医疗集团组织框架

二、主要做法

（一）"四个聚焦"推进城市医联体建设

1. 聚焦规范高效，建立完善推进机制。

市政府出台《推进城市医疗集团建设实施方案》，组织签订集团内部合作框架协议；市卫健、人社、编办、财政、医保等五部门联合制定《城市医疗集团网格化布局规划工作方案》，绘制网格化布局地图，建立综合绩效考核机制，制定分别覆盖三个网格内 80 万、68 万和 74 万城乡居民群众医疗服务的网格化考核指标和月报制；各医疗集团制定城市医疗集团章程，调整完善内部薪酬分配方案，推动集团内各成员单位医院科学管理。

2. 聚焦资源融合，打造"互联网＋"平台。

建立以一个核心数据平台（全民健康信息平台）、两大智慧监管模块（市级分级诊疗平台和医药改革综合监管平台）、三套精细化管理系统（市级 DRGs 系统、绩效考核系统和血液透析数据分析系统）为内容的"123 互联网＋"网络，实现自上而下、辐射"市‐县‐乡‐村"四级的医疗健康信息互联互通，助力医疗集团精细化管理。

3. 聚焦优质资源，外引下移上下联运。

着力高端人才引进，先后落实院士 5 名、首席科学家 1 名、中医传承师 1 名、博士 52 名，带动全市领军临床专科建设。推动医教研全面发展，与山西大同大学签订战略合作协议，推进 3 个省级重点实验室建设。在社区卫生服务中心及县区医疗集团均设立"名医工作站"，排班坐诊、带徒培训、手术示教等促进资源下沉形成常态。

4. 聚焦特色医疗，实行个性化错位发展。

市三医院医疗集团以远程医疗和临床路径为切入点，实行"基层检查、上级诊断""上级手术、下级康复"的连续医疗服务模式；市五医院医疗集团以"大医务、大院感、大护理、大质控"同质化管理为切入点，统一标识、统一文书，将三甲医院质量管理模式复制基层，推动文化内涵融合和业务管理创新。

（二）做实家庭医生签约服务，优化签约服务内涵

1. 明确服务职责和服务范围。

落实家医团队签约要求，由各集团内基层医疗卫生机构全科医师和医院专科医师组成团队，为网格内居民提供团队签约服务，形成全科与专科联动、签约医生与团队协同、医防有机融合的服务工作机制。根据网格内居民健康需求，设立针对慢性病患者、妇女、儿童、老年人、残疾人、计生特殊家庭等重点人群的菜单式签约服务包，重点人群家庭医生个性化签约服务率超过 80%。

2. 优化就诊流程，提供连续性服务。

集团上级医院预约门诊优先向家庭医生开放并下放预约权限，对转诊患者提供优先接诊、优先检查、优先住院等服务，鼓励引导居民在集团内基层医疗卫生机构首诊。为签约居民提供连续处方服务，通过长处方、延伸处方、集中配送等形式加强基层和上级医院用药衔接，满足患者用药需求，提升患者体验。

3. 加强全科医生培养。

国药同煤总院医疗集团设立由 27 名具备全科医师教培资格人员组成的全科医师培训基地，为医联体下级单位免费培训社区医护人员，先后有 31 320 人次参加了 121 项学术活动和继续教育。

（三）加强信息化建设，促进信息资源互联互通

1. 推进全市信息一体化建设。

建立覆盖市、县、乡三级人口健康信息平台，以医疗集团为单位统筹推进成员单位医院信息系统（HIS）建设，推动电子健康档案、电子病历的连续记录和信息共享，实现医联体内诊疗信息互联互通。2020 年 1 月至 2021 年 8 月，经平台开展的医疗集团成员单位间住院双向转诊 64 882 例、远程门诊 4 877 例、临床会诊 946 例、委托检验 48 例、集中阅片 106 例。

2. 推进城市医疗集团特色信息化建设。

市三医院医疗集团依托互联网远程医疗设备，为 8 家二级医院及 9 家社区中心开通远程门诊，安排各专业专家定期远程视频"面对面问诊"。市五医院医疗集团建立医学影像、检验、心电、病理中心，为集团成员单位提供诊断报告全托管、影像会诊和报告审核等一体化服务。国药同煤总院医疗集团按照"应用为基础"的信息化建设思路，帮扶提升成员单位电子病历水平，通过360 视图监控成员医院远程患者连续性就诊信息。

（四）做实做强医联体，促进资源有序流动和区域共享

1. 促进资源向基层流动，提升基层医疗服务能力。

结合 3 个城市医疗集团临床重点专科资源，遴选社会公认、同行认可的临床团队在下级成员单位设立"名医工作站"52 个，提升基层医疗服务能力和服务质量水平，并将排班坐诊、教学查房、病历点评、手术示教等纳入绩效核算，确保优质医疗资源持续下沉积极性。与此同时，通过当地新闻频道、纸质宣传、集团公众号、微信群等多种方式宣传名医名家坐诊信息，以名医效应增强患者信任、带动群众在基层就医。

2. 创新共享手术室，实行一患双管。

市三医院医疗集团探索开放"共享手术室"，为成员医院提供日间手术。集团专家以下沉查房或远程会诊方式，提前确定患者病情、制定治疗方案并约定手术时间；手术当日患者转入集团牵头医院，由专家指导下级医院医生在"共享手术室"完成手术；术后患者快速转回下级医院康复。诊前、诊中、诊后全过程通过电子病历系统串联起来，由医疗集团实施"一患双管"，确保诊断治疗"无缝"连接。

（五）充分发挥集团优势，做到医防融合

借鉴"非典"时期北京"小汤山模式"和新冠肺炎疫情武汉"火神山/雷神山模式"，将市中医院确定为发热患者定点收治医院，以城市医疗集团名义安排部署任务。市三医院医疗集团和市五医院医疗集团轮流安排所属成员医院各专业医护人员值守，国药同煤总院医疗集团负责中医院院区整体院感防控任务。三大城市医疗集团协同推进疾病三级预防和连续管理，完善医防融合协同工作机制，做到防治服务并重。

三、 主要成效

（一）基本建成集团化运行体系

建成三大医疗集团总体框架，逐步明晰了集团内权职清单，基本实现了药品采购、名称牌匾、文书标识、人才招聘、绩效考核、检查结果、质量控制、信息监管"八统一"。以全市信息化平台为支撑，"基层检查、上级诊断、区域互认"的共享模式正在推广。资源互补下沉、网上预约、在线支付、远程医疗、药品统一配送等机制正在全面推进。

（二）医疗质量与效率双提升

通过人才引进、资源共享、技术互补、医教研协同发展，各城市集团内部分工和服务定位更加明确，整体医疗质量与效率得到提升。相比集团2018年成立之初，到2020年末三大城市医疗集团牵头医院住院患者手术占比提高

4.54%，三、四级手术量增长 11.23%，日间手术增长 20% 以上，与此同时，各基层成员医院常见病、多发病诊治能力和资源利用效率明显提升，出院患者人数占集团比例从 41.61% 提高到 49.87%。

（三）分级诊疗就医格局逐步形成

各集团牵头医院门诊大厅均设立专门窗口，安排专人负责协调转诊，120救护车负责患者转运，保证患者医联体内上下转诊通畅。依托预约诊疗服务平台，方便基层医疗机构急危重症患者转诊到上级医院的同时，重点针对高血压、糖尿病等诊断明确、病情稳定的慢性病患者安排下转。截至 2020 年末，累计接收上转患者 24 056 人次，向区县医院、社区下转患者 18 965 人次。

（四）医务人员工作积极性有效激发

各成员单位统一医疗集团标识，基层卫生技术人员归属感显著增强。尤其是通过集团薪酬制度改革，医务人员薪酬待遇普遍有所提高，更好的职业前景和发展平台有效调动了工作积极性，集团品牌效应凸显。

（五）群众就医获得感大幅提升

城市医疗集团挂牌以来，通过二次议价全市药价平均降幅 15%（部分药品价格降幅达 30%），全市住院次均费用同比减少 1.7%，平均住院日降至 9.2天，有效降低了百姓就医负担，患者满意度始终保持在 97% 以上。

四、 启示与建议

（一）亮点与启示

1. 统一规划是布局城市医疗集团"网格化"的关键一招。

根据城市人口分布、群众就医需求、医疗资源分布等因素，由政府统一对服务区域进行网格式划分，把推动城市医疗集团建设作为重点工作，列入政府年度目标责任制考核事项，把改革政策落地见效抓在手上。通过优化结构布局，整合医疗资源，充分发挥集约优势，引导医疗集团内建立完善分工协作与利益共享机制，逐步推动区域医疗资源共享，提高医疗服务体系整体能力与绩效。

2. 服务连续是衡量城市医疗集团"网格化"的基本标准。

建立完善畅通的双向转诊通道，提供标准规范的连续性一站式医疗卫生服务，是衡量城市医疗集团服务质量、效率的基本标准。在城市医疗集团各成员单位内部，以初级卫生保健、全科服务、专科服务、康复护理服务等连续性服务为目标，推行跨机构的诊疗规范和质控标准"同质化"，面向辖区患者群众提供全方位、全周期"一站式"高质量医疗服务。

3. 信息共享是建设城市医疗集团"网格化"的重要抓手。

将全市各级医疗机构独立数据串连成信息网络，通过手机 APP、微信公众号等互联网手段，开展预约诊疗、移动支付、结果查询、信息推送等便民惠民服务，让百姓少跑腿、信息多跑路，将数字经济时代的卫生信息化红利真正落到工作实处，让人民群众享受到更加便捷高效的医疗服务。

（二）问题与建议

持续深入推动城市医疗集团建设，除重新明确各成员单位责权关系外，调整利益格局、稳固协作动力更是重中之重。城市医疗集团各成员单位资金渠道、人员任命等差异明显，短时间实现行政、人员、财务统一管理，仍存在难以逾越的障碍。围绕城市医疗集团资源共享、服务连续等有限统一，先行探索责任共同体、服务共同体的同时，加大财政专项支持力度，强化医保医药政策联动，逐步有计划地推动利益共同体、管理共同体建设。

（李建涛，魏美琪，张含璇　山西医科大学管理学院）

"项目＋技术＋业务"
合力赋能基层

——辽宁省大连市大连大学附属中山医院城市医疗集团

　　大连市按照"打基础、强基层、建机制、树高峰"的建设思路，大力推进分级诊疗制度建设，做强大医院、提升县医院、稳住基底层，全面构建具有"大连模式"的整合型医疗卫生服务体系，为百姓提供公平可及、系统连续的医疗卫生服务。坚持规划引领，推进医联体建设网格化布局全覆盖。大连大学附属中山医院（简称"中山医院"）坚持问题导向和需求导向，牵头组建了大连大学附属中山医院城市医疗集团（简称"中山医疗集团"），秉承"应居民之所需，保基础强基层"的理念，多措并举，网格内外成员单位同规划同管理，以项目为依托，以技术为载体，以业务为主线，推进城市医疗集团建设，成效显著。

一、　改革背景

（一）区域三甲资源丰富，基层服务能力薄弱

　　中山医院地处大连市中山区，全区共辖6个街道，户籍总人口36.7万人。辖区内共有3家专业公共卫生服务机构、1家区医院、9家社区卫生服务中心（站）、3家三甲医院。80%的优质医疗卫生资源集中在三甲医院，而基层医疗机构卫生资源薄弱，大多数一、二级医疗机构，特别是社区卫生服务中心，规模过小，技术人员数量少、年龄老化，在占地面积、基础设施设备、人员技术能力等方面均不足以支撑区域基本医疗和基本公共卫生服务。辖内居民看病就医首诊多数去三甲医院，从而导致了三甲医院门诊不堪重负，而一、二级医院门可罗雀的现状。三甲医院越来越强，基层医疗机构越来越弱，医疗资源的持续性集中，加剧了居民"看病难、看病成本高"的情况。通过城市医疗集团医

联体建设工作助推分级诊疗势在必行。

（二）政府主导统筹规划，城市医疗集团应运而生

按照《大连市区域卫生规划（2016—2020年）》和《大连市人民政府办公厅关于推进医疗联合体建设的实施意见》（大政办发〔2017〕86号），将全市医疗服务区域按照医疗资源分布情况划分为若干个网格区域，确定了5个主区域医疗中心和6个副区域医疗中心，成立了以三级医院牵头的9个城市医疗集团，以县级医院牵头的9个县域医共体，以儿童、妇产、精神、结核等专科医院牵头的11个专科联盟。这些医联体实现了对区域内21个二级公立医院、146个城市社区卫生服务中心（站）、95个乡镇卫生院和859个村卫生室的网格化的全覆盖，实现全市医疗服务无盲区。同时，大连市允许符合准入条件的不同所有制医疗机构参与医联体建设，目前全市有80个社会办医疗机构参与医联体建设。

中山医疗集团网格内成员单位包括1家公立二级医疗机构和9家社区卫生服务中心（3家公立、6家民营），覆盖36万人口。网格外成员单位包括7家公立医疗机构和10家民营医疗机构，其中包括2家联合病房和7家远程协作单位，覆盖人口约500万。

二、主要做法

（一）以建章立制为基础，做好医联体建设管理

1. 成立组织机构和制定规章制度。

为了切实推进中山医疗集团网格内医联体工作的开展，2017年中山医院成立了"医联体管理委员会"和"医联体管理办公室"，建立了《医联体工作方案》等规章制度30余项，确保医联体工作有章可依。

2. 网格内外同推进。

中山医院将网格外医联体17家成员单位也纳入中山医疗集团的建设计划中，与网格内成员单位同规划同管理，在联建模式和项目选择上，与网格内成员单位保持一致，推进网格内外基层医疗机构服务能力共提升。

3. 上下贯通连续服务。

为网格内外的医联体成员单位建立"医联体双向转诊"绿色通道，制定《双向转诊病种目录》和《处方流转制度》等，推进上下贯通，为老百姓提供连续诊疗服务。

4. 改善服务便捷就医。

在中山医院门诊大厅设置专门挂号、缴费和办理住院的"医联体专用服务窗口"，专人接诊服务，改善医疗服务，提高患者就医感受。

（二）以家庭医生签约为切入点，做好健康管理服务

1. 组织开展家庭医生签约服务。

中山医疗集团以社区卫生服务机构为依托，成立了一支由 1 名全科医师、1 名公卫医师和 1 名护士组成的"家庭签约医生团队"和一支由 1 名儿科医生和 1 名儿科护士组成的"社区儿保医生团队"，全面参与社区家庭医生签约服务。以 65 岁以上居民体检以及 0～6 岁的儿童保健两个重要项目为主，自2018 年起，中山医院平均每周固定派出 2～3 名慢性病专家和儿科专家出诊和巡诊，而且设计网格内医联体社区的"家庭签约医生升级服务包、个性化服务包"项目，协助大连市中山区社区卫生服务指导管理中心设计并提供"家庭签约医生护理包""高血压包""糖尿病包"等三种升级包服务项目，大大提升了社区"家庭签约医生"的服务内容和服务能力。

2. 健康管理中心全天服务。

中山医院于 2015 年成立了健康管理中心，建立 24 小时健康咨询平台，负责医联体内患者的慢性病管理，为网格内居民提供疾病预防、诊断、治疗、营养、康复、护理、健康管理一体化、连续性的医疗卫生服务。全天 24 小时为医联体内社区居民进行医疗电话咨询与服务，同时对接社区基本公共卫生服务项目的管理工作，实现居民线上参与分诊、预约、咨询、管理、服务等健康管理工作，让居民坐在家里就能享受三甲医院的咨询、问诊、预约等系列服务。

3. 全周期跟踪随访管理。

研发建立智能随访患者数据库与随访管理系统，对临床科室慢性疾病治疗后的出院患者进行健康管理工作，实现医生对患者的疾病诊断、就医治疗、康复随访的全周期跟踪随访管理，包括慢性病管理健康档案的建档、生命体征远程动态监控、电话随访、短信随访及群发短信随访管理等。

4. 开展入户服务和健康指导。

2019 年中山医院投入 100 万元购置便携式彩超、远程心电等设备，组建了"巡诊医疗队"和"护理入户服务团队"，针对医联体社区内一些常年卧床的慢性病老人，开展包括远程视频会诊、入户彩超、入户心电图、留置尿管、留置胃管、褥疮换药、静脉采血、伤口拆线、伤口换药等医疗、护理入户服务和健康指导项目，受到了社区居民的高度评价，尤其受到了长期因病卧床、缺失运动能力的老年居民和家属的高度赞誉，扩大了公立医院服务半径，将优质的医疗、护理服务延伸到了社区和家庭。

（三）以联合病房和特色门诊为载体，促进资源技术双下沉

1. 三甲医院专家定期到社区出诊。

选派 40 余名医生每周 3 次在中山医疗集团内 9 个社区服务中心出诊，出诊医师信息提前一周在网站公示。三甲医院医生到社区出诊，使老百姓在家门口享受到三甲医院水平，引导患者首诊去社区，同时培训带教基层医生业务能力提升，取得了很好的效果，社区居民满意度逐年提升。

2. 聚焦重点学科、建立联合病房。

2018 年始，中山医疗集团选择心内科、肾内科 2 个学科，与两家医联体成员单位，探索建立了 2 个"联合病房"，中山医院主要负责急危重症、疑难复杂疾病患者的诊治，下级联合病房主要负责急性病恢复期患者、术后恢复期患者以及危重稳定期患者的收治。同时开通联合病房之间双向转诊绿色通道，试点实行急慢分治。为保障医疗质量和医疗安全，联合病房实行"转诊流程标准化"和"医疗服务同质化"模式。除了制定"联合病房管理""双向转诊""检查结果互认"等规章制度和流程外，联合病房主任全程参与下转患者的后续治疗方案制定，定期到联合病房进行查房和培训，以保证联合病房在专科治疗、康复上达到相应的同质化标准，保证转诊患者的医疗质量和安全。

3. 开展特色门诊项目、推广适宜技术。

为了改变基层单位普遍技术能力薄弱、门诊量稀少的现状，中山医院大力推动"特色门诊"项目，首先针对各基层社区不同的常见病、慢性病和多发病等进行调研，再结合中山医院的优势专科，分别在 9 家医联体成员单位建立了"乳甲""失眠""高血压""儿童发育""生殖妇产"等特色门诊，实现双方专业团队结对子，以定期的出诊、查房、手术示教、培训讲座、推广适宜技术等多种形式进行精准帮扶。三年来，共计开展了 7 个适宜技术项目推广，提升了基层单位相关专业人员的技术水平。

（四）以信息化为手段，开展远程和互联网服务

1. 远程医疗辐射偏远地区。

自 2007 年开始，中山医院先后依托"大连市农村偏远地区远程医疗援助系统的开发研究课题"项目和"十二五"国家科技支撑计划项目"农村数字医疗仪器应用关键技术研究"，投入 1 000 多万元组建了"农村远程医疗合作网"，成员单位遍布大连市三个县级市和长海县，尤其在长海县人民医院建立了覆盖整个海岛县 5 个乡镇、3 个村级岛屿的"县域远程医疗协作网"，开展远程心电、远程影像、远程病理、远程培训等服务，极大地改善了长海县人民医院在医疗诊断上的技术短板。此外，中山医疗集团的远程医疗还延伸到省外，特别是在医疗资源严重不足的贵州盘州市、西藏索县、内蒙古阿荣旗的 3 家政府指令性对口帮扶的县级医疗机构。

2. 互联网医院助力连续性服务。

2021 年初，中山医院取得了辽宁省互联网医院资质。同时在医联体成员单位开通了互联网问诊、预约挂号、双向转诊、检查结果手机查询等"互联网＋医疗"服务，利用互联网技术智慧赋能，同时在 12 家基层医疗机构中开通了远程心电监测系统及远程肺功能检测系统，提升了医联体内患者就医体验，提高了医联体管理和医疗服务效率。

（五）以结果互认为基础，推进区域资源共享

1. 推进理化资源共享。

为了解决医联体内基层医疗卫生机构的检验设备和人员缺乏的状况，2008 年中山医院建立"理化协作医联体"项目服务团队，配备 4 辆标本接送车，为大连市乡镇卫生院、社区卫生服务中心等基层医疗卫生机构提供主动上门理化

检验服务，真正做到区域资源共享。截至 2021 年 7 月，共计签约理化协作医联体 150 余家，每天上门收取标本，回送检验报告，同时对基层医疗卫生机构人员进行专业培训，极大地解决了基层医疗卫生机构设备和人员不足及技术水平不够的问题，方便了老百姓在基层首诊就医。

2. 开展大型检查预约及互认服务。

中山医疗集团针对影像等大型诊断设备不足的基层医疗卫生机构提供大型检查（CT、超声、内镜等）预约诊疗服务。并于 2017 年按照国家关于推进医联体建设试点工作的要求，加强检查结果质量控制，实现了医联体成员单位之间的检查结果互认，缩短了患者就医时间，减轻了患者就医负担，真正地让老百姓少跑腿、少花钱。

（六）以人才培养为重点，加强基层队伍建设

1. 开展规范化培训社区轮转。

中山医疗集团在社区服务中心建立了"全科医师规范化培训实践基地"，定期开展专业讲座、病历讨论等活动。每年在中山医院规范化培训的全科住院医师，在社区轮转 6 个月，既提高了规范化培训医师的水平，同时也帮助医联体社区提升全科学科的水平。

2. 培养基层专业团队。

在"联合病房"建设中，基层医疗机构必须有具备该专业的人员或团队与中山医院团队对接，不做单向的输血式帮扶，也不做替代性的帮扶，以培养医联体自己的专业团队为主，杜绝越扶越弱的情况发生。

（七）以配套政策为支撑，保障集团可持续发展

1. 财政资金补助鼓励专家基层出诊。

大连市卫生健康委、财政局联合出台《关于做好市级医疗联合体医师下基层资金补助工作的通知》（大卫发〔2018〕51 号），明确在城市医疗集团网格内医联体单位出诊的医生，按照职称分别给予每天 100 元（初、中级职称）、200 元（副高职称）、400 元（正高职称）等不同的出诊补贴，从政策上鼓励了优质医疗资源下沉。

2. 基层服务经历要求助力下沉基层。

下发《大连市城市卫生技术人员到基层服务的实施办法》，要求凡晋升中级或副高级技术职称的城市卫生技术人员，晋级或聘任前需到基层累计服务 1 年。

3. 倾斜性政策加快全科医生培养。

对于经过全科医生岗位培训和全科医生转岗培训合格且从事临床医疗工作的人员，采取在原有执业范围基础上增加全科医学方式办理执业注册。在住院医师规范化培训中，对全科医学学员实施倾斜性补助政策，大连市按照每人每年 1.2 万元标准提供生活补助。并从 2017 年起，每年将全科医生纳入城市紧缺人才目录。

4. 医保惠民推进家签服务。

鼓励医务人员提供高标准服务的升级包，以及针对个性化需求的个性服务包，实施医保惠民政策，通过适当提高签约定点就医参保人员门诊统筹待遇水平，用医疗保险基金为参保人员支付部分签约服务费，对签约参保人员诊疗费用减免 20% 等，使签约居民得到更多实惠。

5. 完善医保政策促进患者有序流动。

城乡居民参保人员在符合条件的医疗保险定点二级及以下公立综合医院和基层医疗机构普通门诊医疗费用统筹基金支付比例为 50%。城镇职工在门诊统筹定点医疗机构就诊，医保门诊统筹支付比例为 50%。完善不同级别医疗机构的医保差异化支付政策，适当提高基层医疗卫生机构医保支付比例。对符合规定的转诊住院患者可以连续计算起付线，促进患者有序流动。

6. 薪酬分配调动基层积极性。

大连市以市政府文件明确了签约费用可以不纳入绩效工资总量调控基数，视工作完成情况按照 50% ~ 70% 比例用于人员薪酬分配。

7. 集团内政策合力助推医联体建设。

中山医院出台了医疗集团内关于医联体双向转诊的优惠政策，医疗集团内医联体单位，上转患者一律免收诊察费（医联体成员单位开具转诊单）；并规定在网格内医联体单位连续出诊 3 个月的医生，参照人员高级职称晋升条件，可替代晋级下乡 1 个月的政策；同时，中山医院还为医联体成员单位人员提供免费进修。中山医疗集团注重构建利益共同体，建立了"家庭签约护理入户服务绩效分配制度"，按照服务性收入的 80% 作为护理入户绩效考核基数；根据入户次数、人员级别、操作难易程度等指标，核算系数进行绩效发放。制定了"远程会诊绩效分配制度"，20% 留作本院专项资金，20% 分配给远程医疗平台运行人员绩效，60% 分配给上下级医院会诊医生团队。制定了"医联体服务绩效分配制度"，以"合作共赢、服务基层"为原则，以"服务居民、惠及百姓"为目标，对联合体共同产生的服务性收入，按中山医院 20%、合作团队 30%、基层医院 50% 作为基本绩效分配权重。

（八）以党建引领为核心，促进医联体提质聚力

1. 实施"党员志愿服务工程"建设，开展医疗服务项目精准帮扶。

中山医院党委注重挖掘百年医院的历史文化，传承红色基因，坚持以"抓学科、带队伍、提素质"为根本，以建设党员志愿服务系统工程为载体，共命名挂牌包括长海县人民医院、医联体社区门诊等 15 个党员志愿服务基地，实行党支部专家负责制，开展了基层卒中心建设、高血压防治、腔镜介入治疗、影像诊断中心等提升基层医疗技术水平和能力的党员志愿服务工程，开展医疗服务项目精准帮扶。根据党员专家业务专长和社区居民需要，在医联体 9 个社区服务中心门诊设立慢性阻塞性肺疾病（COPD，简称"慢阻肺"）诊疗、高血压与糖尿病治疗、儿童生长发育监测、肿瘤早期预防、家庭签约护理入户服务等 9 个"党员专家工作室"。党员轮流出诊为社区居民服务，使社区居民不出辖区均可享受三甲医院专家诊治。中山医院党员专家志愿服务已形成规范化、制度化管理模式，展现了党员服务社会的良好风范。

2. 成立"党派成员志愿服务工作站"，汇集社会各方服务百姓。

中山医院成立了以农工党党员和民建会员为代表的"医疗服务工作站"和"导医服务工作站"，定期开展专家义诊、爱心帮扶、导医服务等便民利民志愿服务活动。疫情期间，充分调动社会各方力量，捐赠疫情防控物资共同抗疫。

三、 主要成效

（一）家庭医生签约扎实推进

近三年，中山医疗集团网格内社区卫生服务中心完成家庭医生签约 2.14 万

户，升级包 1 346 户，老年居民及儿保体检 1.19 万余人，同时开展社区健康教育讲座、业务培训 60 余次，给社区基层医疗机构提供了强大的技术和人员支持，也使得社区居民能够就近即可享受三甲医院的优质医疗服务。

（二）慢性病健康管理示范见效

中山医院健康管理中心成为首批全国健康管理示范基地、中国健康促进基金会"互联网＋医健体"发展专项基金管理委员会副主委单位、中国糖尿病防治健联体专家组成员单位。目前慢性病随访患者每年 8 万人次，约占总出院人数的 84%，医院力争在医联体建设模式下，构筑防、治、康、养全方位、全流程、全生命周期的健康服务链和慢性病管理随访服务系统。

（三）家庭护理服务提能升级

家庭护理入户服务自 2019 年下半年开始试运行，入户服务次数逐年增长（图 1）。而且在提供服务的同时，不断提能升级，制定了《护理入户服务标准》和《护理入户服务流程》，护理人员一律配备具有 GPS 定位功能、一键呼叫、录音录像、实时直播等功能的护理工作记录仪，保证了护理人员和患者的人身安全和服务质量。

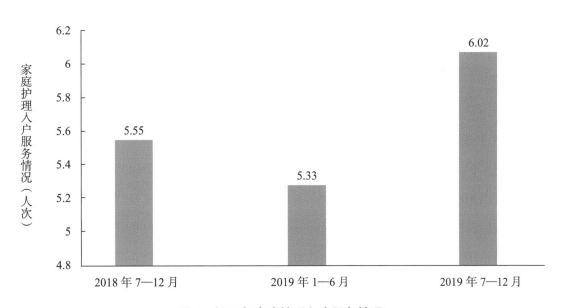

图 1 近三年家庭护理入户服务情况

（四）联合病房专科共建成效显著

中山医疗集团联合病房的平均住院日明显下降，取得了较好的效果。其中心内科七病房 2019 年平均住院日 5.8 天，2020 年 5.46 天，2021 年上半年 3.66 天，2021 年同比 2020 年下降 33%。神经内科二病房 2021 年平均住院日同比 2020 年下降 3%。在联合病房专科共建方面，为基层医疗机构培养与中山医院对接的该专业人员团队，到中山医院进修培训人数累计 153 人。

（五）远程医疗助力基层能力提高

近三年来，中山医疗集团在基层医联体成员单位开展远程会诊近 2 万例，线下累计派出各科系专家 1 135 人次，教学查房、疑难病例讨论、手术示教、专业培训等 873 次，培训人数 3 953 人次，大大提升了医联体基层医疗机构的技术水平和服务能力。远程医疗在长海县地区更是发挥了巨大作用（表 1），中央电视台新闻频道于 2019 年专门对此项工作进行了报道。

表 1　2018—2020 上半年长海县人民医院主要指标情况

年份	急诊量 / 人次	手术量 / 例数	三、四级手术 / 例数	远程病理 / 例数
2018	2 834	562	61	429
2019	7 486	529	71	678
2020 年上半年	4 495	970	128	1 057

（六）基层医疗机构服务量明显增长

近三年，中山医疗集团内基层医疗卫生机构门诊量平均实现 10% 左右的增长。网格内 9 个社区服务中心的门诊量去除疫情影响均实现了不同程度的增长（表 2）。

表2　2018—2020年网格内社区卫生服务中心门诊量情况

单位：人次

社区卫生服务中心名称	2018年	2019年	2020年
青泥社区卫生服务中心	1 156	1 338	1 226
昆明社区卫生服务中心	13 893	16 998	18 438
桃园社区卫生服务中心	28 215	34 219	33 382
日新社区卫生服务中心	51 907	53 040	43 030
八一路社区卫生服务中心	52 710	54 553	32 712
白云民运社区卫生服务中心	77 548	78 181	60 753
白云莲花社区卫生服务中心	37 802	45 994	34 615
桂林社区卫生服务中心	86 057	88 057	82 759
民乐社区卫生服务中心	61 691	67 954	59 838

四、启示与建议

（一）亮点与启示

1. 配套政策保障医联体可持续发展。

大连市坚持规划设计为引领，网格化全覆盖推进医联体建设工作。大连市通过财政资金补助鼓励专家基层出诊、医保惠民推进家庭医生签约服务、薪酬分配调动基层积极性等多种鼓励政策，全方位多角度统筹设计配套政策，推动医联体发展。中山医疗集团采取集团内绩效分配制度，促进构建利益共同体。

2. 民营医疗机构纳入城市医疗集团。

大连市允许符合准入条件的不同所有制医疗机构参与医联体建设，中山医院牵头组建的城市医疗集团10个成员单位中，有6个民营医疗机构。这种将民营医疗机构一并纳入城市医疗集团的做法兼顾了网格化管理政策与鼓励社会办医政策，有利于调动各级各类医疗机构共同推进分级诊疗。

3. 联合病房做实城市医疗集团。

中山医疗集团以心内科、神经内科为切入点，通过建立联合病房并实行同质化管理，带动设立特色门诊，推广应用适宜技术，做实城市医疗集团，提高基层医疗卫生机构的质量安全管理水平和服务能力。这种以科室为切入点专科共建，避免了城市医疗集团建设流于形式，有利于真正发挥牵头医院的带动引领作用，提高基层服务能力。

4. 远程医疗增进海岛居民健康福祉。

中山医疗集团通过远程医疗服务周边县市及对口支援地区，特别是针对长海县海岛居民远离市区、就医不便的实际，开通海岛直通车，建立覆盖整个海岛的"县域远程医疗协作网"，扩大了海岛医院治疗病种，增进了海岛居民的健康福祉，解决了边远地区就医难题。

5. 党建引领促进医疗集团提质聚力。

中山医院通过实施"党员志愿服务工程"建设，坚持以"抓学科、带队伍、提素质"为根本，根据党员专家业务专长和社区居民需要在社区设立党员专家工作室等，开展医疗服务项目精准帮扶，充分发挥了党组织的战斗堡垒作用及党员专家的先锋模范作用，同时又汇聚了民主党派的力量。

6. "项目＋技术＋业务"合力赋能基层。

中山医疗集团克服目前紧密型医疗集团难以实现一体化管理的困难，脚踏实地，以项目为依托，以技术为载体，以业务为主线，推进城市医疗集团建设，提升基层医疗机构服务能力，助推分级诊疗制度建设，具有现实推广价值。

（二）问题与建议

中山医疗集团牵头医院和集团内其他医疗机构分属市、区两级管理，财政、人事管理权限不一致，按照现行政策很难在人、财、物上完全一体化管理。建议结合实际进一步完善薪酬制度、改革激励相关措施，更好地调动基层医疗机构的积极性，推进构建医疗集团的利益共同体。

中山医疗集团建设目前三医联动方面的相关制度与政策支撑还需进一步加强。建议在城市医疗集团信息平台建设、医保总额预付等支付方式改革、上下级用药衔接等方面给予更多的政策支持和保障措施。

（苏玉宏　辽宁省卫生健康服务中心）

打造"一个户口本"医联体
释放改革效能

——黑龙江省齐齐哈尔市第一医院医疗集团

齐齐哈尔市第一医院作为国家第三批公立医院改革试点城市医院和省、市医改试点单位,在省卫生健康委统一部署下,按照齐齐哈尔市区域卫生规划及网格化管理城市医联体建设的总体安排,经过不断探索,建立了齐齐哈尔市第一医院医疗集团,通过搭建共享平台、统筹管理、医防结合、强化信息服务等举措,推动互联网线上线下无缝对接,构建管理共同体、利益共同体、责任共同体、服务共同体,激活了基层医疗机构的医疗卫生功能,让鹤城百姓在基层就能享受到三级医院同质化医疗卫生服务。

一、 改革背景

齐齐哈尔市位于黑龙江省西北部的嫩江平原,黑龙江、吉林、内蒙古三省(自治区)的交汇地带,辖 7 区(龙沙区、建华区、铁锋区、富拉尔基区、碾子山区、梅里斯达斡尔族区、昂昂溪区)、8 县 1 市(龙江县、泰来县、甘南县、依安县、富裕县、克山县、克东县、拜泉县、讷河市),人口 406.75 万。

齐齐哈尔市在创建市第一医院医疗集团之前,居民"看病难、看病贵"问题比较突出。一是医疗资源供需矛盾紧张。主要体现在现有医疗服务体系布局不完善、优质医疗资源不足和配置不合理,不能有效满足激增的预防、治疗和康复、护理等服务需求。市第一医院三、四级手术占比较低,大部分接诊的是常见病、慢性病患者以及续方开药患者,造成三级医院医疗资源浪费、居民就医不便、医疗费用负担加重。二是基层以公共卫生服务为主,基本医疗服务职能萎缩、弱化。在经济新常态下,基本医疗卫生服务体系担负提能增效的重任。三是智慧医疗发展缓慢，无法突破优质医疗资源配置扭曲的瓶颈。

市第一医院深刻意识到医疗资源分布不平衡带来的服务需求问题，主动解放思想、更新观念，将地区间医疗资源落差形成的势能，转换成推动分级诊疗的新动能，利用互联网技术打破时间、空间壁垒，破解医疗资源短缺难题，探索具有区域特色的医疗集团发展道路，制定建设"互联网医院"的战略规划，并于2019年受颁全省首批互联网医院牌照，成为全省首家独立设置的互联网医院。通过建设市第一医院医疗集团，发展互联网医院，推动优质医疗资源优化配置，创新医疗卫生服务，探索分级诊疗实现路径，提升了百姓的健康获得感和幸福感。

二、 主要做法

（一）党建引领，构筑"一个户口本"医疗集团

齐齐哈尔市第一医院与市精神卫生中心、市五官医院、市公安医院、市龙沙区五龙街道新化社区卫生服务中心、市龙沙区彩虹街道社区卫生服务中心、市建华区文化街道第一社区卫生服务中心等二级和一级医疗机构，按照属地性、独立性、专业性、市场性、共享性、统筹性、孵化性等七个原则，建立"一个户口本"医疗集团，即齐齐哈尔市第一医院医疗集团。院党委发挥把方向、管大局、作决策、促改革、保落实的领导作用，将党的领导贯穿于医疗集团管理和发展的各方面、全过程。成立市第一医院医联体医疗集团理事会，将各成员单位一把手纳入其中，任职履责，在医疗集团内实行党委领导下的理事长负责制。为明确各成员单位的责任、权利和义务，制定了医疗集团理事会章程，统筹医联体内部机构设置和职责关系，在理事会框架下建立分工协作机制，规范管理，整合设置公共卫生、财务、人力资源、信息和后勤等管理中心。

（二）资源共享，打造一个"Medical Mall"

1. 搭建共享平台。

医院以市场导向、科技领先、体制创新、发展跨越为切入点，积极探索区

域医疗全新发展理念，实行"三化一责任"运行机制（即"集团化、专业化、网格化"和"条块责任制"）和党务服务中心、政务服务中心、医疗服务中心、保障服务中心等模块化服务，并借助与医疗集团实施战略合作的第三方，打造"Medical Mall"——医疗超市，为医联体单位提供全方位资源共享服务。

2. 统筹人员调配。

医疗集团内人员实行岗位管理，按照"按需设岗、竞聘上岗、人岗相适、以岗定薪"的原则，逐步实现医疗集团内人员统一招聘、培训、调配和管理，推动管理人员和医疗技术人员在医联体内柔性流动，将市公安医院院长聘任为市第一医院副院长，接收集团内技术人员进修学习及参与医疗和行政工作，市公安医院的工作人员由市第一医院统一调配使用；市第一医院委派本院副院长担任市精神卫生中心和市五官医院的院长，委派技术骨干担任二级医院部分科室主任和社区卫生服务中心主任，委派技术人员在基层坐诊。

3. 统一财务管理。

财务统一管理、统筹运营，管理人员和医疗技术人员的薪酬在集团内合理分配。管理人员和医疗人员在集团内各医疗机构开展医疗及管理工作，其工资由其归属机构发放，绩效按其在各机构的工作量按劳取酬，在集团内统一协调、不重复发放。集团内新化、彩虹、文化一社区卫生服务中心由市第一医院财务人员对其分户核算，市精神卫生中心和市五官医院由市第一医院委派财务骨干常驻两个单位，带领其财务人员开展核算。市公安医院的财务科长在市第一医院有任职，与市第一医院财务人员一起参加培训学习，另外，两院业务整合后，市公安医院资产由第一医院统一调配使用。医疗集团内基层医疗机构的财务机制等管理与市第一医院保持一致，促进统一管理、统筹运营。

4. 提升基层服务能力。

医疗集团理事会充分发挥市第一医院的资源和技术优势，由市第一医院出资为市精神卫生中心和市五官医院添置医疗设备，弥补其资金短缺，扶持文化街道第一社区卫生服务中心建立中医馆，解决新化社区卫生服务中心房屋场地需求，助推彩虹街道社区卫生服务中心免疫规划功能提升，成立全市首家狂犬科门诊。

5. 强化信息服务。

互联网医院信息网络覆盖医疗集团内全部单位。依托互联网医院，针对慢性病以及复诊，实现医疗集团内部在线问诊、电子处方、双向转诊、满意度测评等功能，并将线上服务向药品配送、家庭签约服务等延伸，以点带面构建在线挂号、支付、复诊为一体的网上诊疗，打破下沉医生资源不足的瓶颈；借助远程会诊中心实现"3 + 2 + 1"三级联动的远程诊疗及远程教学，让百姓在基层医疗机构就能得到疑难病会诊服务。

（三）完善协作机制，落实分级诊疗"十六字方针"

1. 医防结合，门诊前移，指导落实公共卫生职能。

结合基层医疗机构的需求，市第一医院委派妇产疾病研究治疗部和儿科疾病研究治疗部的医生轮流定期在基层出诊，将医院 HIS 系统连接到社区，实现门诊前移；妇幼专家指导社区落实孕产妇健康管理和儿童健康管理等公共卫生职能，先期以新化、彩虹、文化一社区卫生服务中心为试点，模式运行成熟后在医疗集团逐步推广。

另外，协助发展文化一社区卫生服务中心中医馆，开展中医治未病、中医辨证等服务，并将多项中医适宜技术，广泛应用于辖区常见病、多发病、慢性病的防治；推动疾病三级预防和连续管理，做好疾病预防、健康管理和健康教育等工作；加强应急救援队伍建设，努力提升突发公共卫生事件应急处置能力。

2. 双向转诊，完善制度，分工协作机制逐步形成。

医院根据文件中分级诊疗病种临床路径进行诊疗，规范双向转诊制度，完善流程，畅通转诊通道；借助现有多学科诊疗（MDT）资源，为上下转诊患者提供转诊评估服务；引导急性病恢复期患者、术后恢复期患者、危重症稳定期患者、病情稳定的慢性病患者转诊至基层医疗机构继续治疗和康复，并在医院电子病历首页中完善了下转医联体单位的勾选功能，加强了向下转诊的留痕管理，便于实时监控转诊情况，及时追踪转诊结果并记录，总结分析及效果评价；派出医务人员通过专科共建、临床带教、业务指导、教学查房等多种方式，补齐基层医疗服务短板，提升其服务能力，推进疾病防、治、管整体融合发展，推动医疗集团一体化、闭环运行，逐步形成医联体内体系完整、分工明确、功能互补、相互协作的服务体系，为群众提供公平可及、系统连续的同质化卫生健康服务。

3. 专科共建，同质服务，促进急慢分治。

市第一医院结合医疗服务中心的各疾病研究治疗部，与医疗集团各单位开展专科共建，充分发挥专科技术的辐射带动作用，通过指导、培训、带教、科研和项目协作等多种形式，提升成员单位医疗服务能力和管理水平，积极探索建立更为高效、紧密的上下同质化医疗服务模式，在专业学科带动下落实各成员单位功能定位，统一管理，强化医疗质量，防范医疗风险，提升医疗集团内医生解决专科重大疾病的救治能力，最终让患者受益。目前，医疗集团内已开展康复医学、风湿等的共建合作：市第一医院委派康复治疗师在新化、彩虹、文化一社区轮流常驻，投入康复治疗设备，帮助社区从无到有建立康复治疗项目，填补社区康复技术的空白，并试开展了康复家庭病房项目，为行动不便的患者提供就近康复治疗服务，得到了辖区居民极大的好评；市第一医院将风湿病专科下沉到市公安医院，建立风湿病免疫病分院，人员、设备均由市第一医院配备，用风湿专科收治的患者，带动市公安医院其他科室的运营，并保证了市公安医院原行政机关人员的工资发放。

4. 技术创新，与国际接轨，提升基层医疗服务能力。

市第一医院充分发挥区域医疗中心的辐射和带动作用，从医疗技术上加强对成员单位的指导，在科研培训上不仅免费接收成员单位人员学习进修，还为医疗集团内医生提供与美国田纳西大学、美国加州大学洛杉矶分校、加拿大多伦多大学等多所国外高级学府开展产、学、研合作机会，使医疗集团基层单位通过市第一医院站到了国际高度，以国际思维、前沿理念来促进集团内医疗技术水平向前发展。

（四）利益共享，推动各方共赢

在医疗集团内将市第一医院与基层医疗机构进行一体化管理。基层医疗机构的资产和人员由市第一医院统一调配使用，利益机制与市第一医院的整体机制协同建立。基层医疗机构取得的医疗收入从无到有，从有到增加到千万余元，提升了基层医疗机构的医疗功能，调动了医务人员的工作积极性。

三、　主要成效

（一）基层医疗卫生服务能力稳步提升

医疗集团创建以来，市第一医院扶持集团内基层单位短缺的资金达 6 000 余万元；为市公安医院配备医生 30 余人，护士 40 余人，管理人员 5 人，设置 240 余张床位，配备了相应日常办公设施。2020 年 8 月运营以来到 2021 年 9 月，取得 3 300 余万元的收入，盘活了市公安医院的医疗功能；妇幼专科医防结合诊疗患者 130 余人次，提升了社区孕产妇健康管理和儿童健康管理能力；向基层委派医疗管理人才 1 200 余人次，委派医疗专业技术人员巡诊 3 500 余人次，委派医疗人员 100 余人次轮流常驻医疗集团基层单位，诊疗患者 1.6 万余人次，培训示教查房 400 余人次，接收进修学习人员 100 余人次，医疗集团各单位同质化服水平明显提升。

（二）分级诊疗初显成效

市第一医院住院患者中急、危重症患者在医疗集团创建之前占比 4.92%，创建后占比 31.22%，提高了 26.3 个百分点；医院三、四级手术创建前占比 23.83%，创建后占比 68.65%，提高了 44.82 个百分点。集团内上转患者 120 余人次，下转 150 余人次。互联网医院自 2020 年 1 月正式启用到 2021 年 9 月，线上诊疗 4.5 万人次，线上注册医生 400 余人，线上处方 1 000 余单，药品配送 300 余单。

四、　启示与建议

（一）打造紧密型医联体，推动优质医疗资源下沉

通过打造"一个户口本"医疗集团合作模式，统一管理理念，使医疗集团内医联体单位紧跟市第一医院的发展理念和管理思路，达到发展方向一致，改革步伐一致；统一财务管理，统筹人员调配，提升内部协调合作能力，让人、

财、物在医疗集团内按需流通运转，实现有效资源共享，达到强基层、建机制，推进分级诊疗的目的。

（二）强化分工协作，推动分级诊疗落地

医疗集团通过专科共建、技术创新等措施将预防、医疗、康复、护理等优质资源向基层下沉，提升基层医疗机构服务能力。通过完善机制、强化分工协作，推动落实各级医疗机构功能定位，逐步实现基层首诊、急慢分治、双向转诊和基本公共卫生服务扎实开展，促进医疗集团各单位职能充分发挥。

（三）发挥互联网医院优势，促进分级诊疗线上线下联动

在新冠肺炎疫情防控的大背景下，很多患者无法到医疗机构进行正常诊疗，"互联网医院"以服务患者为中心，构建不受时间、空间限制，覆盖院前、院中、院后全流程的"空中"医患服务平台，在保证安全的前提下，让患者通过互联网得到优质的诊疗服务，让医生更便捷高效地进行诊疗，切实推动分级诊疗制度建设，让优秀的医疗资源得以下沉，通过信息多跑路，达到患者少跑腿，实现医疗卫生有温度。

（四）打通"三医联动"堵点，促进医联体高质量发展

市第一医院医疗集团既包含基层政府办医疗机构、又包含企业办以及民营医疗机构。一方面，增加了医保打包预付的难度；另一方面，多头行政使工作程序更加烦琐。建议政府主导，将医疗集团内各医疗机构的行政隶属关系统一规划，优化医疗集团的行政程序，促进医疗集团一体化发展。另外，加强医疗集团内医保统筹支付、结余留用模式的探索，使医疗、医保、医药真正联动起来，促进分级诊疗格局逐步形成，使群众享受到更优质便捷的医疗卫生服务。

（张幸福　黑龙江省卫生健康发展研究中心）

宏观设计强化医联体协作
明确分工提升基层康复能力

——上海市虹口区城市医联体

医联体建设作为深化医改的重要途径之一，在全国开展了多样化的试点探索。上海市虹口区以上海市中西医结合医院康复科（简称"市中西医康复科"）为核心推动建设的市中西医康复科社区联动模式作为城市医联体典型案例，在医联体建设、双向转诊制度推进、基层康复能力提升、搭建全专联合平台及完善区域配套措施、提升患者就医体验等方面进行了积极探索，并取得一定成效。

但地区层面探索医联体建设有其不可避免的制度瓶颈，包括松散型合作限制一体化发展、考核导向"利益"不统一、转诊与就医便捷性等问题。为进一步推进试点工作，形成可推广的经验模式，建议以需求为中心，不断完善政策环境及导向，在医改大背景下，由点及面，深化相关举措，为全国医联体建设工作提供参考。

一、　改革背景

随着社会老龄化程度加剧和生活水平提高，人民对脑卒中、心脑血管疾病等发病率高、致死率高、危害较大的慢性病的康复需求越来越大。康复作为社区职能分工的重要组成部分，无论是其干预模式或康复服务的同质化水平均有待进一步完善和提升。同时，康复资源供需不匹配的问题也长期存在：一方面，康复需要标准化的流程和较长的周期，而优质康复资源整体不足且集中于三级医院；另一方面，三级医院缺乏与二级医院和社区医院的有效转诊机制，患者愈后转归往往不知何去何从，这既不利于人民健康获得感提升，也不利于全方位全周期整合型服务体系建设。

虹口区作为上海市老龄化程度较高的中心城区之一，基于区域居民康复需求及各级政府关于推进分级诊疗制度和医疗联合体建设的文件精神，在区政府及卫生管理部门的统筹推动下，以区属上海市中西医结合医院康复科为中心，联合区内凉城、欧阳、北外滩及广中4个社区卫生服务中心，共同组建虹口区中西医康复科社区联动城市医联体，同时支持社会力量开办康复医院，加强与市级医学中心康复医学科的交流合作，强化基本医保政策支持，完善激励机制，多措并举，旨在打造跨越层次级别、行政隶属以及资产关系的医疗机构联合组织形式，创新形成一条适合各级医疗机构协同发展的道路。

二、 主要做法

（一）虹口区医疗联合体组织架构

2018年3月，虹口区人民政府办公室印发《虹口区医疗联合体建设工作实施方案》（虹府办发〔2018〕8号），明确在南部建立以南部区域医疗中心上海市中西医结合医院为核心，结合区内具有一定中医药服务能力的社区，同时依托上海中医药大学的学术、科研、人才等优势形成的南部中西医结合区域医联体，以及在北部建立以北部区域医疗中心上海市第四人民医院为主体，联合虹口区江湾医院及社区，依托大学院所的医疗、教育、科研平台，打造在脑血管病、妇儿、微创、肿瘤等领域具有一定影响力和特色的北部综合性区域医联体。

同时以管理、疾病、学科、技术为纽带，分别在中西医结合医联体和综合性医联体基础上，与上海中医药大学附属岳阳中西医结合医院和上海市第一人民医院组成"3 + 2 + 1"松散型医联体。

（二）中西医结合医联体建设举措

1. 医联体建设。

虹口区以特色相匹配为原则，基于区内各医疗机构业务基础和特色，划定已建设名老中医工作室的社区卫生服务中心与中西医结合医院共同组建"2 +

1"中西医结合医联体。成立医联体建设工作领导小组，下设牵头单位医务处为秘书处，负责医联体成员单位间协调工作，制定了《医联体建设实施方案》《医联体章程》等多个配套文件，完善了组织架构和制度体系。

具体业务上由市中西医康复科在医疗服务、技术创新和人才培养等方面发挥引领作用，逐步减少常见病、多发病复诊和诊断明确、病情稳定的慢性病等普通门诊，把符合条件的患者向下转诊；社区卫生服务中心落实基层首诊，诊断不明确、经社区治疗后疗效欠佳、疑难复杂病例的患者及时转诊至市中西医康复科接受进一步检查及正骨治疗，同时做好下转患者的长期随访、巩固治疗及康复指导工作。

2. 双向转诊。

医联体内各单位明确转诊医疗机构和对接工作人员，根据接诊医生建议，负责上下转诊的接洽联系，主动为患者提供连续诊疗和转诊服务。市中西医结合医院依据上转预约情况预留一定比例的门诊号源和住院病床，转诊患者可优先获得转入医院的门诊与住院服务。市中西医康复科对检查充分、诊断明确、症情稳定、需要长期康复治疗的患者及时转至社区卫生服务中心，并做好后续治疗的交接工作。社区卫生服务中心基于市中西医康复科的诊疗建议，根据病情制定适宜的治疗方案，及时做好诊疗信息录入、收集、整理工作，保管好各类转诊资料。

签订双向转诊协议的上下级医院定期进行沟通，加强联系，提升转诊协调配合能力。医院各部门互相配合、沟通协调，做好双向转诊衔接工作。各科室医务人员做好转诊登记。医务处采取定期检查的办法，加强双向转诊工作的督促指导，及时总结经验，发现和解决问题，并将检查情况纳入年度目标考核。

3. 基层能力提升。

市中西医康复科社区联动机制通过多种途径提升基层能力水平。

（1）市中西医康复科高年资医师每周一次下沉联动社区卫生服务中心，先后成立虹口区北外滩、凉城、欧阳、广中社区正骨工作站。

（2）联合社区卫生服务中心深入周边楼宇街道开展社区义诊、科普讲座、中医药适宜技术推广，如与北外滩社区卫生服务中心合作深入北外滩第一市民驿站开展骨关节病社区义诊、联合欧阳社区卫生服务中心深入西门子总部开展办公室颈肩养护健康讲座等，扩大了道医正骨推拿等中医药适宜技术的知晓率与普及率，在社区居民与公司白领中取得良好反响。

（3）联合开展教学门诊与专病门诊，推广正骨推拿、康复理疗等社区中医药适宜技术，深受社区居民好评。同时根据各社区对康复医疗的需求，在临床带教、名师带徒等方面开展差异化技术帮扶。

（4）对医联体基层成员单位开放免费进修渠道，基层成员单位医务人员通过一定周期到康复科学习，回到基层单位开展新技术新项目，并带动相应基层单位的能力建设。

4. 人才队伍建设。

作为中西医结合医联体建设中的重要组成部分，市中西医康复科与社区共同开设教学门诊与专病门诊（以下简称"全专教学门诊"），通过专科医生定期前往社区一对一指导社区全科医生门诊诊疗工作，并针对临床典型案例进行讨论指导最终形成案例记录等方式，为社区培养结构合理的中西医结合人才。区卫生健康委对全专教学门诊的教授内容汇编成册，用于临床教学，从而提升该项工作的整体效益。同时，社区组织医务人员定期到市中西医结合医院康复科接受相关专科培训以及参加各类继续医学教育项目。

此外，中西医结合医联体还筹划了"临床医学优秀青年人才培养计划"，通过"师带徒"的形式让社区医务人员自由选择"2＋1"医联体对口的上级医院专家、主任作为导师，从而接受有针对性的临床技能、科研能力综合培养。

5. 信息化建设。

2021年，上海市中西医结合医院建设了医联体的远程会诊系统，目前已于虹口区凉城新村街道社区卫生服务中心完成测试联通，下一步将在医联体内推广和应用，借助远程医疗推动医联体发展。同时为加强医联体成员单位人员联系，方便各专业人员业务交流，提升技术水平，建立市中西医康复科社区交流群，方便各单位医护人员进行工作业务交流、疑难病例讨论等。

6. 区域资源共享。

基于区转诊平台和居民电子健康档案，双向转诊服务团队可提前获悉患者转诊情况、检查检验结果及前期诊断。在上转时，为医联体成员单位的转诊患者提供绿色通道，避免不必要的重复检查，开展规范化康复治疗、正骨推拿及协调办理住院事宜；在下转时，能够更好地与社区进行无缝衔接，做好患者转归及后续跟踪治疗。

（三）政府配套治理

1. 在规划布局方面，虹口区政府贯彻落实上级文件精神，先后印发了《虹口区关于落实本市分级诊疗制度建设的实施方案》（虹府办发〔2017〕15 号）、《虹口区"国医强优"三年行动计划（2018—2020 年）》、《虹口区人民政府办公室关于印发虹口区医疗联合体建设工作实施方案的通知》（虹府办发〔2018〕8 号）等系列文件，从宏观层面规划设计全区医联体整体布局，旨在发挥虹口区中医优势，形成错位发展，强化以区域医疗中心为核心的双向协作，进一步完善区域医疗卫生服务体系建设。

2. 在财政支持方面，虹口区提供社区联动建设与双向转诊资金支持。社区拨款主要用于社区上转患者相关检查费用（颈椎间盘 CT 平扫），以及社区学术继承人参加业务学习、举办讲座义诊、发表论文以及健康教育科普宣传等产生的费用。

3. 在药物支持方面，为提升医联体内纵向服务同质化水平，使居民能够就近获得与上级医院同样的标准化服务，虹口区对社区卫生服务中心的基本药物配置在六大类主要慢性病（糖尿病、高血压、冠心病、高血脂、脑卒中、骨质疏松）范围内与上级医院进行了统一，共涉及 138 种药物通用目录。该目录将根据实际使用情况每年进行动态调整，以满足患者需求，提升患者对社区卫生服务中心的整体"黏性"。

三、 主要成效

（一）分级诊疗体系推进

通过市中西医康复科社区联动机制建设，明确了医联体内中西医康复的诊疗规范和转诊标准，使社区及上级医院均能够更好地履行机构职能，为患者提供适宜连续的康复服务。同时，分级诊疗提升了社区卫生服务机构的整体诊疗水平，丰富了家庭医生签约服务内涵，使患者和家庭医生有更多的接触和互动，加强医患互信，使患者能够真正下沉到社区。2019 年，中西医康复科医联体内 4 家社区卫生服务中心的专科门诊服务量均达到 200 人次以上，随后因疫情影响未做统计，但已显示出社区居民对该项服务的需求较为旺盛。

（二）双向转诊制度建设

通过中西医康复科社区联动机制建设，对区域双向转诊工作的推进具有积极影响。在市中西医结合医院康复科专家的指导下，社区卫生服务中心以脑卒中康复为突破口，研究探索社区准入和准出标准，用于及时评估患者，不断完善双向转诊机制。截至 2021 年 8 月，已有近 70 名患者通过双向转诊机制由社区卫生服务中心转入市中西医康复科进行颈 / 胸 / 腰椎 CT、MRI、脑多普勒血流图（TCD）等专科检查，明确诊断后接受对症推拿、理疗以及正骨等特色治疗；并于情况稳定后由市中西医康复科转归社区进行后续治疗及管理随访，在接受同样高质量康复服务的同时有效降低了患者的治疗费用。

（三）基层服务能力提升

建立医联体内人才交流管理协同机制，提升基层医疗服务能力。通过工作指导、下派专家坐诊、业务交流、人才培养等形式形成优势互补，为成员单位提供专科技术支持的同时，使基层医疗机构康复服务水平显著提升。其中道医正骨推拿等社区中医药适宜技术培训及科普推广工作，取得了良好的社会与经济效益。截至 2020 年底，市中西医结合医院康复科高年资医生共下社区坐诊并带教 72 人次；医联体成员单位参加市中西医康复科提供的进修学习 4 人次，举办的国家级继续教育培训班达 66 人次；每年新增社区适宜技术 3 项共计 9 项；确保医联体内各成员单位相关医务人员能够提供相应新增适宜技术，并每年有一篇相关论文发表在学术期刊上。

（四）搭建全专联合平台

通过中西医康复科社区联动的建设模式，以专科诊疗手法为抓手，建立了市中西医康复科社区交流微信群，市中西医康复科导师及团队成员定期与社区全科医师及联络员就双向转诊过程中碰到的问题进行交流，各中心设立全科医师及联络员，建立了全 - 专沟通协作机制并签订双向转诊合作协议。市中西医康复科重点发挥作为核心单位在医疗服务、技术创新和人才培养等方面的引领作用，逐步减少常见病、多发病复诊和诊断明确、病情稳定的慢性病等普通门诊，把符合条件的患者向下转诊。

（五）患者就医体验优化

医院着力推动诊断结果在区域内互认，减少重复检查，并不断完善双向转诊通道，促进优质资源的共享，逐步缩小基层单位与三级医院的医疗服务差距，使患者在基层单位即可享受到三级医院的医技诊疗服务，节约了患者的时间成本和经济成本，使患者的首诊满意度不断提升。

四、 启示与建议

（一）亮点与启示

1. 中西医康复科社区联动契合老龄化社会需求，同时中医"简便验廉"特点符合居民对医疗服务的期望。

以文件的形式明确医联体内各级各类成员单位的主要职能及业务范围，以符合区域居民实际需求的专病为切入点，由点及面推动双向转诊工作的进一步落实。中西医康复兼顾中医及西医手法和技术，能够满足居民多样化康复需求。同时探索医联体内统一的双向转诊清单及转出、转入标准，借助医联体平台优化医联体内就诊流程，提升了患者就医体验。

2. 宏观政策规划引领，形成区域错位发展，完善区域医疗服务体系。

以特色匹配为原则，由区政府统筹推进医联体整体建设工作，能够与区域卫生规划及居民健康实际需求更紧密地结合在一起，同时有助于完善区域整体学科布局，打造有序、错位的良性竞争格局，提升区域整体服务能级。同时通过以南部区域医疗中心专科科室牵头的形式将医联体建设的核心下沉到区属医院，在行政管理的各方面尽可能避免由于两级管理体系而产生的体制机制瓶颈，从而提升医联体内成员单位的整合程度。

3. 强化政府配套政策，调动各级医联体建设成员单位积极性，形成与建设目标相一致的资源投入机制。

首先，积极提升医联体成员单位服务同质化水平，保障财政投入及推进医联体成员单位硬件建设，统一医联体内药品目录，确保患者能够就近获得同质化的服务。其次，市中西医康复科在能力提升上注重对基层医务人员专业技术和能力的培养，关注社区卫生服务中心人才队伍建设的重要性，确保相应新技术下沉后能够在同质化水平上稳定开展，切实提升基层服务能力。最后，政府设立财政专项资金对医联体建设进行投入，包括为通过社区双向转诊的患者减免挂号、检查等费用，但这部分资金以对社区的投入为主，不包括上级医院下沉社区所产生的相应费用成本。

（二）主要问题

1. 松散型合作限制医联体一体化发展。

由于各医疗机构行政隶属不同，在管理主体、绩效考核和财政投入等方面存在差异。在不突破现有机构框架的阶段，无论是何种形式的医联体建设均以较松散的合作形式为主，具体形式上包括业务输出、管理输出、技术帮扶等，呈"点状"探索，未形成体系经验，缺乏从整体中长期发展的角度对医联体及其成员单位的发展进行规划，仍以短期建设成效为主要管理抓手。

2. 考核导向不一致导致"利益"不统一。

由于不同级别医疗机构所面对的考核并不相同，不同考核之间的导向也有一定差异，而医联体建设及社区联动机制尚未从行政管理的角度设立与财政、薪酬等资金投入挂钩的绩效考核机制，对各级医疗卫生机构均缺乏有效的激励和制约机制，一定程度上影响了合作的效率。

3. 康复人员队伍总体不足导致服务供给能力有限。

区域康复人员队伍存在缺口，特别是社区卫生服务中心康复人员短缺，尚未形成具有可持续性的人才队伍建设机制，通过市中西医康复科社区联动的形式能够有效提升社区服务能力，提升工作效率，但在人员队伍不足的背景下，各级医疗机构康复人员均以满足本职工作优先，对于医联体建设等工作较难形成可持续发展的建设模式。

（三）意见建议

1. 探索社区康复服务模式的激励和制约机制。

建议增加政府投入，设立更符合医联体一体化发展的专项基金项目，对二、三级医院及社区采取不同的激励和制约政策。建议对下社区的专科专家给予一定的绩效奖励，同时将其带教工作与医生的职称晋升、绩效考核挂钩，激励的同时给予制约；社区医院增加必要的康复器材，方便居民在站点及小区进行专业康复；对参与社区康复门诊的人员增加相应绩效奖励，提升其参与康复工作的积极性。

2. 逐步提升社区康复服务标准及同质化水平。

建议对社区卫生服务中心接诊的康复患者病种类型进行分析，重点选择适合在社区康复的病种，如骨关节病、脑卒中、心脑血管病等，建立统一的、切实可行的社区康复评估及诊疗方案，使患者真正逐步下沉到病房、门诊、站点和家庭。以骨关节病为例，社区－家庭康复模式已日渐成为社区康复的主流方向，在此基础上的家庭医生"全专结合"模式有利于提升诊疗水平，提高居民满意度，可以作为医联体建设路径之一在社区范围进一步推广应用。

（金春林，李芬，陈多　上海市卫生和健康发展研究中心

上海市医学科学技术情报研究所）

力推"全＋专＋护"合作模式
构建连续性服务体系

——上海市青浦区城市医联体

青浦区城市医联体以全科家庭医生及社区护士为主体，以复旦大学附属中山医院青浦分院（简称"中山医院青浦分院"）专科医生和高年资专科护士为依托，探索"全＋专＋护"合作模式，构建连续性服务体系。

通过延续护理，慢阻肺患者自我管理能力由 70.2% 提升至 92.3%、生存质量评分由 107.1 分提升至 110.2 分、患者满意度由 76.4 分提升至 93.5 分。腹膜透析延续护理目前居家随访 20 余人次／年，随访量呈每年提升的趋势。经外周静脉穿刺的中心静脉导管（PICC）延续护理方面，经中山医院青浦分院 PICC 穿刺赴赵巷镇社区卫生服务中心 PICC 门诊进行导管维护的患者也呈现逐年增加的趋势，目前年门诊量达 120 余例。

医联体模式下基于专病的"全＋专＋护"新型医护合作模式，让患者因健康问题进入医疗服务体系后，可以获得无缝隙的连续服务，为居民提供安全、高效、方便的优质医疗服务。

一、 改革背景

青浦区城市医联体是复旦大学附属中山医院青浦分院为牵头单位的半紧密型医联体，发展规模较为庞大，发展主体包含上海市青浦区朱家角人民医院及十一家社区卫生服务中心。该医联体采用模式既兼有城市医疗集团模式（即由三级公立医院牵头，联合社区卫生服务机构等，形成资源共享、分工协作的管理模式），通过人才共享、技术支持、远程会诊、检查互认、处方流动、服务衔接等为纽带进行合作；又兼有区域内专科联盟模式（即以牵头单位特色专科技术力量为支撑，以专科协作为纽带，形成补位发展模式），提升疾病救治能力。

《进一步改善医疗服务行动计划（2018—2020年）》《"健康中国2030"规划纲要》《全国护理事业发展规划纲要（2016—2020年）》等政策明确指出，推动医疗服务的"纵向整合"，鼓励优质医疗资源下沉，提升连续型医疗服务能力。国家政策的支持有利于构建连续型医疗服务体系，开辟了青浦区区域医联体的长远发展道路。从供给层面考虑，院内拥有高素质专业人才：PICC专科护士均通过医院的专业培训，并且均取得上海市护理学会相关专科适任证书；呼吸内科曾选派专科护士赴北京中日友好医院呼吸治疗科进修，学习与借鉴中日友好医院的专业医疗技能；上海市护理学会腹膜透析基地拥有优秀的师资队伍，能够提供专业医疗服务。从需求层面分析，青浦地区近121.9万人口，40岁以上的人群中有近12万~13万人患有慢阻肺，患病率达10%。另外，复旦大学附属中山医院青浦分院年门诊量达6 000余人，该院肾内科长期腹膜透析患者124人、PICC年置管量达300余人次、维护量达6 800余人次，患者认可度较高。

青浦区区域医联体在国家政策驱动下，结合青浦区区域医联体牵头单位的专科护理团队优势及青浦区患者的需求，由点及面地探索了COPD、腹膜透析和PICC置管三个方向的"全+专+护"合作模式，构建了连续型服务体系，倡导住院患者社区康复治疗和护理。这种合作模式旨在更好地推动医疗资源的整合，发挥综合医院对基层社区医疗机构的指导作用，尤其在基本医疗、慢性病管理、延伸护理、医院综合管理、人才队伍建设等方面的合作，通过全科医生加入社区家庭医生团队、社区护士和专科护士相结合的模式开展并延伸医疗护理服务，形成"大病在医院，小病在社区、康复回社区"的医疗格局，畅通"双向转诊"渠道，有效落实分级诊疗制度，使患者能够获得无缝隙的连续服务。

二、 主要做法

（一）组织框架（图1）

青浦区区域医联体是由复旦大学附属中山医院青浦分院为牵头单位、成员单位包括朱家角人民医院和十一家社区卫生服务中心的半紧密型医联体。

医联体内成立理事会和理事会秘书处。理事会负责审核医联体中长期发展规划、年度计划、内部绩效考核，探讨医联体内经营、管理、医疗、健康管理和公共卫生服务等重大原则问题，建立全方位的支持、沟通、协调机制，以探索区域医疗资源共享、合作共赢的发展新路径。理事会秘书处负责起草医联体章程和医联体发展规划，提交医联体理事会讨论，组织和策划医联体重大活动等，同时负责医联体日常工作。

为探索构建区域内连续型服务体系，推进"全+专+护"新型医护合作模式，医联体内组建了延伸医疗护理合作实施领导小组：由社区主任、中山医院青浦分院护理部主任和中山医院青浦分院医务部主任担任小组组长；社区科长、社区副主任以及护理部副主任担任副组长；组员由各小组负责人组成。主要负责医疗护理合作工作的指导，具体方案的制定，确定工作开展模式，协调双向转诊、预约就诊等相关工作，定期对合作组工作开展情况进行督导。根据中山医院青浦分院已有的专家护理小组，选择合适的专科护理服务项目，由点及面地探索成立了 COPD 患者管理小组、居家腹膜透析小组以及 PICC 置管小组。

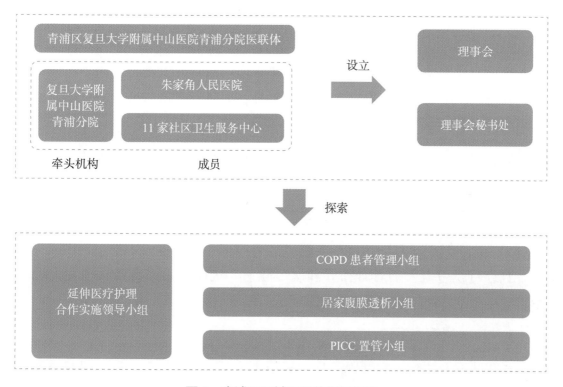

图 1 青浦区区域医联体组织架构

（二）路径内涵

为进一步探索基于病种的"医院 - 社区 - 家庭"三元联动下连续型护理模式，加强医联体内同质化管理，首先在试点赵巷镇社区卫生服务中心开展，设立了慢性阻塞性肺疾病（COPD）患者管理小组、居家腹膜透析（PD）小组以及经外周静脉穿刺的中心静脉导管（PICC）置管小组，依托专科护士，力推优质护理资源下沉，对社区居民开展慢性病防治方面的健康指导，提升居民的自我管理能力。

1. COPD 患者管理小组。

慢性阻塞性肺疾病或肺心病患者经住院治疗后病情基本能得到控制，但此类患者需要继续进行长期氧疗、使用家用呼吸机、肺康复、使用吸入剂等。根据社区居民需求，区域内医联体成立 COPD 患者管理小组，对中山医院下发出院患者随访名单中需要进行家庭氧疗、急需呼吸机使用指导等的患者，由赵巷镇社区卫生服务中心的家庭氧疗小组成员提供上门出诊服务，指导患者居家正确的康复护理，提高患者生活质量。

2. 居家腹膜透析小组。

腹膜透析（PD）是利用人体自身的腹膜作为透析膜的一种透析方式。通过灌入腹腔的透析液与腹膜另一侧的毛细血管内的血浆成分进行溶质和水分的交换，清除体内潴留的代谢产物和过多的水分，同时通过透析液补充机体所必需的物质。通过不断地更新腹膜透析液，达到肾脏替代或支持治疗的目的。PD患者稳定后多为居家治疗，根据患者的病情和治疗需要进行出院后随访。新开始腹膜透析治疗的患者出院 2 周或 1 个月后返回医院首次随访，病情稳定者可每 3 ~ 4 个月随访 1 次，病情不稳定者随时随访或住院治疗。医联体成立腹膜透析小组主要对出院且病情稳定患者进行上门居家腹膜透析护理，提供连续服务并且进行携带置管的管理指导和病情随访，进而避免患者多次往复上级医院，减少舟车劳顿，降低感染风险。

3. PICC 置管小组。

经外周静脉穿刺中心静脉置管，是利用导管从手臂的外周静脉进行穿刺，导管直达靠近心脏的大静脉，避免化疗药物与手臂静脉的直接接触。由于大静脉的血流速度快，可以迅速稀释化疗药物，防止药物对血管的刺激。PICC 置管能够有效保护上肢静脉，减少静脉炎的发生，减轻患者的疼痛，提高患者的生命质量。PICC 置管患者在病情稳定的情况下会带管出院，但 PICC 管路需要高频率清洗。为减少患者往返上级医院的次数，社区医院设立 PICC 置管站点，由社区内取得 PICC 维护适任证的护理专家为社区内有需求的居民进行时间段预约，患者自行按照预约时间段前往赵巷镇社区卫生服务中心，进行PICC 管路清洗维护。

（三）关键举措

1. 定期开展专科培训，促进同质护理。

由复旦大学附属中山医院青浦分院组织师资力量，对赵巷镇社区卫生服务中心护理人员进行分组定向资质培养，制定统一培训方案，培训涉及慢性病疾病理论知识、健康教育、常见护理技术等方面内容，包括自我概念、自我管理责任感、自我管理知识及自我管理技能 4 个自我管理能力维度，同时涵盖两个综合性的测量指标：其一是生理健康指标，具体包括生理功能、生理职能、机体疼痛、总健康 4 个领域；其二是心理健康指标，具体包括生命力、社会功能、情感角色、心理健康 4 个领域。通过定期下社区进行实地指导，发挥了牵头医院技术辐射带动作用，确保了工作开展的质量和水平，加强了连续型服务体系内医疗质量管理并且提升了同质化服务水平。

2. 利用互联网，推进护理业务联动。

一方面，优化区域内统一的互联网信息平台，实现医联体内部信息共享和检查结果互认。逐步建成医联体内部医患信息互通和共享的，包含患者检测和报告终端、预约诊疗终端、远程会诊终端的医联体综合信息平台，实现社区居民健康信息共享、检查结果互认的闭环管理。另一方面，利用互联网构建远程护理，出现疑难护理问题时，上级医院专科护士能及时为专项小组内社区全科医生和社区护士提供远程护理指导。通过互联网反馈问题，有便于双向沟通，推动护理业务联动。

3. 建立内部考核体系，促进医联体内合作交流。

参照国家医联体综合绩效考核指标体系相关要求，医院人力资源部制定了青浦区区域医联体牵头单位的医联体绩效与分配方案（试行），以各科室下社区的工作数量和质量为分配的基本依据。在下拨专项经费基础上，结合绩效考核内容设定科室工作数量奖，乘以相应考核分确定核定金额，递交医院分配领导小组审核后下发。制定考评细则和奖励规定，定期开展考评并以此为导向加强医联体内部交流和合作，达到共同提高学术、技术和服务水平的目的。

4. 加强文化建设，增强医联体内部凝聚力。

中山医院青浦分院和赵巷镇社区卫生服务中心通过组织开展合作项目意义和政策支持的宣传工作，充分调动广大医务人员参与社区医联体合作的积极性和主动性。定期组织举办各种文体活动、知识技能竞赛和应急演练，提高服务能力，增强凝聚力，激发医护人员工作热情，树立赵巷镇社区卫生服务中心与中山医院青浦分院医联体品牌形象。

（四）配套的政府治理改革

1. 加强组织领导，落实工作职责。

提供连续型医疗服务是医联体建设和家庭医生服务工作内涵提升的一项重要举措，是提升老百姓医疗满意度和就医获得感的一项实事工程。领导小组加强对工作开展情况的督导和指导，工作小组认真落实各项工作，严格按照标准实施，确保小组工作质量。

2. 明确工作目标和规划，加强督导考核。

按照连续型医疗服务工作建设目标原则和内容，研究制定具体的实施方案，细化工作内容，明确任务措施，确定责任分工，建立完善相关工作制度与机制，保障工作有序开展。加强工作后续评估，结合考核标准做好对小组工作质量和个人能力的督导和考评。

3. 整合信息资源，加快信息化建设。

进一步完善信息化建设，整合医疗信息化资源，以深化改革为契机，努力实现医疗服务、公共卫生、应急救治、健康档案、基本医保、药品使用等信息互联互通，为推进分级诊疗和医联体建设提供有力支撑。

三、 主要成效

经过区域医联体内基于专病的"全 + 专 + 护"的合作模式的护理同质化管理，推动连续型医疗服务体系建设，一方面加强了基层的护理水平，另一方面提高了患者康复期的自我效能水平、服药依从性和生活质量。

（一）开展护理培训，提高了社区护士护理水平

为提高护理质量、满足群众需求，中山医院青浦分院护理部积极组建护理专科团队。该部门结合实际情况，为社区卫生服务中心护理人员制订培训计划，开展护理理论及技能操作培训。目前，中山医院青浦分院开展走进社区培训 20 余次，培训社区人员 500 余人。该培训计划进一步提升了护理人员业务水平，为群众提供更加高质量医疗服务。2019 年下半年至 2020 年上半年，培训计划不断推进，社区医护人员专业能力日渐提高。医护人员有关慢阻肺延续护理、腹膜透析延续护理、PICC 延续护理等慢性疾病相关知识掌握水平不断提升，掌握率由 71.4% 上涨至 91.0%。中山医院青浦分院护理专科团队的成立与发展，提升了医护人员的专业素养，确保医护人员能够以更加专业化医疗服务，满足患者多元化医疗需求。

（二）提供延续护理，提升了患者就医体验

1. 慢阻肺延续护理。

中山医院青浦分院建立医院 - 社区一体化连续型服务体系，设立延续护理工作小组。医院做好出院患者随访工作，通过平台下发出院患者随访名单，社区护士可以通过平台获悉患者信息，保证患者在家仍能享受优质护理，满足患者对健康知识的需求，提高出院患者生活质量。自项目成立以来，患者自我管理能力不断提升，由 70.2% 上升至 92.3%，患者生存质量评分由 107.1 分提升至 110.2 分，并且患者满意度由 76.4 分提升至 93.5 分。

2. 腹膜透析延续护理。

中山医院青浦分院与赵巷镇社区卫生服务中心建立腹膜透析患者医院 - 社区 - 家庭联动管理模式，在专科医护人员的工作指导下，医护家庭团队对腹膜透析患者进行全程管理。针对腹膜透析患者需求，不定期居家随访，目前居家

随访 20 余人次 / 年，随访量呈每年上升的趋势。

3. PICC 延续护理。

自 PICC 小组成立以来，医联体为带管出院回社区的患者提供规范的导管维护及并发症处理，实现顺畅的转诊流程，使留置 PICC 导管的患者获得全程照护，降低患者因导管维护不当导致的并发症，确保患者带管期间的安全。小组成员下社区培训 2 次，受益医护人员 20 余人次，受益社区居民 50 余人次。此外，经中山医院青浦分院 PICC 穿刺，赴赵巷镇社区服务中心 PICC 门诊进行导管维护的患者数量也呈现逐年上升趋势，目前年门诊量达 120 余例。

四、 启示与建议

（一）亮点与启示

1. 建立以病种为基础的"全＋专＋护"新型医护合作模式。

医联体利用牵头单位的专科护理团队优势，结合青浦区患者的需求，建立了以病种为基础的"全＋专＋护"新型医护合作模式。率先成立了组织架构稳定的 COPD、腹膜透析和 PICC 置管三个方向的小组。以病种为基础的"全＋专＋护"小组实现了区域医联体内社区与牵头医院之间的同质护理、资源整合，各环节职责明确，分工合理，提高了医联体内社区护士的专病护理业务水平和专业技能，为患者提供安全、高效、连续、方便的同质护理服务，提高了患者的就医满意度，也减轻了三级医院的就医压力。

2. 形成以病种为纽带的信息网络。

互联网的高速发展推动了信息网络的形成，实现了信息互通和共享。青浦区区域医联体，通过病种为纽带，建立了区域内统一信息平台，实现社区居民健康信息共享、检查结果互认的闭环管理，不仅促进了医患交流，同时促进了医联体内社区全科医生、社区护士与上级医院专科护士的交流合作。

（二）问题与建议

青浦区区域医联体护理能力同质化方面目前仍然面临挑战。虽然上级机构／部门给予一定的支撑，但医联体项目工作开展情况对基层人员绩效影响不大，基层积极性和护理服务能力有待提升。

为形成区域内护理同质化管理，提高医联体内各级单位的积极性，"全＋专＋护"新型医护合作模式应与各级单位的发展需求相对应。中山医院青浦分院侧重于护理管理系统的构建与整合，需通过不断探索实践，形成包括出院计划、转介服务、长期护理、居家护理、慢性病个案管理、随访咨询、对外联络等多个延续护理服务业务模块；基层机构侧重于专科业务的发展，医联体内合作可以补齐基层护理短板。将上级医院对基层单位的培训成果纳入考核指标，实现上级单位与基层单位的绩效联动，加大奖惩力度，提高上级医院工作者责任意识和基层工作者学习意识，共同推动区域护理同质化，从而构建标准化的连续型医疗服务体系，真正实现医院 - 社区 - 家庭的无缝连接。

（金春林，李芬，覃心宇　上海市卫生和健康发展研究中心

上海市医学科学技术情报研究所）

多措并举 攻坚克难
构建紧密型城市医疗集团

——江苏省徐州市第一人民医院医疗集团

2015年以来，徐州市大力推进医联体建设，特别是2019年以来，该市积极破解深层体制机制难题，以徐州市第一人民医院为龙头，联合铜山区医院、乡镇卫生院（街道社区卫生中心）和村卫生室（服务站），探索城市紧密型医疗集团建设，坚持高位推动，打破行政壁垒，实行八个统一，提升基层能力，健全政策机制。2019年11月改革以来，集团药品耗材采购费用平均降幅超5%，消毒供应成本降低24%，集团各级医务人员平均薪酬水平提升7.5%，基层诊疗量平均增幅45%，基层首诊率都在65%以上；2021年1—8月份，双向转诊189名患者，其中下转36名，集团内就医群众满意度达96%，提高了13个百分点，初步构建了以城市紧密型医疗集团为载体的城市分级诊疗新格局，初步破解了在城市构建紧密型医疗集团的难题，有利于落实分级诊疗制度建设，在进一步完善深化的基础上，很有推广价值。

一、 改革背景

徐州市地处江苏省西北部，素有"五省通衢"之称，面积11 258平方千米（市区3 037平方千米），人口908.38万（市区315万），辖5区、2市、3县。截至目前，全市总计有医疗机构4 584所，其中二级医院60所，三级医院22所。2015年以来，徐州市大力推进医联体建设，经过几年的努力，全市县域医共体、专科联盟、远程医疗协作网建设均取得积极进展，医共体基本实现县（市）域、基层医疗卫生机构和县域内人口三个"全覆盖"，为解决人民群众看病就医问题发挥了重要作用。但城市医疗集团建设由于行政体制、医疗资源布局的复杂性等原因推进缓慢，而且运行效果不理想。

2019 年 1 月，江苏省省委书记在省"两会"期间参加徐州代表团审议时指出，要"深化医药卫生体制改革，探索构建紧密型、事业性的医疗集团"。市委、市政府认真落实省委主要领导讲话精神，研究决定以徐州市第一人民医院整体南迁为契机，结合铜山区融入主城区进程，实施深度院、府合作，开展以徐州市第一人民医院为总医院、徐州市铜山区人民医院以及 4 个基层医疗机构为分院的紧密型"医疗事业集团"试点工作，2019 年 8 月以市政府名义印发试点工作方案，2019 年 11 月 30 日挂牌运行。改革之初就明确了实现基层医疗服务能力、基本公共卫生服务能力、医疗集团总体效能、广大群众健康福祉"四个增强"的主要目标，系统设计了关于坚持公立公益、优质资源下沉基层、双向转诊绿色便捷、医保支付方式改革惠民、激发人员积极性等改革举措，坚持大力度推进，把医疗事业集团改革工作纳入市政府年度十项重点工作范畴，制订深化医疗事业集团改革试点年度计划，明确"深化医疗事业集团人事制度改革、深化医疗事业集团薪酬制度改革、深化医疗事业集团医保支付改革、促进优质资源下沉和基层能力提升、推进资源要素共享和信息化建设、提升医疗事业集团整体效能"等六大类、19 项主要任务和进度安排。

二、 主要做法

徐州市建成区有 5 个行政区，人口 315 万，其中铜山区即原铜山县，呈 C字型环绕徐州市主城区（东北为贾旺区），辖 11 个街道、18 个镇、1 个国家高新开发区，人口 137 万。2015 年以来，为推进分级诊疗制度建设，提升基层服务能力，徐州市以市区 6 家三级综合医院为龙头，在建成区共组建了 6 个松散型的医疗集团，工作内容主要以龙头医院对口帮扶、远程医疗、纳入分级诊疗信息系统等为主，取得一定的成效，但真正紧密型城市医疗集团并未真正建立起来。为深化城市医疗集团建设，真正形成利益共同体，2019 年着手组建以徐州市第一人民医院为龙头的紧密型事业性城市医疗集团。

（一）坚持高位推动

徐州市将建设紧密型事业性城市医疗集团作为深化医改的重点任务，纳入年度工作安排和"十四五"医改规划，成立了由市政府主要负责人为主任的市公立医院管理委员会，统一组织协调公立医院改革、医疗集团建设和分级诊疗制度建设工作。市政府主要负责人2次亲赴现场研究会办改革创新事项，分管负责人建立实行周专题研究、月调度通报的工作机制，市委编办为集团批设管理办公室、运行调度中心、财务核算中心等3个内部管理科室，市卫生健康委将改革列为重点工作内容，主要领导、分管领导定期调度指导工作，相关改革经费适度向集团倾斜，有力保障了试点工作的统筹力度和推进速度。

（二）打破行政壁垒

医疗联合体建设需要率先打破体制壁垒，破解"联而不合""貌合神离"问题。徐州市创新组建医疗事业集团，打造形成城乡一体、资源集约、管理标准、发展均衡的紧密型医疗联合体。构建集团化组织架构，集团按照多主体、单法人、一体化的组织形式，组建以市第一人民医院为总院、铜山区人民医院为区级分院、徐州市铜山区大彭镇卫生院和驿城、文沃、焦山3个社区卫生服务中心为基层分院的"1+1+4"医疗事业集团，从组织架构上打造目标一致的区域医疗共同体。实行理事会治理，集团理事长由市属公立医院管理委员会任命、市第一人民医院主要负责人担任，铜山区人民医院院长任理事会常务副理事长，区卫生健康委主任为副理事长之一，理事会拥有对集团充分的管理和运营自主权，负责制定集团发展规划等重大事项，集团各分院党的建设工作由总医院党委负责。

（三）实行"八个统一"

徐州市第一人民医院医疗集团成立"一办八中心"，实行人员招聘调配、财务监管核算、医疗质量控制、公共卫生服务、信息化建设、消毒物资供应、药品耗材与医疗器械配置、后勤服务的"八个统一"管理，推动实现集团紧密型合作、内部统一管理、资源整合共享。特别值得一提的是在人员招聘调配统一方面实现了突破，即集团围绕充分发挥现有人力资源最大使用效率，建立"上下一体、分工合理、管理规范、运行高效"的管理体系，逐步实现集团内医疗人员科学任用、统一调配。管理团队建设方面，集团通过打破行政层级、引入企业管理方式，将原有的分院领导班子成员 24 名干部身份及职级待遇全部记入个人档案，由集团总院统一考核聘任分院院长及其他领导班子成员，下派 5 名党政干部，逐步破除因干部聘任、人员选用等制度"藩篱"形成的改革阻滞，打造"能者上、平者让"的良好用人机制。医务人员管理方面，集团实行"集团管、基层用、向下倾斜"的用人新机制，赋予了集团"员额核算、岗位设置、招聘用人、全员调配、编制使用"五大自主权，设置岗位 3 049 个，实行员额制，考虑改革初期干部职工队伍稳定，对原有的岗位 3 264 名人员全员聘用，目前正在探索集团内各成员单位所有新进人员由集团根据需要统一招聘、分类招聘、统一调配使用模式。其他"七个统一"也做得比较实。

（四）提升基层能力

集团坚持"技术输血"与"技术造血"并重，冠名 5 个专家工作室、领建 17 个基层特色科室，推动集团总院和区级分院的先进医疗技术向基层下沉。根据分院实际需求精准选派人员下沉，持续向分院输送急需的医疗人才，集团成立以来，总院累计下派各级各类医务人员 1 793 人次。开展联合病房共建，围绕打造基层特色科室共建模板，总院向各分院领建 16 个家庭医生签约专家团队和重点专科服务团队，在大彭分院开展妇产科、骨科联合病房建设，派驻产科、骨科专家 400 余人次，有效提升大彭镇卫生院辖区患者吸引力和基层首诊率；区级分院发挥区域医共体牵头医院作用，定期下派专家到 15 个成员单位，组建 15 个联合病房，其中集团内 5 个。大力推进基层人才培养计划，举办 126 期 82 学时的"青年医师"培训班，培训 500 余名基层分院人员，大幅提升基层医疗机构人员素质、业务技能。

（五）健全支持政策

在集团建设过程中，市区镇村各级分别围绕政策、资金、要素等方面给予集团大力支持。一是医保政策方面，市委市政府积极开展医保支付改革，充分发挥医保支付方式导向作用，提出"总额预付、结余留用、超支合理分担"的新政策，2020 年医疗集团医保总控指标提升 12%，基层全部翻番，2021 年赋予集团基层分院医保通用新政策，即集团内各成员单位医保定额结余部分可以由集团内其他成员单位使用，通过医保支付杠杆，优化资源协同配置水平，最大程度减轻群众负担。二是财政支持方面，改革之初就明确了市、区、镇和街道财政支持力度只增不减的政策。严格落实基本公共卫生服务补助政策，保持总量持平。区政府为区人民医院改扩建病房楼工程申请专项债 1.1 亿元，投资500 万元推进大彭镇卫生院发热门诊建设和加强村卫生室提档升级，投资 280万元购买 16 排 CT，将徐州市铜山区文沃社区卫生服务中心改扩建项目列入2021 年重点工程，改扩建面积约 3 500 平方米，项目计划总投资 1 200 万元。三是集团投入方面，在市政府的支持下，自集团成立以来，集团龙头医院对区级分院免费提供消毒供应服务，费用近 90 万元，对于大彭分院，直接投入 166余万元，对 3 个基层分院直接投入 35 万元，所有分院派驻的专业技术人员绩效工资全部由总医院垫付，合计 73 万元，为文沃分院的后期工程改造、设备添置预算 330 万元，全力营造各分院努力轻装上阵的良好态势，有效保障医疗集团顺畅运行，整体提升了集团医疗服务水平。龙头医院增加的支出纳入医院运行成本，由市财政按年度补助。

（六）助推分级诊疗机制

集团大力推动数据共享、业务协同和流程再造，打造"大病总院治、小病就近看、恢复回分院"的分级诊疗体系。一是实行信息互联互通、诊疗结果共享。搭建集团信息展示调度中心平台，对基层社区投入 35 万元用于信息化智联互通工作，统筹推进集团内医疗信息智联互通、检验结果互认共享，创设 4 级信息化联动新格局；运用 24 小时共享的远程心电、远程影像、远程会诊、多学科联合会诊、诊间协同工作室，高效开展协同诊疗、联合查房、健康管理等业务 8 590余例，实现"基层检查、上级诊断"。二是畅通双向转诊通道。推进接续性诊疗，制定双向转诊疾病目录，明确转诊标准和转诊流程，建立双向诊疗信息库，解决服务同质化、接续诊疗问题。对于分院转诊患者，总院提供优先接诊、优先检查、优先住院"一站式"服务，对于总院急性病恢复期患者、术后恢复期患者及危重稳定期患者，优先转至基层分院治疗，实现总院诊疗与分院康复护理有效衔接，保障医疗服务连续性。2021 年 1—8 月份，双向转诊 189 名患者，其中下转 36 名，总医院发放奖励性专项绩效 3.7 万元，真正落实分级诊疗制度。

三、 主要成效

（一）城市医疗集团制度框架形成，紧密程度提升

研究制定出台关于治理机构、运行模式、管理机制的《全员聘用方案》《深化薪酬制度改革意见》《内部结算办法》《双向转诊管理规范（试行）》《集团分院执行院长岗位职责》《集团分院运行规范（试行）》《专科领建工作制度》等文件汇编，理事会定期召集会议，明确副理事长、相关职能科室、临床专家等组成的领建团队，"一办八中心"相继召开医疗集团合作发展、医疗、护理、宣传、院感、科教等工作会议，并多次到基层指导、监督。

（二）基层医疗服务能力不断增强，吸引力提升

围绕"优质医疗资源下得去、优秀医务人员下得去、患者转诊下得去"，坚持同质化、接续性诊疗。集团成立至今，总院向各分院累计派出医务人员1 793人次，共计诊疗5 846人次。打造基层科室共建模板，领建、帮扶17个基层特色科室，16个家庭医生签约专家团队和重点专科服务团队，对2个科室实施集团总院一体化管理。区级分院对15个医共体单位全部建设联合病房，集团内5个，有效提升基层医疗机构的服务能力和水平。集团各分院诊疗范围不断扩大，服务质量明显提高，特别是大彭分院，走出队伍涣散、发展不力的窘境，目前人心齐、干劲足，业务收入同比增长55%，文沃、驿城、焦山等3个社区卫生服务中心业务收入同比增长19%、54%、57%。

（三）基本公共卫生服务能力不断增强，防控水平提升

医防融合管理试点深入实施，集团总院定期组织各类基层公卫人员培训，在基层分院一体化管理的基础上开展联防联控，全面落实基本公共卫生服务项目，区域内重大疾病、突发传染病发病率同比降低12%。特别是在新冠肺炎防治工作中，医疗事业集团强化责任担当，发挥大集团作战集成效应，为属地铜山区新冠肺炎确诊病例"零报告"作出了积极贡献。

（四）医疗集团总体效能不断增强，运行效率提升

集团辖区患者外流现象明显减少，医疗集团区域内住院患者就诊率为85%，集团各级医务人员平均薪酬水平较之前提升了7.5%。自集团化运行以

来，逐步开展统一配送工作，集团药品、耗材采购费用平均降幅 5% 以上，消毒供应成本降低 24%。

（五）分级诊疗格局初步形成，群众满意度提升

集团内检查互联互通、互认共享，各级医疗机构次均门诊、住院费用增幅不断降低，区级医院和基层医院次均门诊、出院费用增长较同级医院分别降低 9.1%、15%。上下转诊、协同门诊、远程查房更便捷顺畅，集团内流转的患者享受到优质、同质、接续的医疗服务，逐步实现群众就医少花钱、少跑路的"看病不难、看病不贵"的改革目标。根据第三方评估，所在地的群众基层首诊率均超 65%，在集团内就医群众满意度达到 96%。

四、 启示与建议

1. 初步打破了组建紧密型城市医疗集团的行政壁垒。这是改革的关键一招。明确了各级政府与集团之间的责任权利边界，强化了市、区、镇街道三级政府和各级相关部门的协调配合机制，形成了党委政府统一领导、部门地区齐抓共管、全市上下支持配合的良好局面。

2. 初步明确了组建紧密型城市医疗集团的主要举措。这是改革的核心内容。实行"八个统一"，把提升基层能力、提高体系交通、构建分级诊疗制度、增进百姓健康福祉作为改革的出发点和落脚点，努力形成"一体化、一家人、一条心、一起干"的改革氛围。

3. 初步构建了医疗集团内部分级诊疗机制。这是改革的主要目标。始终把提升基层服务能力放在突出位置，形成了一整套的制度规范。制定完善分级诊疗制度双向转诊规范，建设分级诊疗信息系统，建立健全业务管理统一化、专科帮扶垂直化、人才下沉精准化、服务质量同质化、管理服务信息化的制度机制。

4. 初步彰显了医疗集团龙头医院的责任担当。这是改革的基础保障。集团成立之初，作为社会认可度高、效益好的三甲综合医院，徐州市第一人民医院始终围绕"基层服务能力"这个薄弱点，"利益分配"这个关键点，更多考虑

的是投入与奉献，是社会责任，对回馈的期许不能过高。医疗集团运行以来，对各分院直接投入近700万元，人力资源及运行成本无法估算，但在其辐射带动下，基层强、群众满意，体现了政治站位、责任担当。

徐州市以组建第一人民医院紧密型城市医疗集团推进分级诊疗制度建设取得了初步成效，但紧密型城市医疗集团还只是一个雏形，分级诊疗的体制机制建设还要下更大功夫。建议下一步在以下方面进一步深化提升。

（1）扩面。徐州市应对市区建成区紧密型医疗集团建设进行统一规划，由城市三级综合医院、中医院作为龙头医院，按照"分区包段、网格管理、体系完善、方便群众、急慢兼顾"的要求，组建若干个紧密型城市医疗集团。

（2）提质。深化"八个统一"改革，特别是在人员、财务、分配等关键内容上再深化，真正实现一体化、一家人。

（3）保障。强化医保、财政、编制、人事分配等政策的支撑作用，尤其在医保支付方式改革上必须再进一步，实现以医疗集团为单位"打包付费"。

（李少冬 清华大学医院管理研究院）

坚持政策协同　凸显人文关怀
打造城市医疗集团多元化发展之路

——浙江省杭州市第一人民医院城市医疗集团

为了持续提高基层医疗卫生机构服务能力，提升区域内优质资源利用效率，杭州市第一人民医院按照市级统筹要求，积极推进城市医疗联合体建设，通过对接社区卫生服务中心、区县级医院、养老院等机构，形成医疗、康复、护理有序衔接，覆盖全生命周期的城市医疗联合体多元化发展之路。医联体助力分级诊疗呈现明显向好发展态势：经过医联体各成员的不懈努力，基本医疗卫生服务能力和质量明显改善，基层医疗卫生机构诊疗服务量在医联体各机构中的比重，从医联体组建前2014年的66.3%，提高到组建后2020年的74.3%，同时，借助智慧化和信息化手段，不断提升居民就医便捷程度，提高市民幸福感和获得感。

一、 改革背景

近年来，随着数字经济的不断腾飞，杭州市吸引了大批年轻劳动力激发了城市活力，成为了长三角区域经济发展的重要引擎，也为杭州市医疗卫生等基本公共服务的提供带来了新的挑战。高频的生活节奏，增加了慢性病的发病危险因素；快速的人口聚集和高速的人口流动，扩大了流行性疾病的传播能力，为疾病防治和健康监控带来了极大压力。面对常住人口规模的扩增，优质医疗资源的有限性极易造成健康不公平。与此同时随着长三角地区协同发展日趋紧密，如何在委属、省属、高校附属医院等优质医疗资源丰富地区发挥市级医院牵头作用，如何破解外部竞争和资源紧张的压力，以及如何有效引导基层患者就医等问题成为杭州市政府需要解决的关键难题。

为了有效促进优质资源下沉，提升基层医疗卫生机构的服务质量和服务能力，打造"共同富裕示范区城市范例"，杭州市积极探索城市医疗联合体的服务整合优势，形成医疗、康复、护理有序衔接的服务体系，按照网格化要求，盘活资源，更好地发挥市属医院专业技术优势及带头作用，通过建立紧密型城市医联体、城县托管协作医联体、县域医共体、专科联盟、紧密医养联合体等五大模式，形成业务联动、优势互补、疾病诊治连续化管理的合作机制，促进医联体内部各单位合理利用资源，实现功能化、差异化发展，从而进一步方便群众就医，优化医疗市场秩序，缓解看病难现象。

二、主要做法

近年来，杭州市第一人民医院医疗集团积极贯彻落实杭州市委市政府的部署要求，以落实医疗机构定位、提升基层医疗服务能力、理顺双向转诊流程为重点，因地制宜，深入推进多层次高水平医联体建设，积极推动优质医疗资源逐级梯度下沉，逐步探索出医疗联合体集团多元化发展的成功经验。

（一）坚持市级统筹，实现政策协同优化保障

1. 着力顶层设计，明确责任与定位。

杭州市第一人民医院医疗集团的发展突出的特点之一，便是强大的政策推动力。为了实现医疗资源布局优化和分级诊疗制度的整体推进，明确各部门的责任义务，杭州市委市政府牵头，先后出台《杭州市推进优质医疗资源下沉的实施意见》《杭州市推进分级诊疗工作实施方案》《杭州市更高水平医疗联合体建设三年行动计划（2018—2020年）》《关于印发杭州市推进城市医疗联合体建设实施方案的通知》等多项政策，加强医联体建设的顶层设计。杭州市卫生健康委根据区域医疗资源结构布局和群众健康需求，统筹规划城市医联体建设，对相关医联体进行行业管理和行政监督。

2. 落实专项经费投入，强化保障机制。

杭州市级财政对全面托管、重点托管和对口帮扶周边社区卫生服务中心的市级医院予以每家100万、50万、10万专项补助，2018年、2019年、2020年

分别落实补助经费 2 160 万元、2 260 万元和 2 420 万元。建立个人及市区财政共同分担的经费保障政策，签约服务费为每人每月 10 元，全年共计 120 元，由个人和市、区两级政府共同分担。其中签约对象承担 10%，市财政承担 25%，区财政承担 65%。有效解决了医联体集团内部利益分配问题。

3. 加强政策协同，促进患者合理分流。

杭州市卫生健康委联合物价、财政、人力社保等部门就调整社区卫生服务价格、医联体人事薪酬与绩效考核、签约居民基本医疗保险结算、家庭病床服务规范和激励机制、基层慢性病药品配备使用等出台政策，强化医疗、医保、医药、公共卫生相关政策"六位一体"衔接联动。

（二）勇于思变，打造网格化管理体制

1. 创新发展模式，实现一体多元化发展。

自 2014 年以来，杭州市第一人民医院积极响应浙江省委省政府"双下沉、两提升"及高水平医联体建设的相关部署和要求，持续推动优质医疗资源依次梯度下沉。期间，借助相关政策扶持，杭州市第一人民医院积极响应号召，结合学科优势、行业口碑，探索形成了多层次、多元化、整合式发展的医疗联合体：与 14 个社区卫生服务中心组建紧密型城市医联体；参与托管全市 11 家县 / 区级医院，组建城市 - 县域合作医联体；与 8 家医养结合机构合作组成紧密医养联合体。

2. 统一领导，打造纵向统筹横向协同的领导管理机制。

在组织机制建设方面，医疗联合体的运行实行城市医联体工作领导小组领导下的管委会负责制。依托于杭州市委市政府的统一领导，成立杭州市城市医联体工作领导小组，由市卫生健康委员会统筹布局，形成了网格化就医格局。在医联体层面，杭州市第一人民医院按照要求，成立城市医联体管理委员会，实行工作领导小组领导下的管委会负责制。管委会由牵头医院、区级卫生健康行政部门、区级公共卫生单位、各相关社区卫生服务中心等成员单位共同组成，管委会主任由牵头单位的法定代表人担任。管委会统筹协调本医疗联合体的发展规划、资源配置、专科建设、人员培训、医疗业务等事项的决策管理。在自愿友好、互惠互利的基础上，核心医院与成员单位签订合作协议，共同开展医疗联合体建设工作。在管委会统一管理下，杭州市第一人民医院医联体根据既往发展存在的问题，强调"沉下去、管起来、提上来"的重要性，通过选派执行院长、主任和首席专家，制定派驻医联体院领导考核机制与考评细则，强化医疗行为、处方质量、药品配送、医院运营等各环节的考核，深入推进医联体制度建设，实现"人、财、物、医保、医药"各医疗卫生要素的不断统一。

3. 精准施策，推动医联体内部网格化管理。

为了实现线上线下和区域协同一体化的全流程闭环管理（图1），该医联体以社区卫生服务中心、医养结合机构为个体单元，探索医联体内部的网格化管理模式。每位院领导固定联络对接2～3家社区卫生服务中心，辅助以网格化微信沟通群，以分管院长＋各科专家＋社区全科医生、医养结合机构医护人员为主体，加强双方沟通与联系，深入了解各社区中心和医养结合机构实际需求，提供定制服务与支持。

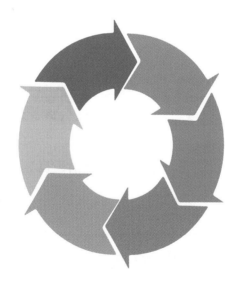

借助政策宏利扶持
近五年多次出台相关政策扶持互联网＋医疗

构建完整价值链
构建一条完整价值链能有效促进互联网医院的发展

提高信息资源整合程度
统一的平台、统一的认证和监管

加强监管力度
加强医疗行为、处方质量及药品配送方面的监管

完善运营模式
互联网医院运营、医生运营、患者运营

提升患者满意度
提升医疗质量、运营效率、服务能力

图1　线上线下和区域协同一体化的全流程闭环管理

（三）整合体系，实现资源共建共享

1. 加强优质资源共享，深耕远程医疗服务。

依托智慧城市信息系统的全面开发与应用，杭州市卫生健康系统在全市范围内推行基于信息技术的优质资源共享。杭州市第一人民医院医联体依托核心医院信息平台，打通与基层医疗卫生机构的信息壁垒，与社区卫生服务中心建立影像、心电、病理、消毒、慢性病联合诊疗等"五大中心"，实现优质医疗资源的共建共享。

2. 完善转诊平台，畅通双向转诊通道。

为了提高双向转诊就医便捷程度，杭州市第一人民医院医联体成立医联体双向转诊中心和床位协调中心，组织专班人员，制定和落实入、出院标准和双向转诊制度。向上转诊方面，医联体完善上级医院号源池，提前2周下放40%以上的专家号到基层医疗机构，并预留床位等资源，落实转诊患者优先预约专家门诊、优先安排辅助检查、优先安排住院的"三优先"机制。向下转诊方面，持续优化回转通道，保障急性病恢复期、术后恢复期及危重症稳定期患者转往医联体内下级医疗机构继续治疗与康复，上级医院及时将患者住院期间的诊治信息和后续治疗方案进行下传，为患者提供一体化、便利化的疾病诊疗连续性服务。截至2020年末，医联体累计为175 064人次提供预约转诊服务，居杭州市7个市级医联体之首。

3. 推进智慧服务，实现同质扩容。

充分发挥核心医院"国家首批互联互通四级单位"信息技术及专家学术影响力，开展"最多跑一次"改革，打造集远程会诊、远程教学、质量管理于一体的互联网云平台，切实推动舒心就医智慧结算、"云影像、云胶片"、健康档案诊间自助查询、"一码就医"等服务，实现医疗资源和健康数据共享。同时，为了方便常见病、慢性病患者复诊，该医联体依托互联网医院建设试点单位，上线"杭州市第一人民医院互联网医院"，基于杭州健康通APP（患者端）、杭州医生（医生端）为居民提供家庭医生互联网诊疗服务，并支持医保在线支付，所有在线诊疗业务受浙江省互联网医院监管平台监管。

4. 加强慢性病管理，开设云药房配送。

强化基层医疗卫生机构的医务人员对慢性病的识别和处理，开展慢性病长处方管理，组织各种类型的业务能力提升培训，确保长期处方服务医疗安全。开展智慧云药房配送的零距离服务模式，开创了签约医生服务、智慧云药房和慢性病长处方第三方医药物流服务配送全环节全流程的立体打通，为签约居民提供 16 种慢性病药品配送上门的服务，解决慢性病患者在社区卫生服务机构配药难的问题。

（四）依托上下联动，促进基层医疗服务能力提升

1. 创新医疗资源下沉方式，打造基层品牌效应。

在开设基层"名医工作室"、主治医师下社区等工作基础上，首创基层"首席专家制"（图 2），最大程度发挥医联体核心医院医疗专家的价值和潜能，借助名医、高年资医师的业务资源整合能力，更好贴合基层发展需求和患者就医诉求，引领培养基层青年骨干、共建学科，实现资源快速协调，打造医疗品牌效应和聚集效应，带动医联体成员单位全面提升自身的"造血功能"。截至 2020 年，核心医院累计下沉 2 453 人次各类专业专家，累计在成员单位提供服务 46 573 天，涉及 54 个学科、专业（表 1）。

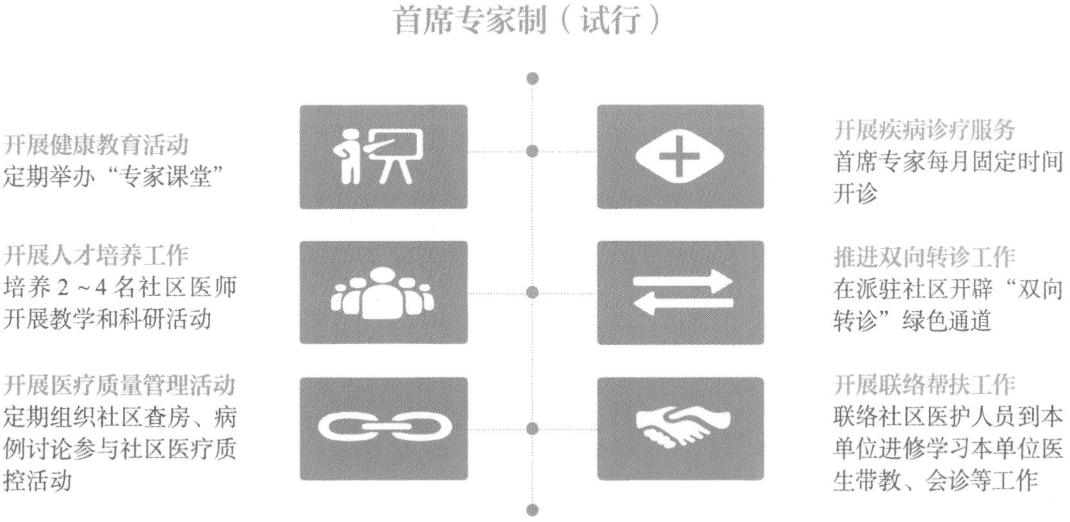

首席专家制（试行）

开展健康教育活动 定期举办"专家课堂"		开展疾病诊疗服务 首席专家每月固定时间开诊
开展人才培养工作 培养 2～4 名社区医师开展教学和科研活动		推进双向转诊工作 在派驻社区开辟"双向转诊"绿色通道
开展医疗质量管理活动 定期组织社区查房、病例讨论参与社区医疗质控活动		开展联络帮扶工作 联络社区医护人员到本单位进修学习本单位医生带教、会诊等工作

图 2　医联体基层机构首席专家负责制主要责任划分

表 1　杭州市第一人民医院医联体人才资源下沉情况（成立至今）

年份	项目		
	派出人次数 / 人次	累计服务时长 / 天	人均服务时长 / 天
2015	237	2 530	10.7
2016	296	4 475	15.1

年份	项目		
	派出人次数／人次	累计服务时长／天	人均服务时长／天
2017	499	7 032	14.1
2018	388	13 206	34.0
2019	479	8 854	18.5
2020	554	10 476	18.9

2. 改革人才培养机制，实现人才循环流动。

为了有效推动基层卫生服务机构人才队伍培养，医联体以《杭州市城市医疗资源"双循环"管理实施方案（试行）》等政策为契机，打通基层医生多点执业机制，通过基层推荐、层层筛选和核心医院考察，邀请有能力的基层医疗卫生专家到核心医院开设门诊，提高基层医生的职业认可度，帮助基层培养中坚力量，拓宽基层卫生人才职业发展路线。

3. 定制培养方案，助力基层卫生人才孵化。

经过多年的托管、帮扶和医联体建设，杭州市第一人民医院深刻认识到基层医疗卫生机构的综合能力提升和人才的培养，必须切合基层发展实际需求，形成系统性、针对性的培养机制。因此，"城市医联体培训学院"应运而生，其宗旨是为社区培养紧缺型、研究型、教学型人才，借助人工智能和 VR 技术，打造智能医学模拟教育与研究中心。2020 年共免费接受医联体成员单位进修人员 90 人次，在 25 处授课点讲课 39 次、涉及 12 个科室 22 名专家，受训总人数累计 1 923 人次。

4. 探索疾病防治三级闭环联防新模式。

参考糖尿病、高血压慢性病管理的成熟经验，杭州市第一人民医院医联体积极探索疾病防治社区联动机制，形成包括青少年近视防治等在内的九项健康管理新模式（图 3）。2020 年该院眼科团队加入杭州市上城区清波街道社区卫生服务中心家庭医生签约服务团队，形成杭州市师范大学附属第一小学、杭州市上城区清波街道社区卫生服务中心、杭州市第一人民医院，学校 - 医联体社区卫生服务中心 - 三级医院眼科中心的视力保健三级管理闭环，对区域内 600

多名孩子的视力进行健康监测和防治工作联动。据 2020 年下半年视力筛查结果显示，与上半年相比，全校近视率下降了 9.05%，同时作为以往近视出现加速增长的三年级，加入近视防控新模式后，近视率下降 7.90%。

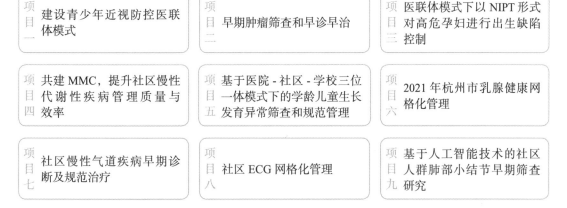

图3　杭州市第一医院医联体健康管理项目实施内容

三、主要成效

（一）切实提升医联体内成员机构服务能力

通过实施医联体建设，核心医院与城市社区卫生服务中心、区县级医疗机构、医养结合机构建立了密切的协作关系，通过主治医生下社区、委派管理团队、推行"首席专家制度"、打造联合会诊中心和远程医疗平台等举措，切实推进优质医疗资源下沉。自医联体组建以来，累计帮助基层医疗卫生机构开展新技术、新项目 424 项，帮助孵化临床专科 58 个，以往许多需要在省、市医院诊治的疑难病例在基层得到了确诊和治疗。基层医疗机构成员单位全部开设门诊手术、夜间门（急）诊，门诊智慧结算实现全覆盖。2021 年 1—7 月份，医联体成员单位门（急）诊接诊 182.93 万人次，较 2020 年同比增长 8.95%。其中，门（急）诊服务方面，区县级医疗机构诊疗服务总量较组建前年均增长 1.4%，社区卫生服务机构诊疗服务总量较组建前年均增长 2.5%。住院服务方面，区县级医疗机构较组建前年均增长 4.3%，社区卫生服务机构诊疗服务总量较组建前年均增长 5.5%。

（二）有力促进分级诊疗制度效果释放

通过强化家庭医生签约服务，使签约居民得到了实惠，在基层就诊的居民明显增加，签约居民社区就诊率 65.09%，进一步提升了基层医疗服务能力和"黏性"，让更多的患者愿意留在基层就诊。统计数据显示（表 2），基层医疗卫生机构诊疗服务量在医联体各机构中的比重，从医联体组建前 2014 年的 66.28%，提高到组建后 2020 年的 74.28%，核心医院门诊量占比则逐年下降，由组建前 2014 年的 2 361.6 万人次，稳步减少到组建后 2020 年的 1 815.2 万人次，年均减少 4.3%。与此同时，核心医院的住院患者数和手术台数分别以 3.4% 和 8.2% 的增速实现逐年稳步增长。

同时，随着双向转诊中心制度和信息共建共享平台的不断完善，医联体内部双向传递诊疗信息实现便捷衔接，2021 年 1—7 月，通过双向转诊平台共计转诊 7 万余例，累计开展疑难影像会诊 6 万余例、疑难心电会诊 2 万余例。

表 2　杭州市第一人民医院医联体单位诊疗服务情况（2014—2020 年）

项目	组建前	组建当年		组建后			
	2014 年	2015 年	2016 年	2017 年	2018 年	2019 年	2020 年
医联体各机构总诊疗人次数 / 万人次	700.34	769.59	791.90	802.36	815.31	816.94	705.80
基层机构总诊疗人次数 / 万人次	464.18	550.90	569.06	574.63	584.36	587.95	524.28
基层机构诊疗服务量占总服务量比重 /%	66.28	71.58	71.86	71.62	71.67	71.97	74.28
基层机构向上转诊患者例数 / 例	—	1 235	1 537	2 008	2 785	2 579	2 355
医院向基层机构下转患者例数 / 例	—	—	—	307	986	738	799

（三）群众就医感受进一步优化

以打造"最人文、最高效、最便捷"的医联体双向转诊服务为目标，杭州市第一人民医院医联体持续提高群众看病就医舒心度、温馨度。一方面，基层可以直接预约上级医院号源，实现"基层检查、上级诊断"，提高了检查效率；通过智慧化信息服务平台缩减不必要等候时间，减少杭州市民因看病就医所产生的非必要成本。另一方面，通过"信息网络＋人工服务"的举措，为山区患者、老年患者等不方便使用网络智能服务的患者提供人工对接陪同服务，实现"服务站（家庭医生）- 分院 - 余杭三院 - 总院（三甲医院医生）"四级转诊检查治疗的无缝连接，为患者提供了一条既便捷高效又具有人文关爱的通道，让老百姓就诊不迷茫，住院不孤单，有效提升就医体验感。与此同时，通过打造基层医生"双循环"机制，促使基层医生可以共同参与转诊患者的治疗，实现首诊医生全程追踪。形成一个全周期闭环管理的分级诊疗体系，有效提高老百姓对社区基层医疗服务的满意度。

（四）医联体各单位运营效率明显提升

自医联体成立以来，不论是核心医院还是基层医疗机构均进入高速发展状态。虽然 2020 年受新冠肺炎疫情影响，不论是单体医疗机构还是医联体整体的运行均受到了一定程度的影响，但是整体仍呈现出向好发展态势。一是资源整合后，核心医院医疗服务进一步向住院服务倾斜，同时，住院服务效率明显提升。核心医院平均住院天数从 2014 年的 10.32 天，下降到 2020 年的 7.99 天，年均减少 4.2%，住院患者手术比例则从 2014 年的 40.9% 提升到 2020 年的 53.7%。二是整体业务收入稳步提升。2020 年医联体总体医疗服务收入 46.9 亿元，较上一年增长 6.9%，基层医疗卫生机构业务收入占医联体总体医疗服务业务收入的 61.8%，较 2014 年医联体组建前增长 18.4%。其中，社区卫生服务中心各机构业务收入年均增长速度为 19.1%，远高于区县级医院的 6.4% 和核心医院的 2.1%。

四、 启示与建议

该医联体组建时间较长，各医联体合作单位间经过各种形式的尝试，逐渐形成现阶段稳步发展的协同状态。综合来看，该医联体的发展历程，是我国城市医疗集团从自我组合到有序推进的缩影，对省会城市和医疗资源分布较集中的大型城市，具有一定的借鉴意义。具体概括如下。

（一）顶层设计是前提，各级政府部门应形成共识

杭州市医疗资源较丰富，但因为地理位置和经济融合等因素，市属医疗卫生机构的发展极易受到更高级别医疗机构的冲击。在此背景下，杭州市委市政府统筹布局，有效保障了区域内医疗资源的整合，突破传统医联体建设模式，以纵向统筹横向协同的方式，确保辖区范围内的医疗服务均等化发展。同时，在市级层面统筹推进，有利于各行政部门间的协同配合，为医联体的发展提供政策保障。

（二）创新发展思路，完善医联体内部运行机制

杭州市城市医疗联合体的发展是跨行政区属的多层次整合体系，受限于行政区划等客观条件，以体制突破推进医联体发展尚存难度。基于此，杭州市转变发展思路，进行医联体建设的机制突破，在不改变原有行政隶属关系的同时，从财务、人事、医保、信息化、公共卫生、科教等六个方面，搭建整体框架，确保医联体的良性自运行，为医联体高效运转赋能。

（三）内涵建设为抓手，实现区域内健康促进

杭州市第一人民医院城市医联体，在完善配套机制建设的同时，注重医联体发展的内涵建设。一方面，从供给侧而言，通过打造城市医联体培训学院，制定首席医生制度，采取基层医生"双循环"等方式，以基层需求为出发点，落实基层医疗服务能力培育和人才孵化机制；另一方面，突破传统发展模式，以全生命周期健康覆盖为切入点，将医疗联合体升级为疾病防治和健康管理统筹一体的综合机制。

与此同时，该医疗联合体的发展也是目前城市医疗联合体的发展历程的浓缩，除了面临着医疗机构属地化管理体制难突破的问题，同样面临医联体内部

利益分配机制尚待完善、医保付费机制尚未明确，需进一步展开机制建设。

（方鹏骞　华中科技大学健康政策与管理研究院

闵锐　华中科技大学公共卫生学院

田翀　华中科技大学同济医学院）

建设资源共享的新型数字化医联体
实现时空跨越的分级诊疗机制

——浙江省湖州市第一人民医院医疗集团

针对湖州城乡医疗卫生服务发展不均衡的现状以及该市总体目标，构建促进城乡医疗卫生融合发展的新型医联体模式，对推进"健康湖州"高质量一体化的进程，共建长三角卫生健康共同体样板地具有重要意义。湖州市第一人民医院医联体为"1＋1＋6"的"市＋区＋乡镇卫生院"三级城乡融合式医联体。该医联体率先将"数字"技术集成应用于医联体建设，探索了一条区域内城乡医疗卫生资源高效融合发展的路径。分级诊疗有序就医的格局形成，总医院技术辐射、引领作用持续增加，医联体服务效率整体提升，"云课堂"培养覆盖面不断扩大，总医院重大疫情应急管理培训职能不断强化。

一、 改革背景

湖州地处长三角中心区域，也是连接长三角南北两翼和东中部地区的节点城市。全市辖德清、长兴、安吉三县和吴兴、南浔两区，面积5 818平方千米。截至2019年底，人均生产总值10.3万元，位于浙江省中上水平。全市常住人口达306万人，其中60岁以上人口占25.9%，高于浙江省总体水平3个百分点。因此，湖州不仅具有长三角地区经济实力强、发展活力好、开放程度高的特点，还存在健康需求高的特性。

该市作为浙江省医改重要试点城市，于2016年出台《湖州市人民政府关于建立"双下沉、两提升"长效机制的实施意见》，提出"推动城市优质医疗资源下沉和医务人员下基层、提升县域医疗卫生机构服务能力和群众就医满意度"，着力破解城乡医疗资源配置不均衡、基层人才不足等问题。2018年，该市以深化医疗卫生服务领域"最多跑一次"改革为引领，高位推动县域医共体建设，有效推进湖州市县域基本公共卫生服务均衡发展。然而，多项政策也为城市医疗卫生机构积极探索行政、技术等渠道的多样性医疗合作模式提供了支持，尤其在2018年政府推出"数字大脑"建设工程，通过大数据赋能，城市医疗卫生服务能力得到大步提升，进一步拉大了城乡之间的差距。其次，随着经济水平的显著提升和老龄化、智慧化进程的加剧，该市居民多层次、多样化医疗服务需求进一步释放，"倒三角"无序就医模式仍在挤兑优质医疗资源，严重影响着居民的健康公平性。2018年，政府印发《健康湖州2030行动纲要》，提出到2030年打造"健康中国示范区"的战略目标。从顶层设计上，为城乡卫生健康服务的高质量融合和高效率发展提供了政策支撑。

基于上述目标和医联体前期建设的良好基础，迫切需要数字赋能，打破城乡壁垒，开创区域融合发展的一体化医疗卫生服务共同体，以提升区域优质医疗卫生资源共享度和普惠性、提高居民的健康水平和获得感。湖州地区作为长三角卫生健康辐射圈的关键一环，也迫切需要构建便于推广、利于融合的医疗卫生共同体平台，向上联动东部优质资源下沉和辐射，向西部、南部和北部等周边地区发挥卫生健康区域战略传导功能，高能推动长三角地区卫生健康的一体化建设。因此，探索湖州城乡融合、医疗卫生共同发展的数字化新型医联体模式不仅对推进"健康湖州"高质量一体化具有重要意义，而且对于促进长三角区域医疗卫生资源整合，共建长三角卫生健康共同体也具有重要样板作用。

2019年，湖州市政府印发《湖州市城市医疗卫生服务共同体建设实施方案》（以下简称《方案》），明确全市城乡融合医疗卫生服务共同体建设目标，着力构建市、区、乡镇"一线直通、覆盖全域、服务连续"的整合型医疗卫生服务体系，致力打造国家城乡融合医疗卫生服务共同体建设样板地。因此，该医联体不再是城市医疗集团、县域医共体等传统意义的医联体模式，而是医联体建设的一种创新模式，也是新时代新的医联体类型。

二、 主要做法

湖州市第一人民医院医联体于 2019 年 6 月成立，是《方案》中的三大医疗卫生服务共同体之一，是唯一一家"市、区、乡镇"三级架构的城乡医疗卫生共同体。该医联体在此次改革中大胆将互联网、大数据和人工智能等前沿的"数字"技术集成应用于医联体建设，通过时空重组，促进城乡医疗卫生资源融合，通畅和拓宽了医联体内服务链条，探索了一条区域内健康医疗的综合化、标准化和智能化高效发展路径。

（一）组织构架

该医联体由湖州市第一人民医院牵头，成员单位包括吴兴院区（二级乙等综合医院），以及埭溪、八里店、东林、织里、道场、妙西卫生院，形成了 1 家市级三级甲等综合医院、1 家区级二级乙等综合医院和 6 家乡镇卫生院（含 63 个站点）的"市 + 区 + 乡镇卫生院"三级城乡融合式医联体。

（二）治理体制与运行机制

该医联体实行湖州市医联体管委会（以下简称"管委会"）领导下多层区域治理模式。其中，管委会由市政府主要领导组成，作为医联体最高决策机构，统筹履行规划、投入、监管等职责。医联体内设理事会，履行医联体内重大事项实施细则、发展规划等协同治理职能。医联体实施总医院院长唯一法人代表，成员单位原法人主体地位不变的法人治理结构，落实医联体人事管理、财务调配、收入分配、职称晋升评聘和医疗业务发展等经营管理自主权，进而形成纵向紧密型管理体系。

在运行机制上，采用"四不变"（行政管理职责、财政投入保障、干部任命渠道、人员身份属性保持不变）、五转变（工作理念、发展方式、组织体系、运行机制、服务模式转变）的建设路径，逐步推动各职能部门和医疗卫生资源一体化，促进医疗卫生服务精准化和连续性发展。

（三）关键举措

1. 构建数字型移动式医联体平台，促进城乡医疗卫生资源整合。

医联体积极探索医疗卫生共同体的发展路径，率先与中国移动公司合作，研发移动终端"云视讯",通过畅通医院信息化与基础通信的路径,成功打破城乡界线,打破各级机构系统、软件孤岛壁垒,形成了纵向贯通"市、区、乡镇",横向联动行政、业务、人事、财务等多部门的数字化、移动式、紧密型5G智慧医联体。

该医联体利用"云号簿"通讯渠道,建立总医院-区医院-乡镇卫生院自上而下的架构清晰、层次明确的网格式、一体化的管理体系。其次,利用"云诊室"技术,构建了空中诊疗系统,借助居民电子健康档案引导患者就近分级诊疗,为基层群众提供"来电点单-中心派单-家庭医生团队接单-中心随访反馈"的集成化、移动式、专家精准对接的家庭医生服务。第三,利用"云课堂",打破了时空限制,成功构建了一套覆盖湖州市方圆70千米的空中培训系统,实现多层次、全方位、精准化培训,提高了培训的便捷性和覆盖面,为成员单位人才培养奠定了基础,为总医院先进技术和科研成果下沉提供便利。第四,利用"云管家",通过门(急)诊人次、病历书写、手术管理、诊疗能力等数据共享技术,对医联体医疗质量与安全、行政后勤、财务运行、人力资源、专科建设等方面实施动态、全程、精细化管理和同质化监管。

2. 构建阶梯式"云共享"诊断中心,推进分级诊疗进程。

市卫生健康委牵头统一建立市域卫生健康信息共享平台,打通了纵横卫生健康信息路径,全市所有医疗卫生机构数据集成,为患者诊疗、居民健康管理、行政循证决策打下了基础。该医联体根据市、区、乡镇三级组织构架特点,依托市域卫生健康信息共享平台,在区级医院建立初级心电、影像、检验诊断中心,满足基层医院会诊需求,在总医院建立高级影像、心电、检验、病理诊断中心,为初级中心上转的疑难病例提供诊断服务,进而形成阶梯式"云共享"诊断中心,以有效提升成员单位的诊疗水平和服务效率,畅通双向转诊路径,提高城乡居民卫生健康服务的便利性和稳定性。

3. 构建多元激励机制,提升系统动能。

(1)政府投入。市区政策衔接,为资源融合提供经费保障。市政府首先根据财政投入和补偿机制,按原渠道足额对医联体成员单位投入财政资金;其次,在基本建设和设备购买、学科建设、人才培养、公卫服务等方面给予专项投入；第三，市区两级政府分别出台《湖州市家庭医生签约服务绩效评价与经费管理办法（2019版）》《吴兴区医疗卫生人才引育工作奖励政策》等专项奖励政策，激励成员单位服务能力与服务效果的提升。

（2）医保支付。通过医保支付杠杆促进资源合理流动。建立面向成员单位的"总额预算、结余留用、超支分担"的激励约束机制，住院服务按病组点数法、门诊服务结合家庭医生签约按人头付费、限制三级医院普通门诊等医保支付改革，引导医联体合理诊治，主动做好预防保健和健康管理，强化费用和质量"双控制"。

（3）绩效工资内部分配。在绩效内部分配上，医联体根据成员单位职能分工、编制性质与工作条件，建立以健康为中心的层级管理与加权管理分配机制，出台绩效考核方案，依据考核结果下拨补助款项，并赋予成员单位绩效分配自主权，激发其内生动力。在人事薪酬制度方面，核定薪酬总量，制定与落实以岗定薪、岗变薪变、多劳多得、优绩优酬的薪酬分配制度，在考核分配时纳入整合型服务数量和服务效果指导，鼓励医务人员更多地开展融合型医疗卫生服务。

4. 加快药品耗材保障供应改革，保障医联体顺利运转。

从药品耗材保障供应、药事管理、合理用药三方面入手，为医联体整体顺利运行、上下顺畅衔接提供基本保障。建立统一的采购与调配中心，通过用药目录衔接、采购数据共享、处方自由流动、一体化药品耗材配送支付，统一药物治疗方案，建立同质化药事质控体系，保证医联体内上下转诊时药品耗材使用衔接顺畅，促进总医院药师对成员单位用药指导和帮扶，保证用药安全、合理、经济。

三、 主要成效

基于湖州市第一人民医院医联体成立时间和全国新冠肺炎疫情暴发时间重合，为保证改革前后数据的可比性，以2018年7月至2019年6月作为新型数字化医联体组建前，以2020年7月至2021年6月作为新型数字化医联体组建后，对医疗收入和各项医疗服务等指标进行同期比较。

（一）医疗收入呈现增长

比较新型数字化医联体组建前后医疗收入，除 2020 年 1—6 月（新冠肺炎疫情暴发时期），医联体组建后医疗总收入呈现增长趋势（图 1）。一方面应得益于政策激励，另一方面证实医联体管理体系运行顺畅。

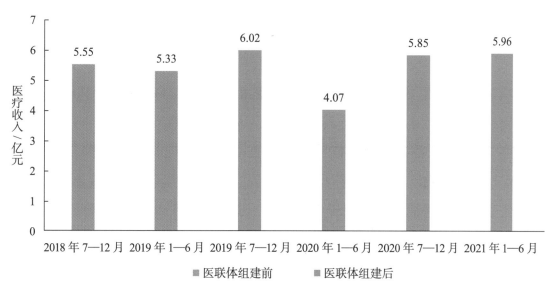

图 1　2018 年 7 月—2021 年 6 月新型数字化医联体组建前后医疗收入

（二）分级诊疗有序就医格局形成

1. 患者就诊情况

（1）门诊诊疗人次。新型数字化医联体组建后门诊总诊疗人次同比增长 53.4%。比较各级机构门诊诊疗人次的变化趋势，医联体组建后总医院门诊诊疗人次同比减少 3.3%，而区医院和乡镇卫生院门诊诊疗人次同比分别增长 20.0% 和 120.0%。从其构成可知，总医院门诊诊疗人次从医联体组建前的 41.0% 降至医联体组建后的 25.9%，乡镇卫生院门诊诊疗人次则由 42.9% 增至 61.6%（表 1）。提示患者门诊就诊逐步流入乡镇卫生院，基层首诊的格局初步形成。

表 1　新型数字化医联体组建前后门诊诊疗人次比较

项目	医联体组建前 [a]/万人次（%）	医联体组建后 [b]/万人次（%）	增长率/%
总医院	106.6（41.0）	103.1（25.9）	−3.3
区医院	41.7（16.1）	50.1（12.6）	20.1
乡镇卫生院	111.5（42.9）	245.4（61.6）	120.1
总计	259.8（100.0）	398.6（100.0）	53.4

注：[a] 为 2018 年 7 月至 2019 年 6 月，[b] 为 2020 年 7 月至 2021 年 6 月。

（2）住院人次。新型数字化医联体组建后住院总人次同比减少 2.5%。从各级机构住院人次变化趋势看，医联体组建后总医院和乡镇卫生院住院人次同比分别减少 7.5% 和 14.3%；与其相反，区医院住院人数同比增长 19.8%。从其构成的变化趋势看，总医院住院人次由医联体组建前的 80.2% 降至组建后 76.1%，区医院则由 18.6% 增至 22.9%（表 2）。住院患者流向区医院比例增加，在一定程度上缓解总医院住院压力，也进一步证实医联体各级医疗卫生机构功能定位较为明确，就医秩序向良性发展。

表 2　新型数字化医联体组建前后住院人次比较

项目	医联体组建前 [a]/万人次（%）	医联体组建后 [b]/万人次（%）	增长率/%
总医院	4.78（80.2）	4.42（76.1）	−7.5
区医院	1.11（18.6）	1.33（22.9）	19.8
乡镇卫生院	0.07（1.2）	0.06（1.0）	−14.3
总计	5.96（100.0）	5.81（100.0）	−2.5

注：[a] 为 2018 年 7 月至 2019 年 6 月，[b] 为 2020 年 7 月至 2021 年 6 月。

2. 双向转诊情况。

总医院自新型数字化医联体组建后开始向下转诊患者，截至 2021 年 6 月，总医院向下转诊患者 275 人次。医联体组建后，成员单位上转患者同比增长 62.2%（表 3）。由此可知，双向转诊，上下贯通的格局逐步形成。

表 3　新型数字化医联体组建前后双向转诊比较

项目	医联体组建前 [a]/ 人次	医联体组建后 [b]/ 人次	增长率 /%
上级下转	—	275	—
下级上转	558	905	62.2

注：[a] 为 2018 年 7 月至 2019 年 6 月，[b] 为 2020 年 7 月至 2021 年 6 月。

3. 成员单位慢性病诊疗情况。

选取成员单位诊疗人次排名前四位病种，比较新型数字化医联体组建前后成员单位慢性病诊疗情况，医联体组建后成员单位高血压、糖尿病、支气管炎和关节炎患者就诊人次同比增长 17.0% ~ 33.9%（表 4），说明成员单位慢性病诊疗能力逐步增加，急慢分治的格局有序推进。

表 4　医联体组建前后成员单位慢性病诊疗情况

项目	医联体组建前 [a]/ 万人次	医联体组建后 [b]/ 万人次	增长率 /%
高血压	27.1	31.7	17.0
糖尿病	5.9	7.9	33.9
支气管炎	5.4	7.0	29.6
关节炎	1.6	2.1	31.3

注：[a] 为 2018 年 7 月至 2019 年 6 月，[b] 为 2020 年 7 月至 2021 年 6 月。

（三）总医院技术辐射、引领作用持续增加

新型数字化医联体组建后，总医院通过下派专家和远程医学服务为成员单位提供技术支持。

1. 专家"下沉"情况。

总医院专家"下沉"处于持续稳定状态。2019 年 7 月至 2021 年 6 月，平均下派管理人员 2 314 人次 / 半年、专业技术人员 3 489 人次 / 半年（表 5）。

表5 总医院专家"下沉"情况/人次

项目	2019年 7—12月	2020年 1—6月	2020年 7—12月	2021年 1—6月	均值
下派管理人员	2 618	1 958	2 348	2 330	2 314
下派专业人员	4 171	2 840	3 590	3 356	3 489

2. 远程医学服务情况。

2019年7月至2021年6月，医联体通过"云共享"提供影像、心电、检验、病理诊断平均31.8万人次/半年，说明诊断共享中心运行顺畅，利用率高，在很大程度上提升区域同质化的诊疗服务水平。其次，医联体提供远程会诊平均27次/半年。其中，远程多学科会诊约占52%。2020年1月"云诊室"上线后，医联体推出远程家庭医生签约服务。新冠肺炎疫情暴发期间（2020年1—6月），在居民就医不便、家庭医生上门服务受限情况下，总医院连线家庭医生开展远程家庭医生服务高达37人次（表6）。上述结果提示，远程多学科会诊和远程家庭医生服务通过空中技术传输提高了服务的可及性。

表6 新型数字化医联体远程医学服务情况/人次

项目	2019年 7—12月	2020年 1—6月	2020年 7—12月	2021年 1—6月	均值
远程诊断	402 735	257 750	289 969	322 188	318 161
远程会诊	10	39	36	24	27
远程多学科会诊	7	26	13	10	14
远程家庭服务	—	37	21	13	24

（四）新型数字化医联体的服务效率整体提升

新型数字化医联体组建后，总医院平均住院日缩短0.9天。这说明医院运营管理水平提升，患者医疗负担减轻。从手术开展情况看，新型数字化医联体组建后各级医疗卫生机构手术台次增加，其中，区医院手术台次同比增长37.6%（表7）。然而，比较新型数字化医联体组建前后总医院三、四级手术占比发现，医联体组建后总医院三、四级手术占比较组建前减少了1.7%（图2）。由此可知，医联体尚在建设初期，总医院功能定位还须进一步加强，但其通过技术辐射，有效提升了区医院和乡镇卫生院服务能力。

表7 新型数字化医联体组建前后平均住院日和手术台数比较

项目	医联体组建前 [a]	医联体组建后 [b]	变化值
平均住院日 / 天			
总医院	7.8	6.9	− 0.9
区医院	5.3	5.3	0.0
手术台次 / 台			
总医院	21 300	21 873	573
区医院	2 652	3 649	997
乡镇卫生院	548	626	78

注：[a] 为 2018 年 7 月至 2019 年 6 月，[b] 为 2020 年 7 月至 2021 年 6 月。

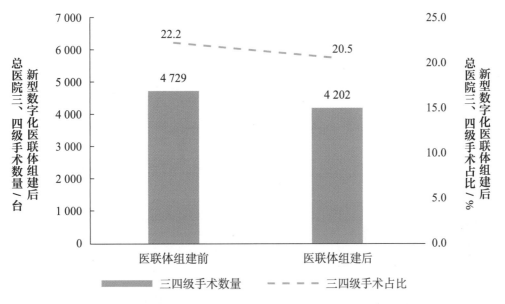

图 2 新型数字化医联体组建前后总医院三、四级手术比较

（五）"云课堂"培养覆盖面不断扩大

新型数字化医联体组建后，总医院利用"云课堂"开展线上培训频次占总体的60%以上，累计培训人次占比由2019年7—12月的65.2%增至2021年1—6月的82.3%（表8）。该结果说明，"云课堂"不仅提高了员工培训的便捷性，扩大了培训覆盖范围，而且已经成为医联体人才培养的重要媒介。

表8　2019年7月至2021年6月数字化医联体人才培养情况

项目	2019年 7—12月	2020年 1—6月	2020年 7—12月	2021年 1—6月
培训次数	23	34	11	13
"云课堂"培训次数占比/%	47.8	61.8	63.6	61.5
培训人次	69	3 600	1 200	203
"云课堂"培训人次占比/%	65.2	75.2	86.3	82.3

（六）数字技术强化总医院重大疫情应急管理培训职能

总医院利用"云课堂"技术，为医联体辖区居民开展健康教育、健康促进等各类线上培训活动，有效拓展健康"守门人"职能。同时，在新冠肺炎疫情暴发期间，该技术在居民疫情应急管理中重要作用得到充分发挥。2020年，培训辖区居民高达2万余人次（图3），实现了不聚集前提下大规模、高频次的疫情防控管理培训和健康管理培训。

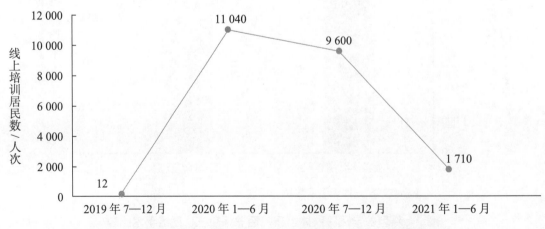

图3　2019年7月—2021年6月"云课堂"线上培训居民人次

四、 启示与建议

（一）亮点与启示

1. 建立"云视讯"信息平台，实现"云诊室""云共享""云课堂"等功能。

医联体在强有力的政策支撑和前期良好医联体建设的基础上，顺应城市数字"大脑"带来的契机，成功将合作研发的移动终端"云视讯"用于医联体发展，有效促进了"市、区、乡镇"医疗卫生资源整合，形成了纵横贯通的新型数字化医联体。通过数字赋能，医联体运行顺畅，各级机构功能定位逐渐清晰，分级诊疗有序就医格局初步形成。

2. 利用"云诊室"，打破了城乡边界，实现了"一线到家"的家庭医生签约服务。

医联体利用"云诊室"技术，打破时空和地理限制，成功架起一条"总医院专家 - 成员单位家庭医生 - 居民"的空中诊疗系统，不仅为家庭医生提供专业技术支持，还创建了一条居民"点单"的多学科团队上门诊疗服务新模式，切实实现了"送医"上门，同时，也将总医院的专家纳入健康"守门人"行列。

3. 构建"云共享"，实现了城乡同质化诊疗服务。

医联体在数字化建设的基础上，依托市域卫生健康信息平台，结合多层组织架构特点，构建了多个阶梯式诊断"云共享"中心，不仅有效促进了城乡诊疗服务的同质化，并且充分发挥了区医院初级诊断中心助力乡镇卫生院、缓解总医院压力的重要作用。通过两年的运行，总医院远程诊断服务由组建时的高峰阶段逐渐放缓。

4. 利用"云课堂"，实现了"培养人"和"促健康"的双赢。

医联体利用"云课堂"技术，成功构建一套覆盖湖州市方圆 70 千米的空中培训系统，不仅提升医联体内专业技术人员的培训效益，还拓展总医院公卫服务职能，提升了医疗卫生服务共同有效应对突发公共卫生事件的应急管理能力。

（二）问题与建议

1. 总医院功能定位仍需加强，对区医院技术支撑有待提升。

该医联体还处于探索阶段，总医院三、四级手术占比并未显著提升。其次，其将更多精力用于乡镇卫生院服务能力提升，技术辐射区医院相对不足。因此，总医院须进一步明确功能职责，积极承担疑难重症诊治任务。同时，充分研判区医院和乡镇卫生院的服务供给能力，搭建"总医院 - 区医院 - 乡镇卫生院"多层人才梯队，辅以层次性、多样化的人才培养模式，有序提升区医院、乡镇卫生院服务能力。

2. 医联体内部薪酬分配机制亟须完善。

该医联体多元激励机制基本建立，但具体绩效考核细则和岗位价值联动的内部分配方案还需在实践中不断完善。在人事薪酬制度方面，建议在考核分配时纳入整合型服务数量和服务效果指标，以提升医务人员工作积极性和主动性，促进优势资源的流动。同时，注重经济激励与非物质激励的平衡和有效结合。

"再接再厉、顺势而为、乘胜前进"，这不仅是习近平总书记对湖州安吉县提出的要求，也将是湖州市第一人民医院医联体未来有效推动该地区城乡卫生健康服务的高质量发展的奋斗目标。

（方鹏骞　华中科技大学健康政策与管理研究院

林陶玉　苏州高新区人民医院

田翀　华中科技大学同济医学院）

政府主导　四项集成
长远布局城市医联体建设

——安徽省铜陵市城市医联体

铜陵市坚持政府主导，建立高效有力的领导机制，对医联体建设的责任分工、财政投入、医保支付等核心措施作出统筹规划，实现医联体体系、服务、管理、保障四个方面集成。医联体改革列入全市深化改革重点改革项目，纳入政府目标考核内容。健全协作联动机制，制定医联体章程。探索医防融合机制，成立市医防融合指导中心。改革医保支付方式，建立签约人口总额预付制度，实行"总额预付、结余留存、合理超支补助"。完善绩效考评体系，围绕医联体一体化服务项目，突出向核心医院的重点科室、重点人员、基层医疗卫生机构倾斜。初步实现医联体从体制机制上的"联体联心"，解决政策保障问题，实现协同服务，提升基层优质资源的可及性。

一、　改革背景

国家 2017 年出台《国务院办公厅关于推进医疗联合体建设和发展的指导意见》（国办发〔2017〕32 号）文件之前，安徽省铜陵市立医院和铜陵市人民医院便自行探索与其他市内医疗机构组建医联体，但具体运行过程中，在体制机制、政策保障、协同服务等方面存在许多问题。

主要表现在以下几个方面。

1. 体制机制问题，未实现"联体联心"。医联体成员单位没有从本质上实现真正的一体化，人员、资源、信息的整合利用不到位，特别是利益共享、责任共担的机制没有建立，普遍缺乏积极性、主动性和创造性，导致各成员单位内生动力不足。

2. 政策保障问题，未实现有效引导。一方面，医保杠杆作用发挥不充分，支付方式单一，不能有效引导、激发医疗机构主动规范诊疗行为，特别是不能有效推进签约服务的深入；另一方面，财政补偿作用发挥不充分，群众需求提高，硬件要改造，软件要提升，都需要财政及时提供合理补偿。

3. 协同服务问题，未实现分级诊疗，基层适宜技术推广应用与基层需求有较大差距。四是基层能力问题，优质医疗资源可及性差。原有家庭医生服务团队中，40%的全科医生为退休返聘人员，年龄大、知识老化，普遍缺乏公卫人员、专科医生和经验丰富的护理人员。核心医院专家下而不沉，流于形式，未形成制度化、常态化，存在被动下基层、服务形式单一、服务成效不能满足基层需求等问题。

基于上述背景，2018年3月铜陵市人民政府按照国家和安徽省的要求，出台《铜陵市人民政府办公室关于推进紧密型医疗联合体试点改革的实施意见》（铜政办〔2018〕5号，以下简称《意见》），在铜陵市立医院率先启动新一轮的医疗联合体改革试点，打造全省可推广、全国可借鉴的医疗联合体新模式。

二、 主要做法

（一）强化改革组织领导

铜陵市委、市政府坚持把深化医联体改革作为保障和改善民生的重大举措，由市长担任组长，常务副市长和分管副市长担任副组长，统筹研究制定各项改革配套政策措施，建立定期调度、督导、考核等制度。将医疗联合体改革列入全市深化改革重点改革项目，纳入政府目标考核内容，明确牵头单位、配合单位及完成时限，确保改革有序推进。

（二）健全协作联动机制

在两个城市紧密型医联体内设立医联体联合党委和理事会，制定医联体《章程》。理事会下设秘书处，负责协调医联体日常工作事务。围绕一体化服务项目，实现医联体内人员配置、运行管理、医疗服务"三个一体化"；实现人员、资源、利益、信息"四个共享"；做到"五个统一"，即统一建立影像诊断、医学检验、心电诊断等中心，统一药品采购，统一耗材采购，统一消毒供应，统一医疗废物处理。同时加强医联体信息化建设，建立覆盖医联体所有成员单位的双向转诊平台，畅通双向转诊通道；推动基层 HIS、公卫等系统与医院信息的互联互通；提供远程会诊，为基层提供技术支撑。

（三）优化家庭医生签约服务

优化服务团队，兼顾签约居民不同需求，将多学科专家纳入家庭医生团队，形成"1＋1＋N"的团队模式。突出重点人群，以"三人"（老年人、孕产妇、婴幼儿）、"四病"（高血压、糖尿病、严重精神障碍、脑卒中）为重点，为签约居民提供预防、保健、诊疗等全方位签约服务。根据签约居民健康需求，提供特色服务，开发各类适宜特色服务包，实施个性化签约，提升多元化服务水平。

（四）创新资源下沉方式

结合实际，做实做细做优专家点对点帮扶，开展坐诊、巡诊、带教查房、健康巡讲、慢性病干预，积极拓展网上联动、在线带教、在线宣讲等平台。创新专家下沉方式，建立基层"点单"平台，遴选 115 名专家组建流动专家库，通过手机 APP "点单""评单""核单"直接预约专家。依托"仁医健康行"微信公众号开展健康大讲堂 6 期，培训基层卫生技术人员 2 350 人次。依托双向转诊信息化平台，设立接续服务中心，发挥枢纽作用，强化无缝衔接，实行分类管理，推动基层首诊、双向转诊、急慢分治、上下联动分级诊疗模式。

（五）探索医防融合机制

成立市医防融合指导中心，由核心医院专家与公卫专家、社区全科医生等人员组成。建立医防融合项目化推进机制，突出一点一策，开展"糖友之家""红手环志愿服务""IBD 沙龙"等特色服务项目。依托紧密型医联体建设平台，优化疾病筛查模式及流程，提升早诊早治技术规范化程度，完善筛查工作质量控制体系，大力实施卒中、肿瘤筛查等医防融合项目，建立贯穿初步筛查、风险评估、具体干预、定期随访等环节的接续服务链。实施"千名健康生活方式指导员培训计划"，构建"自我管理、人际互助"健康管理新模式。

（六）改革医保支付方式

建立签约人口总额预付制度。实行"总额预付、结余留存、合理超支补助"。医联体医保基金预付总额，实施"双控"管理，由医联体统一管理使用。完善医保优惠政策，实行"一提""一免""两减""一增"政策，推动分级诊疗，提高医联体内签约居民就医率，放大医保基金杠杆效应。

（七）完善绩效考评体系

围绕医联体一体化服务项目，突出向核心医院的重点科室、重点人员倾斜，突出向基层医疗卫生机构倾斜，根据资源下沉人员的带教、培训、坐诊、会诊、健康促进、上门服务等核心指标进行考核。在城市医联体内形成"利益共享、风险共担、共同发展"的医联体利益分配新格局。对签约居民服务实行"两卡制"，即居民在接受公共卫生服务时，通过居民身份证与医生绩效卡这两张卡片实行"两卡制"管理。建立"全员积分值"和"特岗工分值"，进行目标化工作当量。通过家庭医生"点单"、牵头医院医务处"评单"、社区卫生机构"核单"的"三单"管理，由信息系统自动进行标化工作当量，核算家医团队和助力专家团队积分，实现按劳取酬、优绩优酬。

三、 主要成效

（一）家庭医生签约服务取得新进展

2019 年铜陵市立医院医联体合计签约人口 58 755 人，较 2018 年（40 693人）增长 44.39%，其中 60 岁以上的老年人签约人口达 24 152 人，较 2018 年（15 843 人）增长 52.45%，总续约率达 100%，总履约率达 95% 以上。截至2020 年，铜陵市立医院医联体 24 名公卫专家、36 名临床专家、56 名社区全科医生共同组建了 46 支 "1 + 1 + N" 家庭医生签约服务团队，极大方便了群众，获得老百姓高度评价。

（二）基层服务能力显著提升

组建医联体后，铜陵市城市社区卫生服务机构服务能力与服务量均呈上升趋势，社区机构诊疗病种量不断上升，"六位一体"功能得到进一步发挥，基层诊疗量占比逐年上升。自 2018 年医联体成立后，五家医疗机构年总诊疗人次呈增长趋势，2018—2020 年年均增长率分别为 4.20%、58.66%、15.47%、12.64% 和 21.99%，诊疗服务能力显著提升。全市基层诊疗量也从 2019 年的 50.17%，上升到 2020 年的 63.00%。

（三）牵头医院逐步回归功能定位

建立医联体后牵头医院收治病种结构明显优化，疑难重症救治能力增强。改革以来，牵头医院新增开展三、四类手术人次占比由改革前 2017 年的 37.73% 升至 2020 年 48.87%，上涨了 29.53%。年总诊疗人次 2017—2019 年逐年呈上升趋势，年均增长 6.48%，其中年门（急）诊人次和年出院人次年均增长 6.36% 和 8.04%，危急重症患者人次 2020 年较改革前 2017 年增长了 46.93%。

（四）资源下沉与转诊工作稳步推进

改革以来铜陵市医联体牵头医院年下派专家人数不断增加，市立医院由改革前的 22 人增至 2020 年的 39 人；年下派专家合计坐诊天数由改革前的 56 天增至 2020 年的 534 天，2019 年最高达 802 天；下派专家带教查房改革前未开展，2020 年达 41 人次；医生或护士加入下级机构签约服务团队中的人数由改革前的 5 人逐年递增至 2020 年的 51 人；为下级机构提供培训、开展讲座的次数较改革前也显著增加。与此同时铜陵市立医院向下转诊人次逐渐增多，已由改革前的 0 人次逐年递增至 2020 年的 2 765 人次。医联体成立后，五家下级医疗机构向上级医院转诊工作逐渐开展，各家机构上转人数均呈现增长趋势。

（五）医防融合新机制逐步形成

铜陵市实践中不断探索优化紧密型城市医联体医防融合工作新机制。2018 年在铜陵市立医院医联体由牵头医院与市疾控中心、市妇幼保健院成立市医防融合指导中心，组建 6 个医防融合项目指导组，积极推进医联体内健康促进、慢性病管理和妇幼保健等基本公共卫生业务的技术指导、人员培训工作，构建医防融合工作机制，推进医疗服务从"以治病为中心"向"以健康为中心"转变。2020 年在铜陵市人民医院医联体，依托市医防融合委员会组建肿瘤医防融合分会，以癌症筛查及早诊早治项目为突破口，构建以市人民医院为核心，医联体内二级以上医院为枢纽，基层医疗单位为网底的肿瘤预防、筛查和早诊早治网络，构建铜陵市及周边地区上消化道癌筛查及早诊早治三级医疗机构联动运行机制。探索通过紧密型医联体医防融合机制创新，向构建整合型健康服务体系不断迈进。以胃肠外科住院病例早期上消化道癌为例，改革前早诊率为9.98%，改革后已上升为20.5%，有效地维护了群众健康，提高医保基金使用效率。

四、 启示与建议

（一）亮点与启示

1. 坚持政府主导，建立高效有力的领导机制。

构建紧密型城市医联体是一项复杂的系统工程，涉及政府支持、分工协作、薪酬分配、医保支付等多种体制机制的改革与创新，需要政府高位推动和整体谋划。铜陵市在试点改革伊始就进行了完备的制度安排和顶层设计，由市委常委和常务副市长担任组长，市直有关单位和各区县政府主要领导共同参与，成立紧密型医联体试点改革领导小组，对医联体建设的责任分工、财政投入、医保支付等核心措施作出规划。这是医联体建设取得成效的必要条件和重要基础。

2. 坚持体系集成，纵向到底、横向到边的整合型服务网络。

在纵向上，建立市人民医院"1 + 4 + 16"、市立医院"1 + 2 + 36"的紧密型城市医联体。在横向上，建立"公共卫生 + 医疗"的跨机构协同机制，由疾控、妇幼保健、精神卫生等公卫机构业务骨干与核心医院专家共同组成医联体医防融合指导中心。在医联体内部，围绕一体化服务项目，实现医联体内人员配置、运行管理、医疗服务三个一体化；实现人员、资源、利益、信息四个共享；统一建立影像诊断、医学检验、心电诊断等中心，统一药品采购、耗材采购、消毒供应、医疗废物处理。同时加强医联体信息化建设，建立覆盖医联体所有成员单位的双向转诊平台，畅通双向转诊通道；推动基层 HIS、公卫等系统与医院信息的互联互通；提供远程会诊，为基层提供技术支撑。

3. 坚持服务集成，构建多元合一的整合型健康服务模式。

集成涵盖预防、治疗、康复、护理等多元服务为一体的健康服务闭环。创新资源下沉方式，建立基层"点单"平台，遴选 115 名专家组建流动专家库，由基层根据实际提出具体需求，通过手机 APP"点单"，由医联体医疗事务部进行"评单""核单"，选派专家工作室、高年资护士工作站人员和流动专家提供点对点的帮扶，直接预约专家。

4. 坚持管理集成，建立三位一体的管理体系。

为保证医联体各项机制有效运行，抓住成本管理、绩效考核和签约服务三个重点环节。一是在成本管理方面，将预付的签约居民医保基金作为收入，签约居民当期发生的费用作为支出，分别核算到基层医疗卫生机构和核心医院科室。采取结余按比例分配、不合理超支按比例扣除，促使医保基金管理从"要我控"到"我要控"转变。二是在绩效考核方面，实行全员积分制。核心医院科室围绕医疗质量、医疗安全、合理用药、合理检查、合理收费、学科建设等核心指标核算总积分。基层医疗卫生机构围绕慢性病管理、老年人管理、精神残疾管理等公共卫生、基本医疗、家庭医生签约等核心指标核算总积分。核定各科室和基层医疗卫生机构绩效可分配额度，与积分挂钩，由各科室和基层医疗卫生机构进行二次分配。同时实行特岗工分制。针对资源下沉人员，根据带教、坐诊、健康促进、上门服务等核心指标核算个人总工分，结合对基层病历书写规范、处方合格率、群众、基层机构的满意度等方面因素，最终核定下沉人员绩效。对签约居民医保基金实行基层机构和核心医院双管控，基金结余按比例兑现。在签约管理方面，围绕为签约居民提供全程接续的诊疗服务，建立医联体信息集成平台，对双向转诊、公卫平台、成员单位 HIS 系统数据实现即时交互，实现签约识别和居民健康信息上下"双调阅"。建立医联体预约流动专家库管理办法，规范预约管理流程，制定了医联体家庭病床服务规范、实施细则，明确了家庭病床建床基本要求、诊疗服务要求、撤床条件和程序、费用结算程序。

5. 坚持保障集成，构建多方联动的政策、组织支撑。

从医疗保障、财政补助、党的建设三个方面突出了保障集成。在医疗保障方面，创新医保支付方式，放大杠杆效应，建立签约人口总额预付制度。在财政保障方面，创新财政补偿机制，强化政策导向作用。一是完善购买服务政策，实行"三购买"，即购买基本公共卫生服务、基本医疗服务和专家下沉服务。持续加大市、区两级财政投入，合理提高购买标准。二是完善以奖代补，实行"两补助"，即对社区卫生服务机构提标补助和项目补助。设立医防融合项目补助，每年安排项目经费，支持6个医防融合项目组开展工作，并明确其中50%部分用于下沉公卫人员津补贴。

（二）问题与建议

城市医联体建设是系统工程，涉及政府主导、部门有效协同、牵头医院勇担责任等，形成改革共识。铜陵市在安徽省先行先试，在经济基础相对薄弱的条件下，充分发挥自身潜能，开展系统化改革，在体系、服务、管理、保障四方面综合施策，取得较好成效。

但仍存在一些亟待解决的问题：

1. 受到统筹层次变化的影响，医联体内医保打包预付改革的持续存在不稳定性。

2. 存在行政区划的限制，成员单位隶属关系不同，人事、薪酬、绩效改革难以深入突破，医联体内不同成员单位"联体联心"的问题仍未有效解决。

3. 在持续深入的进一步改革中，医疗卫生系统主管单位要进一步下放权力，将人事、薪酬等具体事务交由牵头医院统筹管理，以目标为导向，抓住最终医联体目标考核。

4. 强基层目标仍然任重道远，距离理想状况存在差距，特别是经济发展薄弱地区，人才流失问题严重，牵头医院业务能力也亟须进一步提高，要抓住长三角一体化机会，对外广泛联络，提升牵头医院知名度，加大人才吸引力度，更好地服务本地居民，实现外地就医比例进一步降低。

（赵林海　安徽医科大学卫生管理学院）

政府主导"1911"模式
推进资源同质共享

——安徽省合肥市瑶海区 - 市二院城市医联体

安徽省合肥市瑶海区坚持政府主导，协同规划落实，构建"1191"模式，建立常态化工作推进机制；深化医保支付方式改革，以支出定预算，在城区实行医保打包付费是建立利益共享机制的核心杠杆；全方位整合资源，推动医联体服务同质化；建设医联体平台，打通全流程健康信息壁垒。做实签约服务，再造全过程健康服务；推进专科共建，打造社区特色项目。初步实现了区域内群众、社区等多方共赢的分级诊疗、有序就医模式。

一、改革背景

合肥市作为安徽省省会，医疗资源聚集，省直属医院、高校附属医院、部队医院、市直属医院等并存，其中省直属医院、高校附属医院及部队医院的总床位数超过 20 000 张，接近市级医院 4 倍。城市公立医院综合改革以来，城区 55 家社区卫生服务中心，均与各级三级医院建立了医联体的协作关系，但普遍为松散型城市医联体，城区内群众就医流向复杂，难以形成有效的网格化分级诊疗服务体系。

2019 年，合肥市卫生健康委、市财政局、市医保局出台《关于推进紧密型城市医疗联合体建设试点的实施意见》（合卫体改〔2019〕197 号），按照"两建两改五统筹"建设思路（即建立健全城市分级诊疗新秩序、构建医防融合发展新机制；推进管理体制和医保支付方式改革；统筹医技、后勤、药品、信息化和绩效考核），开展紧密型城市医联体试点，推进优质医疗资源的纵向整合。

二、 主要做法

（一）坚持政府主导，协同规划落实

加强党委政府领导，成立由瑶海区区长为组长，区卫生健康委为牵头单位，17个部门为成员单位的瑶海区深化医改领导小组。紧密型城市医联体建设作为医改的重要任务，管理上提档升级，成立由区委书记为组长的瑶海区-市二院紧密型城市医联体建设试点工作领导小组，在监事会和理事会的组织框架下统筹推进工作；落实政府办医职责，坚持公益为先的医改理念，扩宽区财政供给渠道，按照绩效预算管理，近3年投入经费1.8亿助力基层社区中心发展；落实编制保障政策，核定基层社区中心岗位数量，通过公开招考、政府购买岗位等形式充实基层人才队伍。瑶海区政府与合肥市第二人民医院（简称"市二院"）签订协议，组建了涵盖区内13家社区卫生服务中心的合肥市第二人民医院城市医联体集团，在保持"四个不变"基础上（法人地位不变、固定资产不变、政府投入不变、社会职责不变），实现"四个一体化"（服务一体化、资源一体化、管理一体化、利益一体化），达到"四方满意"（群众满意、政府满意、牵头医院满意、基层单位满意），打造可复制、可推广的紧密型城市医联体建设模式。

（二）构建"1191"模式，建立稳定工作推进机制

瑶海区-市二院针对专项工作、专项问题构建了"1191"推进工作模式，即1个领导小组、1个推进办公室，9个推进工作组、1个效能监督办公室，建立与上级卫生健康主管部门、医保主管部门、瑶海区政府、社区卫生服务中心等各方常态化的有效沟通机制，定期召开推进工作例会、推进沟通会，及时召开专项问题协调会、专题项目培训会，立体高效落实目标任务。推进办公室布置和跟踪工作进展，研究和协调问题反馈，并实行问题清单制，定人限时解决，从而建立起行之有效的落实、考核和问责机制，确保推进工作落细落实落地。

（三）打破支付传统，重构基金使用模式

市医保局、市卫生健康委、市财政局出台《合肥市紧密型医疗联合体居民

医保基金打包付费改革试点工作方案》（合医保发〔2020〕32号），以上一年度瑶海区大兴镇居民医保支出费用为标准，按照"总额控制、包干使用、合理分担超支"的原则，医保基金预算包干拨付至牵头医院统一管理使用，提升医保基金使用效率。实施基本公卫资金预算包干，每年2 000多万经费按照医联体内服务人数、签约服务人数总额预算，由医联体包干使用，结余部分依规统筹用于人员奖励。不限制患者选择医院、不干预集团外医院医保费用使用，倒逼医联体集团更加注重健康管理，提升医保基金使用效率。

（四）全方位整合资源，推动医联体服务同质化

建立了医联体检验中心、中心药房、消毒供应中心、SPD耗材中心、病理诊断中心、远程心电中心、远程影像中心、远程会诊中心，实现了药品耗材统一采购配送、检验检查统一基层价格、双向转诊优先绿色通道、远程医疗服务社区等。构建起紧密型城市医联体内急救网络。依托9个工作组，从理念、管理、技术等全方位传、帮、带，变"输血"为"造血"，切实提升基层技术水平和服务能力。

（五）建设医联体平台，打通全流程健康信息壁垒

通过利用大数据技术，在实现医院信息系统（HIS）、实验室信息系统（LIS）、放射信息系统（RIS）、影像存储与传输系统（PACS）无缝对接基础上，完善双向转诊系统、医学影像云系统、电子健康卡系统，实现医联体内信息互联互通和患者信息共享，实现诊疗全过程追踪。创新建立数字化亚专科门诊，基于患者健康信息共享，社区医生在线邀请牵头医院亚专科专家会诊，开启"智慧医疗"双向转诊新模式。构建了家庭医生签约服务平台，通过上线家庭医生签约APP软件，实现家庭医生在线签约、在线履约、履约提醒、服务评价等功能。

（六）做实签约服务，再造全过程健康服务体系

市二院医联体集团联合瑶海区疾病预防控制中心成立慢性病管理小组，公共卫生人员参与组建，由1名全科医生、1名高年资护士、1名健康指导员组成家庭医生团队，同时配备包括公卫疾控人员、精神心理专家的并涵盖牵头医院各学科的多学科专家库（N），成立34个（1＋1＋1＋N）家庭医生团队，

开启慢性病全链条管理服务新模式。

在全省率先成立居委会公共卫生委员会，设置中小学"卫生健康副校长"，形成医联体集团、公卫机构和基层社区三维医防融合体系。建立慢性病"预防 - 筛查 - 诊断 - 治疗 - 转诊 - 随访 - 康复 - 护理 - 自我管理"全链条医防融合服务模式，推进中医适宜技术下沉社区，发挥中医药在治未病中的主导作用、在重大疾病治疗中的协同作用与在疾病康复中的核心作用，形成全科与专科联动、签约医生与团队协同、医防有机融合的整合型健康服务机制。新体系在这次疫情防控和疫苗接种（超过 170 万剂次）工作中充分发挥跨部门协同作战优势，确保疫情防控措施落地、落细。

（七）推进专科共建，打造社区特色项目

结合各社区卫生服务中心实际情况和辖区病种特点开展市二院专科"一对一"建设帮扶，目前已形成七里站街道社区卫生服务中心与内分泌科专科共建，大兴镇社区卫生服务中心与介入科专科共建等 7 个共建项目，并全面帮扶基层新建口腔、康复、介入疼痛等 5 个急需专科，变"输血"为"造血"，全面提升基层服务能力。大兴镇、铜陵路街道社区卫生服务中心被评为国家级示范社区卫生服务中心。国家药物临床试验机构在大兴镇社区的 I 期临床试验中心，强化了医联体科研协作能力。

三、 主要成效

通过上述改革，合肥市瑶海区初步实现了区域内群众、社区等多方共赢的有序就医模式。

（一）有效缓解看病难看病贵问题，达到群众满意

医疗专家常态化下沉基层坐诊，开设市级名医工作室、市级诊疗中心、伤口造口、介入疼痛等医疗项目，覆盖心血管、内分泌、神经内等 15 个学科。依托医联体信息平台，开展远程心电、影像、MDT 会诊以及数字化专科云诊室等"互联网＋医疗"服务，让老百姓在家门口就能享受到优质便捷的服务，2021 年前三季度专家下沉 551 人次，远程心电会诊 1 897 人次，远程影像会诊

1 152人次；建立卒中、胸痛、120急救社区分中心，构建区域急救网络，社区三个120分站前三季度共转运患者4 841人次；社区开单到医联体牵头医院做检查，下沉专家检查和服务等，均执行基层价格，截至2021年9月累计为群众让利近百万元；医保打包预付试点社区的患者，前三季度医联体内外就诊相比，门诊次均费用低70.7%、住院实际报销比例高出9个百分点，群众得到真正的实惠。在市级考评中基层相关群众满意度上升5个百分点。

（二）着力解决资金使用效率问题，达到医保满意

开展医保基金打包预付改革，总额包干、结余留用、合理超支分担，试点期间医保基金运行安全，使用效率明显提升。以大兴镇医保支付改革试点为例，2021年三季度医保基金支出与打包预付额度基本持平，医联体内门诊次均费用较2019年同期下降9.8%、住院次均费用下降20.9%。政府公卫资金打包给医联体专款专用，为提升公卫资金使用效率，将工作成效与绩效分配挂钩。家医团队分区包干，提供一体化、全链条的服务。按病种设立慢性病管理团队，积极开展预防指导、早筛早诊、分级分层管理等，2021年上半年健康宣教服务人次同比增加66.6%，高血压病规范管理率同比增长2.2%，糖尿病规范管理率同比增长14.7%，医联体工作重心由治病转向健康，政府决策得到有效执行。

（三）着力解决能力提升问题，达到基层满意

建立检验、病理、消毒供应等中心，实现优质资源整合共享，建立中心药库、中心耗材库，统一采购、配送和质控，可及医技与药品耗材项目显著增加，基层可及检查检验项目数较一体化试点前增加了16倍。医疗业务统一管理，定期开展同质化督查，专家驻点基层帮扶建立急需专科，如口腔科、介入疼痛病房、全科康复病房等，通过传帮带，变"输血"为"造血"，基层人员也针对性赴医联体牵头医院进修学习，全员参加统一的三基培训和考核，切实提升了基层技术和服务能力。5家社区卫生服务中心获评国家"优质服务基层行"推荐标准单位，2021年前三季度基层门诊量同比增加20.06%，更多患者选择在基层首诊。

（四）着力解决高质量发展问题，达到医院满意

针对推动公立医院高质量发展中所面临的问题，如学科建设主动性不强、

提质增效原动力不足等，通过医联体责任共担利益共享机制、医保基金和公卫资金打包激励约束机制，倒逼医院上下主动加强学科建设、提升辐射能力，注重高质量运行发展。2020 年医院省市重点学科增加到 19 个，获批国家自然科学基金项目 4 项、省科技进步奖 5 项，国家公立医院"国考"全省第 7、市级医院第 2。紧密型城市医联体建设有效推动医院的高质量发展。

（五）医防融合体系更完善，达到公卫服务满意

医联体专家下沉社区，以高血压、糖尿病等慢性病为抓手，与居民建立稳固的契约式服务关系。针对不同人群设立菜单式家庭医生签约服务包，两年为 7.1 万余人次特种病患者减免门槛费，慢性病患者的规范管理率、控制率、基层就诊占比分别上升 2.3、3.1 和 25 个百分点。

四、 启示与建议

（一）亮点与启示

1. 强化政府领导，加大财政支持。

紧密型城市医联体建设作为医改的重要任务，管理提档升级，在监事会和理事会的组织框架下统筹推进工作，落实政府办医职责。扩宽区财政供给渠道，按照绩效预算管理，近 3 年投入经费 1.8 亿助力基层社区中心发展。

2. 建章立制，建立稳定工作推进机制。

建立各方常态化有效沟通机制。定期召开推进工作例会、推进沟通会，及时召开专项问题协调会、专题项目培训会，立体高效落实目标任务。推进办公室布置和跟踪工作进展，并实行问题清单制，定人限时解决，建立起行之有效的落实、考核和问责机制，确保推进工作落细落实落地。

3. 打破支付传统，重构基金使用模式。

医保基金预算包干拨付至牵头医院统一管理使用，提升医保基金使用效率。实施基本公卫资金预算包干，按照医联体内服务人数、签约服务人数总额预算，由医联体包干使用，结余部分依规统筹用于人员奖励，提升医保基金使用效率。

4. 全方位整合资源，推动医联体服务同质化。

建立医联体检验中心、消毒供应中心、SPD耗材中心、病理诊断中心、远程心电中心、远程影像中心、远程会诊中心，实现药品耗材统一采购配送，检验检查统一价格。

5. 推进专科共建，打造社区特色项目。

结合各社区卫生服务中心实际情况和辖区病种特点开展市二院专科"一对一"建设帮扶，开展共建项目，全面帮扶基层新建口腔、康复、介入疼痛等急需专科，变"输血"为"造血"，全面提升基层服务能力，强化医联体科研协作能力。

（二）问题与建议

合肥市瑶海区以市二院为牵头医院的医联体建设，得到区政府的大力支持，协同各部门力量，取得一定的成效。但在三医联动缺少政策和相关制度的支撑。一是受医保统筹层次的影响，支付改革的持续仍存在不确定性；二是建设城市紧密型医联体涉及行政隶属、财政投入、医保支付、人事管理、绩效分配、后勤保障等传统政策障碍与机制束缚，受行政隶属关系的影响，医联体牵头医院与基层机构的"联体联心"目标尚需人事、薪酬等制度的配套支持，强基层目标实现仍存在困难。需要坚持政府主导，建立工作专班，逐条协调破解。建立利益共享机制的核心杠杆，深化医保支付方式改革，有效吸引群众在基层首诊、双向转诊，倒逼牵头医院更加注重成本控制和健康管理。基层医疗机构需要加大资金、技术、管理支持，逐步实现医疗服务同质化。加快区域信息化建设，实现不同地区、不同机构间不同类别医疗卫生健康数据的传递和信息共享。

（赵林海　安徽医科大学卫生管理学院）

全面托管　一体发展
助推区域医疗水平整体提升

——江西省赣州市市立医院城市医疗集团

江西省赣州市章贡区于 2020 年将区属赣州市立医院整体委托广东省人民医院管理，建立广东省人民医院赣州医院，并以该院为龙头组建城市医疗集团，以问题为导向，靠大联强，通过城市医疗集团模式建设特色专科，带动章贡区整体医疗服务水平提升；上下联通，优化医疗资源布局；薪酬改革、双向培训建设优秀人才队伍，逐步满足市民日益增长的健康服务需求。

一、 改革背景

2019 年，国务院印发《粤港澳大湾区发展规划纲要》，纲要中指出要"深化大湾区与中南地区和长江中游地区的合作交流"。赣州作为粤港澳大湾区的毗邻城市，是江西省对接融入大湾区的最前沿，也是大湾区联动内陆发展的直接腹地。为抢抓国家大力建设大湾区历史性机遇，充分利用赣州市的交通优势，推动赣州市与大湾区基础设施互通、资源共享，借助广东省一流的医疗卫生资源助力赣州医疗卫生事业发展，江西省政府与广东省政府展开了深入交流与合作，并印发《关于支持赣州打造对接融入粤港澳大湾区桥头堡的若干政策措施》作为政策保障。

广东省人民医院作为国内规模最大、综合实力最强的医院之一，2019 年在全国最佳医院排行榜（复旦版）综合排名第 31 位，五项专科排名进入全国前十，心外科（第 5 名）、心血管病（第 6 名）、老年医学（第 6 名）、急诊医学（第 8 名）、放射科（第 9 名），属于全国顶尖医院。

章贡区位于江西省赣州市中心城区，总人口 73 万，下辖 4 个镇、6 个街道办事处。随着经济的发展，章贡区居民对健康服务的需求不断增加，区医疗卫生系统不免面临一系列问题：一是整体医疗卫生水平不高，专科医疗技术和科研水平欠发达，特色学科不明显、带动力不强；二是卫生资源布局不均衡，基层医疗资源小、散、弱，导致服务能力不足，而中心城区资源集中、功能重叠；三是人才队伍建设薄弱，缺乏高层次医疗卫生专业技术人才和管理人才，待遇差，人才流失严重。整体而言属于卫生资源较为薄弱的地区。

基于上述背景，顶尖医院需扩张、薄弱地区需提升、基层力量要加强，在广东省人民政府与江西省人民政府双方积极推动下，2020年章贡区创新"全托管＋一体化"模式，将区属三甲综合医院赣州市立医院整体委托广东省人民医院管理，建立广东省人民医院赣州医院，并以该院为龙头组建城市医疗集团，整合全区包括1家区属妇幼保健院、4家镇卫生院、7家社区卫生服务中心在内的公立医疗卫生机构，实行"一盘棋管理、一体化发展"。

赣州市立医院城市医疗集团旨在基于管办分离、循序渐进、共同发展的原则，通过靠大联强、整合资源、一体管理，实现全区医疗机构资源重组，搭建医疗卫生协同服务体系，提升医疗卫生整体服务能力。

二、主要做法

（一）联合托管，整合资源，形成医疗集团基础架构

1. 联合整体托管。

管理方面，章贡区政府与广东省人民医院签订协议，市立医院更名为广东省人民医院赣州医院，整体交付广东省人民医院管理。按照"管办分离、经营权与所有权分离"原则，广东省人民医院全面行使人事调配权和运营决策权。医院实行章贡区公立医院管理委员会领导下的总院长负责制，医疗集团总院院长由广东省人民医院的副院长担任，在区医管委的领导下，全面负责医疗集团医疗、教学、科研、行政管理等工作，统一行使医疗集团的发展规划、人事管理、财务管理、资源配置、绩效考核等经营管理权。

业务方面，广东省人民医院给予医疗集团大力支持：每年派驻的学科带头

人、医院管理等高层次专业人才不低于医疗集团总院学科的 50%；免费接纳、培训医疗集团医教研管人才，2021 年医疗集团已派出职能科室负责人、临床医技科室负责人和业务骨干 57 人赴广东省人民医院进行轮训，线上线下共培训 600 余人次；定期与医疗集团各科室召开远程视频学术交流会，2021 年广东省人民医院专家组织在集团开展大型学科培训 10 余次。

2. 整合城乡医疗机构。

以"上联广东省人民医院，下联镇（街道），组建医联体"的思路，将赣州市立医院、赣州市章贡区妇幼保健院、4 个镇卫生院、7 个社区卫生服务中心组建为一个医疗集团，定名为赣州市立医院医疗集团（图 1）。赣州市立医院为牵头医院，是医疗集团的决策和管理机构，由赣州市立医院院长牵头负责。

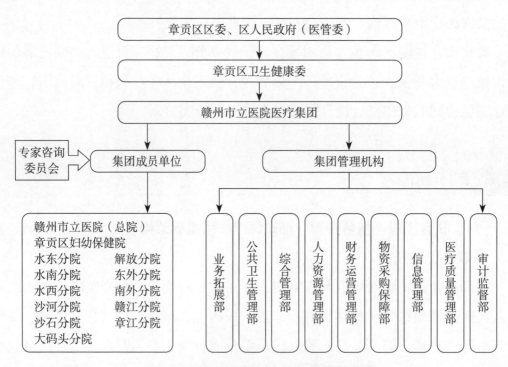

图 1　赣州市立医院医疗集团管理架构图

（二）"一综合三统一"，完善医疗集团运行管理机制

1. 打造综合管理平台。

医疗集团成立管理中心，设立人力资源管理、财务运营管理、物资采购管理、医院质量管理、公共卫生管理、信息管理、综合发展、审计监督等管理机构，对集团内的行政、人员、资金、业务、绩效、药械实行统一管理。

2. 统一信息系统。

区政府投资 2 000 万进行技术提升，实现 HIS、电子病历（EMR）、集成平台及医技平台系统集团内部统一，集团内区、镇（街道）两级实现信息互通、检查结果互认、远程会诊协作。建立了商务智能（business intelligence，BI）决策系统，初步实现对集团区、镇（街道）两级医疗指标、公共卫生指标等实时监测，有效提升日常运营决策分析。

3. 统一人事管理。

医疗集团的人事聘任和调动由集团统一协调。集团各分院院长由总院研究任免，集团各分院副院长由分院院长提名，总院考察任免。医疗集团组建后，各单位原人员身份性质不变，新招聘人员按照集团制定的招聘办法，统一招聘，统一录用，统一由医疗集团人力资源管理部管理。

4. 统一财务和资产管理。

财务方面，医疗集团各成员单位执行统一财务制度，建立总会计师制度，形成总会计师制度管理体系，成立财务运行管理部，负责对医疗集团及所属单位财务日常管理以及财务运营管理。

资产方面，按照国有资产管理相关规定和"固定资产保值增值"要求，以医疗集团成立基准日账面资产为依据，完成资产清查工作，并出具资产清查报告。医疗集团各成员单位资产实行独立核算，分账管理，接受医疗集团统一调度使用。

（三）多管齐下，健全医疗集团运行保障机制

1. 强化财政保障。

组建医疗集团后，区财政继续按照公立医院投入政策和基层医疗卫生机构补偿机制改革要求，按原渠道足额安排对医疗集团成员单位的财政投入，资金只增不减，保证医疗集团正常运行。区政府建立了 5 000 万医改专项"资金池"，以保障医改工作开展，专项解决医疗集团部分资金需求，并强化政府投入责任，年初核算上一年支出并补足；将各基层医疗卫生机构"五险两金"纳入预算管理；区卫生健康委划拨 200 万作为医疗集团医改启动经费；集团落实总院院长和总会计师年薪制，2020 年院长年薪预算 45 万元。

2. 强化医保支持。

市医疗保障局出台"七大"医疗保障政策措施，支持医疗集团改革。实行"两个确保"，合理核定医疗集团医保基金预算总额，确保医保总额预算支持集团救治患者，确保医保总额预算支持集团开展新技术、新项目；支持促进集团内双向转诊，参保患者在集团内上、下级医疗机构双向转诊住院，连续计算起付线；支持集团内开展家庭病床服务试点，合理调整家庭医生巡诊费、家庭病床建床费、家庭病床巡诊费收费标准。

3. 改革人事薪酬制度。

在区级层面推动实施人事薪酬制度改革，实行集团内部编制备案制管理和人员岗位总量管理，合理设定用人控制数，正式编制职工与备案制职工同岗同酬。医疗集团所需人才，由集团根据工作实际提出人员需求后，按照程序招聘或通过高层次人才引进方式解决，且对符合规定引进的高层次人才或急需紧缺人才实行协议工资、项目工资、年薪制等分配方式，并在绩效工资总量中单列。医疗集团领导班子及下属各医疗机构委托负责人实行目标年薪制。

4. 加强综合绩效考核。

区卫生健康委建立了以公益性、医保管理服务、医疗技术指导为导向的医疗集团绩效考核评价体系。集团内统一绩效管理，由医疗集团总院院长与成员单位院长（主任）签订绩效综合目标管理责任书，突出功能定位、职责履行、成本控制、运行绩效、财务管理、预算管理和社会满意度等考核指标，与成员单位班子的绩效、任免和奖惩挂钩，与医保结余挂钩，建立激励约束机制。

三、 主要成效

（一）高水平医院广东省人民医院的辐射力得到加强

在广东省人民医院的大力扶持下，集团总院先后开展省、市空白的新技术、新项目近 30 项，大量复杂、高难度手术实现新的突破，其中"运用国产

4K3D 腹腔镜技术胃癌根治术""经皮分支型主动脉覆膜支架植入术""复杂心脏瓣膜置换术"等均是首次开展，有着重大手术科教意义。同时，集团总院全面统筹区域医学重点学科建设，结合广东省人民医院学科优势和赣州市立医院特色专科，重点打造心血管、肾脏、肿瘤、消化、卒中五个特色医疗中心。分院按照"一院一特色"原则，打造 1 ~ 2 个医疗服务特色亚专科，总院实行技术帮扶。全面推进"5G 互联网医院"建设，集团总院实现公共区域 5G 信号全覆盖，实现 2 场手术全球、全国直播。

（二）薄弱地区赣州市提升了医疗能力，高质量发展得到体现，人才聚集效应初步显现

1. 集团总院实现高质量发展。

2021 年上半年，集团总院医院门（急）诊诊疗人次达 148 030 人次，对比 2019 年增长 4.1%；医疗业务收入 19 021 万元，对比 2019 年增长 6.3%；手术量 2 861 台次，对比 2019 年增长 17.9%；四级手术量 445 台次，对比 2019 年增长 74.5%；介入手术量 439 台次，对比 2019 年增长 148%；微创手术量同比 2019 年增长 43.1%（图 2）。

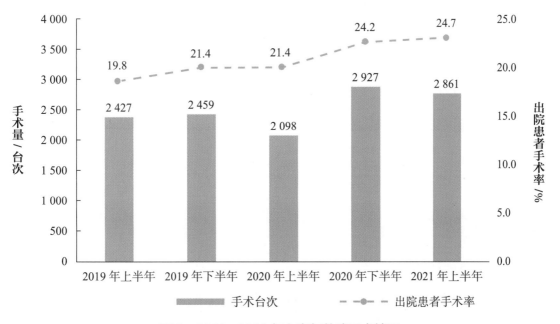

图 2　2019—2021 年上半年总院手术情况

2. 人才聚集效应初步显现。

广东省人民医院按 8 年建设周期内每年不低于赣州市立医院 50% 学科的比例派驻学科带头人、医院管理人员等高层次人才，每次派驻时间不低于一年，入驻科室实行"双主任制"，学科发展由派驻专家全权负责。在其大力扶持以及品牌效应下，有效提升了总院学科医疗能力和影响力。目前，广东省人民医院先后选派 56 名博士专家入驻，集团总院新入职工 68 人，其中硕士及以上学历 14 人，创历年之最。

（三）基层力量得到加强，上下联动推进优质资源下沉

通过集团总院与各分院下派挂职、上派轮训、专家坐诊、专科联建、远程医疗、资源共享等纵向联动，实现总院学科、人才、技术下沉。2021 年以来，集团总院向基层分院派送专家近 200 人次，诊治门诊患者 1 749 人次，住院患者 210 人，帮助开展适宜技术 18 例，填补技术空白 14 项，提供检查检验 2 万余人次。集团总院共为基层医疗机构提供心电、影像诊断服务 26 560 人次，检验、病理诊断服务 27 762 人次。6 月以来，集团启动实施"百日千医"大型义诊活动，即利用 100 个周末，邀请 1 000 名国内知名医学专家开展大型义诊，目前已开展义诊活动 53 场，义诊筛查人数近 5 000 人。

通过一系列活动，在提升基层医疗能力的同时，使章贡区居民在基层医疗机构即可享受到总院的医疗水平，既解决了部分看病难的问题，又有效降低了就医成本，同时树立起居民对分院的认同感，上级医院品牌得以顺利向下延伸，提升了群众健康获得感和就医满意度。2020 年，集团各分院医疗收入同比增长 32.61%，住院人次同比增长 6.74%。截至 2021 年 11 月，章贡区家庭医生签约人数由 2019 年的 280 458 人增至 292 281 人，签约服务率由 52.14% 增至 53.77%。

四、 启示与建议

（一）亮点与启示

1. 全面托管，靠大联强是赣州市立医院城市医疗集团建设的基础条件。

通过"全面托管"，将欠发达地区、发展较为弱势的医疗机构托付于高水平、能力强的品牌医院，并赋予品牌医院全面行使人事调配权和运营决策权的权力，有助于借助品牌医院的优质医疗资源、管理团队、分级诊疗建设经验、高层次人才等各方面优势，靠大联强，在较短时间内同本地区广大卫生管理人员、医务人员一道，统筹地区的医疗资源，快速提升地区整体医疗卫生服务水平。

2. "一综合三统一"的一体化发展是赣州市立医院城市医疗集团建设的关键环节。

紧密型医疗集团和县域医共体建设的一大障碍在于财政分灶吃饭，各地人事权政策不尽相同，而赣州市立医院医疗集团通过"一综合三统一"，打造综合管理平台，统一信息系统、人员聘任、财务和资产管理，实现了医疗集团内部一体化发展，打破了财政分灶吃饭、人事政策差异的制约，有效打通了集团内部人员、资金、设备、信息等方面的流动，使牵头医疗机构与基层医疗机构上下联动的效率得以提升，增强区域联系。

（二）问题与建议

1. 医疗集团利益共享机制尚不明确，强基层目标实现困难。

目前赣州市立医院医疗集团所取得的一系列进步及成效主要依靠于广东省人民医院的扶持帮助及其品牌效应带来的影响，集团利益共享机制尚不明确，在此情况下仅仅依靠品牌医院的奉献精神医疗集团难以长久运作，更不敢妄谈可持续性发展。建议从顶层设计出发，建立起医疗集团和广东省人民医院之间、集团内部各级医疗卫生机构之间的利益共享机制，保证医疗集团能够可持续发展，基层建设能够有效推进。帮扶人员及基层医务人员的激励机制尚待完善。对广东省人民医院对口帮扶的医务工作人员及管理者在薪酬激励、科研教育等方面给予支持，对服务基层的医务工作人员在薪酬激励、职称评定、职务晋升、科研教育等方面给予倾斜，调动帮扶人员和基层医务人员的工作积极性。

2. 集团内部信息化建设亟待进一步落实与完善。

虽然赣州市立医院医疗集团成立前期在信息化建设方面做了大量探索工作，例如投资 2 000 万元进行技术提升，实现 HIS、EMR、集成平台及医技平台系统集团内部统一，建立了商务智能决策系统，但目前看来信息化建设的成效并不十分明显，尚无相关数据及效果能表明目前的信息化建设对医疗集团起到了很好的支撑作用。信息化建设作为医疗集团内部实现数据快速共通、共享的重要一环，建议集团借助广东省人民医院已有的信息化建设经验，落实前期信息化建设规划，实现集团内居民诊疗数据、健康服务数据互通共享，以信息化手段优化集团整体医疗资源布局，向分院下沉医疗资源，加强上下联动。

（罗力，姜鑫洋　复旦大学医院管理研究所）

强基层 建高地
打造现代化智能化高水平医疗集团

——广东省深圳市南山区城市医疗集团

为贯彻落实健康中国战略、全面深化医疗卫生体制改革，快速统筹优化区域医疗卫生资源配置、实现南山区卫生健康事业高质量发展，促进基本医疗卫生服务公平可及性，南山区委区政府在体制机制上锐意创新，首创"1＋C＋N"医疗集团改革发展新模式。集团牢牢抓住区域医联体建设契机，积极探索集团内部制度建设，作为连接"基层"与"高地"之"彩虹"，科学规划和布局区域医疗资源配置，建立引导公立医院主动下沉资源与社区健康服务中心（简称"社康中心"）分工协作机制，构建区域信息智能健康网络，促进技术和服务向基层延伸，提升运营效率。集团成立后，管理成本显著下降，工作人员积极性被充分调动，社康一体化管理取得成效，群众就医负担有效降低，社会满意度明显提高。

一、改革背景

改革开放以来，南山区实现了连续跨越式发展。截至2021年，南山区经济连续四年位居全国百强区第一。但与南山区经济发展相比，南山区卫生健康事业直面挑战。尽管现有医疗集团1家、医疗卫生机构总数858家（其中：公立医院7家、社康中心83家、社会医疗机构766家、疾控中心1家、卫生监督所1家），中国医学科学院阜外医院深圳医院、深圳大学总医院等高水平医院落户南山，基层社康中心服务能力、医院医疗技术水平、医疗服务流程和效率还有待提升，整合型医疗服务体系建设仍有待加强。

"十四五"期间，为进一步发挥区域专科联盟、医防融合、医养融合等改革举措作用，为居民提供全方位、全生命周期健康管理，进一步提高居民健康水平，减轻居民个人自付压力与医保费用，集团着力搭建"六个统一"区域学科联盟，创新性地实施了社康中心的"大院办院管模式"，对社康中心实行人、财、物集约化统一管理。集团总部及集团内医院根据不同的功能定位与学科基础，重点扶持具有特色和优势的学科。探索实施医保支付按疾病诊断相关分组（DRGs）付费，建立与分级诊疗相结合的医疗保险总额管理制度。建设现代化智慧医院，以改进就医环境、降低成本、提高效率、优化流程、整合资源并提升患者满意度。以社区健康服务机构为网底全面建设区域学科联盟，努力将工作重心下移，实现从治病向健康转变。以打造深化医改"南山样板"、加快实现"病有良医"为总目标，全面建成体系完善、分工明确、功能互补、密切协作、运行高效、国际一流的整合型优质卫生健康服务体系。

二、 主要做法

"1＋C＋N"医疗集团整合模式的内涵是，"1"为南山区医疗集团总部，"C"为集团成员单位，区属各公立医疗卫生机构，包括华中科技大学协和深圳医院、深圳市前海蛇口自贸区医院、南方科技大学医院、深圳市南山区妇幼保健院、深圳市南山区疾病预防控制中心、深圳市南山区慢性病防治院；"N"为辖区其他医疗卫生机构，包括：广州中医药大学第一附属医院南山医院、深圳大学总医院等高水平医院及社会办医疗机构。

（一）组织体系

1. 明确成员单位定位，实行差异发展。

将华中科技大学协和深圳医院建设成南山区域医学中心，前海蛇口自贸区医院建设成与国际接轨的自贸区医院，南方科技大学医院建设成具有鲜明专科特色的三级甲等医院，南山区妇幼保健院建设成三级甲等妇幼保健院，南山区疾病预防控制中心、南山区慢性病防治院负责承担辖区公共卫生服务项目的具体督导工作。

2. 组建区域资源共享中心。

集团通过搭建区域"六个共享"中心，即信息数据共享中心、检查检验共享中心、影像传送共享中心、药品供应和消毒供应共享中心、技能培训共享中心以及物流配送共享中心，开展医疗机构间检查检验结果互认，及长处方、延伸处方等服务，完善医疗卫生资源集约配置。

3. 着力搭建"六个统一"区域学科联盟。

集团在全市首创"区域学科联盟"建设，充分利用市、区医疗卫生机构的优质学科资源，根据差异性发展原则，参照集团总部、华中科技大学协和深圳医院、前海蛇口自贸区医院、深圳市南山区妇幼保健院的功能定位和学科基础，重点扶植具有特色和优势的学科，将各学科带头人设立为"盟主"，每年财政给予100万专项经费，促进人才培养和诊疗技术"双提升"。同时，对联盟内学科与社康中心之间开通双向转诊绿色通道，促进"急慢分治"和"双向转诊"工作更加顺畅。

（二）运行机制

1. 创新医疗集团内部管理。

集团构建"总部统筹 - 区域质控 - 社康落实"的"1 + N"公共卫生新工作管理模式，致力于优化基层社康各方面的服务。第一，为做好家庭医生服务，集团结合实际出台家庭医生服务工作标准20条。第二，集团为社康中心患者提供中药饮片处方调剂、配送等延伸服务，以提升社区中医药服务能力。第三，集团推进心理咨询室建设，在全市率先成立12家社康红十字工作站和1支深圳市红十字南山区社区健康志愿者服务队，每季度召开社康中心业务发展分析会。

2. 社康标准化建设和统一管理。

对于社区健康服务中心实行标准化建设，即建设标准化、标识标准化、装备标准化、服务标准化、管理标准化、薪酬标准化。对原隶属于华中科技大学协和深圳医院（深圳市南山区人民医院）、前海蛇口自贸区医院、南方科技大学医院（深圳市南山区西丽人民医院）、南山区慢性病防治院的社区健康服务中心实行人、财、物集约化统一管理。实现医院 - 社康中心两级管理架构，强基层的所有社康中心成为第一梯队，建高地的辖区医疗机构成为第二梯队，搭建辖区独具特色的大院办院管模式，破除分级诊疗多年桎梏。

3. 实施"三个一百工程"。

通过拟用三年时间在全区社康中心建立 100 个社区首席专家工作室，培养 100 名社区首席全科医师和 100 名社区首席全科护士，实施全科医生和全科护士培养计划，系统提升社康中心的诊疗水平与服务能力。

此外，以华中科技大学协和深圳医院规范化培训基地为抓手建立全科医师"订单式"定向培养制度，将教学工作作为集团党政班子齐抓的重点工作，设置 3 000 万元教学专项绩效，制定科学的教学绩效管理方案。

4. 加快落实人才政策。

一是区人力资源局对区医疗集团总部按三级综合医院标准进行顶格岗位设置；二是规定优秀人才实行同岗同薪同酬，享受与在编员工一致的待遇；三是区住房和建设局提供人才房。截至 2020 年 7 月，已分配人才房 223 套，解决了集团内，特别是全科医师团队一直悬而未决的住房问题。

（三）保障机制

1. 补短板，探索医保支付方式改革。

探索实施医保支付按 DRGs 付费，实现医保支付以 DRGs 结算为主，按床日支付、按病种打包收费等为辅的多元医保支付方式改革。建立与分级诊疗相结合的医疗保险总额管理制度，实行签约参保人医疗保险费用总支出"总额管理、结余奖励"，结余部分由集团总部根据比例分配。建立家庭医生签约费分担机制和分配激励机制；鼓励居民签约家庭医生，签约费由财政、社保和个人按比例分担，统一划入医疗集团总部。

2. 保健康，保障设备耗材上下贯通。

一是组织市区专家对集团成员单位设备购置进行论证，不断提高设备采购的科学合理性，2020 年核减采购金额 8.205 亿元。二是对集团成员单位采购的医疗设备及耗材开展专项审计，为进一步改进设备、耗材招标工作提出整改方向。三是推进社康装备标准化，完善医疗设备、后勤设备的审批和维修流程，加快医疗设备及后勤设备的购置与维修。四是落实药品采购改革和试点工作，全力推行 2 000 种南山区药品长处方，收录集团所有成员单位药品目录，扩充各社康中心药品目录，打破分级诊疗双向转诊瓶颈。

3. 提效率，建筑区域健康信息网络。

医疗集团统筹全区信息化建设，充分利用互联网和大数据等手段，打破信息"孤岛"，逐步实现各家医疗机构之间数据的互联互通、信息共享。一是与区政务数据管理局深入合作，成立南山区医学信息中心。二是推动华中科技大学协和深圳医院互联网医院提档加速建设，并实现人脸实名建卡和就医、预约挂号、AI 智能导诊、就医评价等服务。三是探索利用互联网技术，建设社康云审方平台，由药师远程进行处方审核。四是集团与腾讯公司进行技术合作，计划通过 AI 技术和 5G 技术的引入实现智能辅助诊断、远程会诊功能，提高医生工作效率和诊断水平。

目前，南山区已构建了以"1 + 3 + 3"为规划蓝图的智慧健康框架体系，即建设"1 个支撑平台 + 3 个数据中心 + 3 个大智慧系统、智慧应用"，为南山区医疗服务、公共卫生和行政监管等方面提供全天候、全覆盖、全方位的技术支撑。

三、 主要成效

（一）分级诊疗效果初步凸显

整合后的社康中心平稳快速发展，服务人次、业务收入同比均明显增长，日均诊疗量达 1 万人次，门诊人次增长率达 6.8%，其中中医诊疗人次提升更为明显。社区医疗机构出诊人次和专家到社区医疗机构开展诊疗服务人数显著提升，双向转诊转出人次增长率达 51.2%，直接到市级医院就诊的门诊患者比例呈明显下降趋势（表 1）。

表1　南山区社康双向转诊情况

单位:万人次

年份	诊疗患者	医院下转患者	社康上转患者
2018	329.4	2.1	18.1
2019	362.9	2.9	19.7

在南山区2020年度社区健康服务整体绩效评估报告显示，南山区81家社康中心的平均分为89.34分，共有48家社康中心得分高于平均分。全区建档数增加到165.2万，基础建档率提高至90.56%，达到市级考核90%标准。

（二）运营管理成本显著降低

南山医疗集团成立后采取扁平化管理模式，集团层面没有增加任何行政管理人员，严格控制低效能的人力成本增长。

集团一体化进程的快速推进，实现了集团的管理模式、管理办法、管理手段等在集团所属社区卫生服务机构之间的统一，促进了集团所属医院的集约式发展，有效降低了管理成本，提高了工作效率，精简了工作人员，规范了服务程序。

（三）人才队伍结构不断优化

集团整合社康中心后，社区医疗机构工作人员增加至277人，增长率为3.36%。与集团成立前比较，人员和职称结构更优化，中级职称及高级职称增长率为11.18%和28.57%。集团近一年的全科医生数量从360人增加到380人，2020年规范化培训医师执业医师考试通过率96.81%。区域社康配置转岗加注的精神科医生，深化患者社区康复服务。截至2020年12月18日，区域社康覆盖率为87.25%。全区拥有加注精神科医师社康22家，社康覆盖率为28.21%。全区有41家社康的全科医生参加精神科医师转岗加注培训，社康覆盖率为52.56%。

（四）居民健康水平大幅提高

2019年以来，全区人民群众的健康水平持续提高。全区传染病发病人数5 990例，死亡率仅占0.07%，病死率仅占0.02%。婴儿死亡率从2018年的

0.7‰ 下降至 0.5‰，新生儿死亡率从 2018 年的 0.6‰ 下降至 0.5‰，居民健康指标已经达到中高收入国家水平。

在比较医疗资源整合前（2018 年 7 月至 12 月）与整合后（2019 年 7 月至12 月）的社区居民健康服务满意度调查中，整合后居民对社区健康服务所有条目的满意度均在 80% 以上。

（五）公共卫生服务提质增效

集团成立后，对重大公共卫生项目所需经费给予专项保障，高标准落实了基本公共卫生服务项目（表 2）。同时逐年提升人均基本公共卫生服务经费，2019 年增长至 65 元。全区传染病疾控网络直报率达 100%，传染病预防控制体系不断完善。

表 2　2018—2019 年南山区基本公共卫生服务情况

年份	高血压管理 / 人	糖尿病管理 / 人	预防接种 / 万人次	学生健康监测 / 万人次
2018	19 386	7 648	13.0	3.2
2019	23 325	9 211	17.7	3.8

四、　启示与建议

（一）亮点与启示

1. 首创"1＋N＋C"医疗集团模式建高地强基层。

南山医疗集团所属的各社康中心作为南山卫生健康服务体系的塔基，即"基层"，各医疗机构定位于医疗质量"标杆"，区医疗集团总部作为连接"基层"与"标杆"之"彩虹"，科学规划和布局区域医疗资源配置，建立引导公立医院主动下沉资源与社康中心分工协作机制，构建国际一流的整合型优质医疗服务体系，努力实现员工满意、居民满意、政府满意。

2. 区域学科联盟建设促"病有良医"落地生根。

（1）根据医疗集团各组成医院的学科优势和差异性发展的规划，在全区开展区域学科联盟建设，通过统一学科规划、统一资源调配、统一信息平台、统一技术支持、统一社区首诊、统一分级诊疗及双向转诊，推动工作重心和优质资源下沉，系统提升社康中心诊疗水平与服务能力，为居民提供优质的健康服务，满足居民多元健康需求。

（2）医疗集团要以重点学科建设为抓手，全区社康中心为网底，构建"基层筛查 - 医院治疗 - 基层康复"的全周期健康管理模式，推动分级诊疗和优质医疗资源下沉落地生根，为市民提供同质化、标准化、规范化的医疗卫生服务。如诊疗水平无缝对接方面，开设社区首席专家工作室固定门诊日，联盟内学科与社康之间开通双向转诊绿色通道，推动工作重心和优质资源的双下沉，让分级诊疗落到实处。

3. "三个六"集团办医标杆夯实基层发展模式。

（1）推行"六个标准"建设，即建设标准化、标识标准化、装备标准化、服务标准化、管理标准化、薪酬标准化，提升社康中心 - 医院硬件水平和整体形象。打破分级诊疗双向转诊瓶颈，收录集团所有成员单位药品目录，扩充各社康中心药品目录。借助区域学科联盟，社区居民在社康中心就能享受到与三级医院同质化的诊疗服务和更加优惠的药品供给服务。

（2）搭建"六个统一"区域学科联盟，实现医疗卫生机构与社康中心在分级诊疗水平、预防康复、服务能力、家庭病床、强基层与树标杆之间"无缝对接"。

（3）搭建区域"六个共享中心"。全区建设信息数据共享中心、检查检验共享中心、影像共享传送中心、药品供应和消毒供应共享中心、技能培训共享中心、物流配送共享中心，实现整合资源、节约成本、提高效率、信息共享、结果互认。

4. "1 + 3 + 3"智慧系统助力优质高效服务。

南山医疗集团坚持以人为本的服务理念，积极推动智慧医疗服务体系的建设，统筹了全区信息化建设，建设区域医学信息中心，充分利用互联网和大数据等手段，打破信息"孤岛"，构建了"1 个支撑平台 + 3 个数据中心 + 3 个大智慧系统、智慧应用"体系。逐步实现医院、社康中心、公共卫生机构之间数据的互联互通、信息共享。医院信息智能化建设首先要注重顶层设计，围绕以健康为中心构建高效便捷的服务网络。其次，要实现各个功能子系统的数据共享，可实现实时共享、监测和分析。再有，要借助高科技企业人才力量，深度合作，将大数据、5G、物联网、AI智能等技术应用到诊疗服务中。

（二）问题与建议

1. 进一步完善医保支付方式和绩效考核。

南山医疗集团目前正在努力争取实施"总额管理、结余奖励"的医保支付方式，探索以DRGs为主的多元支付方式改革，但目前仍处于政策探索阶段。建议对于住院服务，在DRGs支付方式基础上，将健康结果和医疗质量维度纳入医保管理部门的考核体系中；对于门诊服务，采用总额预付＋按人头服务的支付方式，形成合理的利益共享机制，让医院和社康中心之间能合作共赢，各取所长。其中，南山医疗集团医保资金统一划入集团总部统筹管理，有助于整体形成利益共同体，但对其考核和分配制度存在更高的要求。建议在医保考核监督方面，既要兼顾考核医疗服务行为，医保基金使用、结余基金分配是否合理，也要注重上下级医院的利益分配、调动医务人员的积极性等。

2. 实施大健康人才梯队建设工程。

集团目前正积极采取多种措施提升人才数量和质量，但基层人才相对薄弱，各学科人才也分布不均。建议在临床医学、公共卫生、中医和卫生管理等各个领域全面整体推进人才梯队建设。并且，根据区域学科发展和管理需要，与国内外顶尖高校或相关机构合作，实施各类人才工程，同时加强管理队伍的建设。激励机制对人才的吸引很重要，建议通过整合医院和基层医疗卫生机构的治理和激励措施，提高基层医疗服务提供者的质量。

（黄奕祥，吴云　中山大学公共卫生学院）

以"两融合一协同"为抓手
推进紧密型城市医疗集团建设

——广东省深圳市宝安区城市医疗集团

深圳市宝安区中心医院集团积极探索紧密型城市医疗集团的管理体制和运行机制,打造医院与社康中心融合发展、医疗与预防融合发展、全科与专科协同服务(即"两融合一协同")模式,创新集团化运作机制,推进社康中心举办医院的院本部与社康中心融合发展,通过优化城市医疗集团资源配置、医疗卫生工作重心下移,构建先全科后专科的诊疗模式,实行"防-治-管"闭环慢性病管理,搭建"三协同"的全生命周期健康服务信息平台,促进医院的学科建设,提升社康中心医疗服务能力,以及医防融合、双向转诊。实现了慢性病和老年患者全专闭环健康管理、社康中心服务能力和服务水平双提升,以及医院学科发展和专科平台延伸双促进的局面。

一、 改革背景

宝安区位于深圳市西北部、珠江口东岸,是穗深港经济发展轴黄金走廊的重要节点,联系粤港的桥梁,辐射内地的重要通道。根据第七次全国人口普查数据,宝安区常住人口 447.7 万人,年龄结构中,0 ~ 14 岁占比 13.72%,60 岁以上占比 3.83%。2019 年底,全区共有医疗卫生机构 1 281 个,其中医院 25 个,社区健康服务中心 145 个,拥有卫生技术人员 18 740 人,病床 8 690 张,全年总诊疗 2 260.28 万人次,其中门诊诊疗人次较上年增长 7.7%。

近年来,深圳市以"补短板、强基层、建高地、促健康"为主线,大力优化卫生服务体系,创新体制机制,全面推进以卫生服务整合和医防融合为核心的医疗卫生服务体系改革。根据深圳市卫生健康委《关于深入推进优质高效的整合型医疗卫生服务体系建设的实施意见》《关于推进社康中心举办医院上下融合发展 促进双向转诊若干措施的通知》要求,深圳市宝安区中心医院集团作为深圳市 20 家城市医疗集团(基层医疗卫生服务联合体)之一,把医防融合工作作为深化医疗卫生体制改革的重要载体。

2019 年起,推动宝安区中心医院、38 家社康中心及 1 家社区医院组成紧密型城市医疗集团,服务人口 150 万人。旨在优化医院和社康资源配置和专科布局,通过医疗卫生工作重心下移、医疗卫生资源下沉提高社区健康服务水平,促进医院学科建设、夯实分级诊疗基层基础实力,提高基层医疗服务能力,促进医防融合、双向转诊,完善分级诊疗制度,为全方位全周期保障居民健康提供整合型医疗服务体系支撑。

二、 主要做法

(一)构建医院与社康融合发展的医疗卫生服务体系

1. 明确功能定位,转变行政职能。

集团积极探索紧密型医联体建设,形成以院本部、社康中心为核心的纵向一体化模式,为辖区居民提供系统连续的整合型医疗服务。坚持强化集团"强基层、促健康"的第一功能定位、社康作为"居民健康管理基础平台"的功能定位。坚持"院办院管"的社区健康服务管理体制,如图 1 所示,宝安区中心医院设立社管中心,统一管理辖区内的社康中心,将医院与社康融合发展作为"一把手"工程,推动医院与社康人财物统一管理调配,提升集团内社区健康服务管理中心的功能定位,从原来负责建设发展社康中心转变到全面推进医院与社康融合发展,着力建平台(社康平台)、促融合(医院社康融合发展)、抓管理(健康管理)、推双转(双向转诊)。

2. 建立一体化服务和绩效分配制度。

集团紧紧围绕"为居民提供疾病预防、诊断、治疗、营养、康复、护理、健康管理等一体化、连续性医疗卫生服务"目标,推动医院 - 社康一体化服务。院本部与社康中心共同开展基本公共卫生服务、家庭医生签约服务,为医院就诊的慢性病患者建立健康档案、提供家庭医生签约服务，将慢性病患者以及其他需要进行病情随访、康复照护的患者全部转回社康中心。

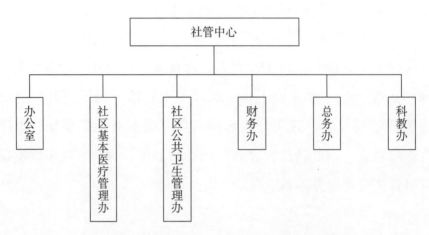

图1 宝安区中心医院社管中心组织架构示意图

同时，建立健全以"强基层、促健康"为导向的集团绩效评价体系，不断完善全科专科协同服务考核分配机制。基本公共卫生服务、家庭医生服务、健康管理的工作实施及经费由集团统一考核、统一分配，并将医院社康融合发展工作成效纳入医院医疗质量季度考核加分项，从而有效调动员工的积极性。

3. 构建全周期健康服务信息平台。

集团被列为深圳市首家社区健康服务信息系统"三协同"的试点单位，深入推动社康信息系统与医院信息系统、社康信息系统与专业公共卫生管理系统、社康信息系统与居民健康服务终端系统信息"三协同"建设，全面打通医院社康双向转诊信息流，有力支撑双向转诊服务，促进建档关口前移、实时病历共享、上下转诊点对点、自动识别下转、全程一码通、全程短信提醒、全程优先高体验。同时，在行政管理上实现动态监测、实时统计分析等功能。

4. 建设资源共享中心。

推动医院与社康中心形成分工协作的服务共同体，建设心电远程诊断中心、放射远程诊断中心、检验远程诊断中心、专家远程会诊中心、消毒供应中心及后勤保障智能管控中心等。通过资源共享和服务支持，全面提升社康中心服务能力和水平，增强居民体验感和健康管理黏性。

（二）构建医疗与预防融合发展的学科建设体系

1. 打造"四位一体"全科医学中心。

集团在医防融合中贯彻全科理念，完善全科医学中心制度，在院本部建立集全科门诊、全科病房、全科技能培训中心、全科教研室为一体的全科医学中心。

2. 建设全科医生队伍，增强医防融合能力。

鼓励和支持院本部专科医师转岗全科医师。加大全科优质人才引进力度，两年内实现每个社康中心平均配置规范化培训全科医师不少于 5 名。实施全科后备人才选拔和培养制度，从院本部选拔优秀的护理人才到社康中心工作。

组建慢性病医防融合学科团队，在内分泌科、心血管内科及呼吸科实行"一一六"医防融合学科团队组建方式，即一个专科医生指导一个区域社康，带领六名亚专长全科医生骨干，加强全科医生慢性病防治技能培训，提高慢性病鉴别诊断能力。

3. 探索全科医生和专科医师角色互换培养。

率先在内分泌科、心血管内科、呼吸内科、消化内科探索专科医生和全科医生角色互换培养一年，促进院本部专科医生、社康中心全科医生互相熟悉服务团队、内容、项目等信息。专科医生驻扎社康中心不少于一年，加强全科思维的养成，指导驻点社康中心的全科医生提升亚专长能力。全科医生到院本部专科进修不少于一年，重点学习亚专科和传播全科理念。通过角色互换，深度促进全科和专科间的交流和协同。

4. 探索全科医生亚专长能力训练。

集团依托市卫生健康委、市卫健能教中心、市重大疾病医防融合项目牵头医院、宝安区柔性引进的学科团队等资源，积极加强对集团内全科医生、公卫医师的教育培养。从糖尿病、高血压、慢阻肺等重大慢性疾病入手，定期派送全科医师到医院培训学习，并组建特聘教授、专科主任、专科高年资医生组成的导师团队，针对全科医生能力需求，开展为期不少于半年的高质量可认证亚专长培训。此外，还定期邀请专家前往社康中心进行现场指导，开展形式多样的慢性病防治技能培训。

（三）构建全科与专科协同发展的分级诊疗体系

1. 形成"先全科后专科"有序就医格局。

在院本部设置全科门诊及家庭医生服务部，全科门诊出诊医生由社康中心的全科医生骨干担任，主要接诊未预约就诊的内科系统疾病或尚未进行专科分诊患者。家庭医生服务部由社康中心的护理骨干提供服务，主要负责联络双向转诊、家庭病床申请、专家进社区等，逐步形成"先全科后专科"的有序就医格局。

2. 构建慢性病"防-治-管"闭环管理新模式。

集团积极响应《"健康中国 2030"规划纲要》提出的"实施慢性病综合防控战略"号召，结合当前慢性病流行和防治状况，打造一套适宜于本地区社康功能优势的慢性病"防-治-管"闭环管理新模式（图 2），推动慢性病治疗向全流程健康管理转变。首先，强化居民"自己是健康第一责任人"理念，通过健康教育等手段，努力使社区居民了解必备的核心健康知识与技能，有效提高居民的健康素养。其次，集团强力打通"管"与"治"之间的通路。由院本部与社康中心全科门诊构成的全科诊疗体系，主要负责慢性病患者的日常管理及向上转诊，管理内容包括建立慢性病健康档案、提供家庭医生签约服务、组织专项体检、定期随访等，而院本部专科主要负责对疾病进行治疗和对全科医生进行指导。全科门诊与院本部专科门诊及病房通过双向转诊，以及建立医院社康一体化血糖、血压、肺功能、肾功能管理中心和智慧家庭病床管理中心，进行院前、院中、院后健康全过程监测，实现了"管"与"治"的连续化。

3. 开展全专协同家访和会诊服务。

每月开展家访日活动，让全科医生、专科医生、全科护士及公卫医生组成的团队对难管理、不服从管理的慢性病家庭进行家访，对其生活方式、家人、环境等多方面进行评估，对其进行健康教育。

4. 打造社康中心专科特色门诊。

结合社康中心所在辖区居民的需求，大力推进医院专家及专家组团进社区，开办专科医生工作室，充分发挥专家团队传、帮、带作用，提升全科医生技术服务水平。通过全专角色交换、专家组团进社区的方式，在区域社康中心、一类社康中心建立专科特色门诊，居民不出辖区即可享受特色全专协同服务。

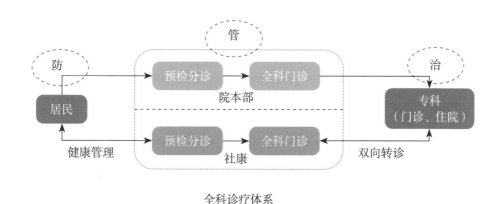

全科诊疗体系

图2 深圳市宝安区中心医院慢性病"防-治-管"闭环管理新模式示意图

三、 主要成效

（一）实现慢性病和老年患者全专闭环健康管理

以慢性病和老年患者管理中心为平台，以互联互通和数字化信息平台为支撑，以全科医生和专科医生协同共管为依托，深圳市宝安区中心医院集团已全面打通了"防-治-管"健康管理通路。截至2020年底，糖尿病全专闭环管理数达3 778例，双向转诊总数达79 593人次，上转医院门诊52 428人次，上转住院781人次，医院门诊下转23 716人次，住院下转2 668人次。集团住院老年人、高血压患者、糖尿病患者实现了100%下转社康中心，重症慢性病患者出院后100%建立了家庭病床，内分泌科实现在院住院患者100%建立居民健康档案、100%签约家庭医生服务、出院时100%与家庭医生一对一交接、出院后100%有家庭医生随访，初步构建了"预防-治疗-管理""居民-全科-专科""家庭-社康-医院"慢性病闭环管理新模式。

（二）实现社康中心服务能力和服务水平双提升

一方面，通过远程诊断技术支持，显著增强了社康中心的服务能力，在影像、心电、检验等全面实现了"社康检查、医院诊断",大大提升了居民的就医体验,同时节约了居民和医保的支出。另一方面,通过以社康中心慢性病管理需求为导向,集团推行全科医生与专科医生全脱产交叉培训项目,全面提升了试点社康中心的全科医生专长能力和慢性病管理能力,增强了慢性病患者的健康管理黏性。目前,试点社康中心管理的慢性病患者规范管理率和控制率明显高于其他社康中心。2020年底,集团社康中心门诊量占集团总门诊量的比例高达59.8%。2018—2020年期间,老年人、高血压在管人数、糖尿病在管人数及家庭医生服务签约人数均呈现大幅增长趋势。其中,高血压管理人数增长2.3倍,糖尿病管理人数增长1.5倍(表1)。

表1 2018—2020年宝安区中心医院慢性病管理人次及家庭医生签约人数

年份	老年人/人	增长率/%	高血压/人次	增长率/%	糖尿病/人次	增长率/%	签约人数/人	增长率/%
2018	6 457	—	9 681	—	4 958	—	121 624	—
2019	8 645	33.89	18 890	95.12	7 492	51.11	171 613	41.10
2020	12 060	39.50	31 641	67.50	12 527	67.21	214 407	24.94

针对糖尿病患者管理,同比2019年(表2),在集团糖尿病诊断门诊和住院人次均呈上涨态势的基础上,院本部糖尿病诊断门诊人次下降33.3%,而社康中心糖尿病诊断门诊人次有较大增幅(36.9%);对于需要入院治疗的糖尿病患者,院本部内分泌科糖尿病诊断住院人次增长18.7%,其中复杂疑难病例和复杂危重病例占比增长32.3%。目前,集团已形成糖尿病专科舍得转、全科接得住、协同管得好的新局面。

表2 2019—2020年医院本部和社康中心高血压、糖尿病服务量对比

项目	2020年较2019年增长率/%
集团糖尿病门诊人次	24.0
其中:院本部糖尿病门诊人次	− 33.3

项目	2020 年较 2019 年增长率 /%
社康中心糖尿病门诊人次	36.9
集团糖尿病住院人次	34.2
其中:内分泌科 CD 型病例占比	32.3

（三）实现医院学科发展和专科平台延伸双促进

内分泌科、儿科、心血管科、呼吸内科、肾内科在社康中心建立了专科特色门诊，拓宽了医院专科医生的服务平台，居民不出辖区可享受专家级专科诊疗服务。构建了院本部"先全科后专科"全新诊疗模式，实现全科门诊和专科门诊的有机分离，倒逼医院专科医生提升专业能力和品牌。通过推进"两融合一协同"，提升了全科医生的鉴别诊断能力和识别疑难复杂病例的能力，上转患者中，疑难病例的比例大幅提高。在集团内，专科服务平台向社康中心、家庭病床延伸，提升了学科发展水平，降低了医院运营成本，社康中心健康管理能力得到了专业的支撑和提高，居民得到了同质化的慢性病管理服务。2020 年药占比与 2019 年同期相比，下降了 4.86 个百分点，CD 型病例同比增长 10.3%，三、四级手术比例同比增长 9.3%（表 3）。

表 3　2019—2020 年集团内药品、手术部分指标对比

年份	药占比 /%	手术 / 人次	三、四级手术比例 /%	CD 型病例占比 /%
2019	24.22	11 416	45.27	56.39
2020	19.36	12 198	49.48	62.19

（四）实现辖区居民和专业同行双认可

2019 年、2020 年，宝安区卫生健康行政部门组织的居民满意度调查中，宝安区中心医院集团居民满意度均位列全区第一名。2019 年度深圳市城市医疗集团绩效评价中，宝安区中心医院集团总成绩位列全市第一名。集团努力打造城市医疗集团改革新样板，"两融合一协同"改革模式也作为特色案例被广泛

报道。2019 年 11 月，广东省卫生健康委主办的广东医改十年系列报道中，宝安区中心医院集团与罗湖医院集团共同作为深圳城市医疗集团改革样板进行了专题报道。2020 年 8 月，广东省深化医药卫生体制改革领导小组工作简报专题报道了宝安区中心医院（集团）"两融合一协同"工作。

四、启示与建议

（一）理念转变是前提

宝安区中心医院集团领导高度重视构建整合型医疗卫生服务体系的重要性，意识到需从根本上转变单纯发展医院本部或社康的管理思维。在深圳市医改办、深圳市卫生健康委及宝安区卫生健康局的支持和指导下，医院加强组织领导，落实责任，统筹安排，坚持"强基层、促健康"的第一功能定位，"从上而下"地推动了基层医生的服务思维转变，并将其作为"一把手工程"推进，通过宣传动员及政策解读，使广大基层医护人员深入理解"两融合一协同"的实际内涵和重要性，积极参与建设，发挥改革"主力军"作用，将防治结合真正融入日常诊疗及公共卫生服务工作中。

（二）体制机制改革是关键

建立有责任、有激励、有活力的管理机制，是确保"两融合一协同"体系建设工作的关键。集团从行政管理、业务管理、资源配置、运营机制、信息化建设等方面，规范集团建设，深入推进医院与社康中心一体化运营。构建医院 - 社康 - 家庭医生团队三级居民健康"守门人"责任体系以及院本部"先全科后专科"全新诊疗模式，坚持以提升居民健康管理水平为中心，推动院本部全面参与提供家庭医生、基本公共卫生等服务，做实做细社区健康服务，打造健康服务管理闭环，努力全方位全周期保障辖区居民健康。

良好的内部运行机制，是在改革过程中各运行环节构成要素之间建立紧密连接的必要条件。其中，组织决策是改革的重要推手，集团行政部门根据医院改革目标积极转变职能，制定符合基层医疗工作实际的政策，努力推进医院社康的融合发展。健全人才培训机制是强化人才队伍的必要措施，集团将"两融合一协同"的思想融入培训工作中，形成全科医生有专长能力、专科医师有全科思维的新局面。建立"两融合一协同"为目标导向的绩效考核及分配机制是改革的助推器，科学合理的考核分配制度可以充分调动医务人员工作积极性，提高医院集团管理和业务水平。

（三）信息化平台建设是保障

利用信息化实现流程再造和组织重构，促进医院去行政化与组织扁平化、有效监督权力运行、提升决策透明度，同时提升医院的服务水平和效率。集团通过建立全覆盖、一体化、安全高效的全周期健康服务信息平台及资源共享中心，实现了院本部和社康中心的服务连续化、诊断远程化、行政管理实时化，促进医疗卫生资源的整合和优化配置，进而全面提升了集团医疗卫生的服务质量和效率，是"两融合一协同"体系建设工作推进的重要保障。

（黄奕祥，吴云　中山大学公共卫生学院）

共担社会责任　共享经营利益
探索城市医联体公私合作新模式

——四川省成都市锦江区 - 市二医院城市医联体

　　成都市锦江区积极探索公立医疗机构与社会办医疗机构在网格化城市医联体建设中的社会责任契合点和利益共同点（"两个点"），组建了"锦江区 - 市二医院网格化城市医疗联合体"。该医联体按照以下"六项"工程推进：践行"一个平台"支撑全链条服务；业务党建"两手抓"，确保政治引领；"三个统筹"共享医疗资源；"四个不变"建立责权利清单；"五大举措"提升基层医疗服务水平；"六大保障"实现全生命周期管理的目标。与此同时，通过政策引导、公私联动和党建业务两手抓，实现了管理和业务能力双提升，形成了特色鲜明的网格化城市公私合作医联体模式。

一、改革背景

　　2019 年 7 月，成都市被确定为全国 118 个网格化城市医疗联合体试点城市之一。试点工作开展以来，成都市以构建覆盖全生命周期的整合性医疗健康服务体系为目标，多部门联合印发《成都市网格化城市医联体建设试点实施方案》。为了强化网格化城市医联体建设布局，成都市根据医保统筹区域、人口和医疗资源分布等因素将市区划分为 7 个网格，网格内由市级、省部级三甲综合医院牵头、基层医疗卫生机构支持、康复和疾控等医疗机构共同参与与组建网格化城市医联体。

　　社会办医疗机构参与医联体建设是医疗卫生供给侧结构性改革的重要内容。成都市锦江区由于特殊的医疗改革探索历史原因，辖区内所有二级以下医疗机构性质均为社会办非营利性医疗机构，如何更好地为辖区居民提供优质高效的连续性医疗健康服务，成为当地老百姓关注的重要民生问题，也是成都市锦江区政府和医疗卫生体系必须回答的难题。锦江区 - 市二医院网格化城市医联体以公立三甲医院牵头，以锦江区社会办医疗机构一家二级综合医院、3 家专科医院（妇幼保健院、老年病医院、精神病医院）为纽带、9 家社区卫生服务中心为网底，形成三级医疗体系，旨在共同为区域网格内患者提供疾病诊疗、慢性病管理、康复、养老、护理等连续性服务（图 1）。

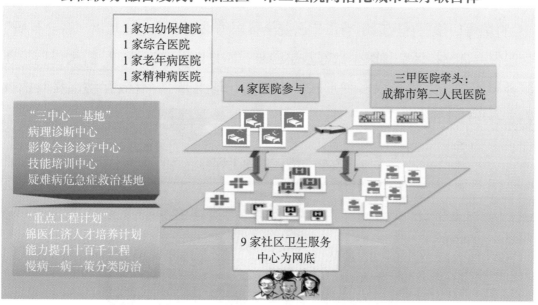

图 1　锦江区 - 市二医院网格化城市医疗联合体组织架构

二、　主要做法

为深度促进公立医疗机构与社会办医疗机构在网格化城市医联体建设中的融合，改革中利益相关方聚焦在社会责任契合点和利益共同点（两个点），共同推进锦江区 - 市二医院城市医联体建设。

（一）牵头医院的"六项"工程

践行"一个平台"支撑全链条服务，即医联体信息平台，逐步实现医联体内医疗卫生信息有效共享；业务党建"两手抓"，确保政治引领：立足三级公立医院功能定位，确保公立医院公益性方向；"三个统筹"共享医疗资源：一是统筹建立区域内的共享中心；二是统筹医联体内床位、号源使用；三是统筹医联体内常见慢性病药品目录通用；

"四个不变"建立责权利清单：一是主体责任不变、原有机构行政建制、单位和人员的性质不变；二是承担基本医疗和基本公共卫生服务及家庭医生签约服务职能不变；三是发展力度不变；四是财政投入保障机制不变；

"五大举措"提升基层医疗服务水平：一是以"一对一"组成"师徒"关系培训基层医生；二是发挥医院全科医师规范化培训基地的作用，同时推行"全科统筹门诊"社区医生与市二医院全科医师共同坐诊；三是以"联合科研"为纽带，带领社区全科医生做好基层科研；四是以需求为导向，扩大优质护理服务覆盖面；五是采取多种形式"走下去、请上来"，有效互动，提升积极性、参与性（图2）。

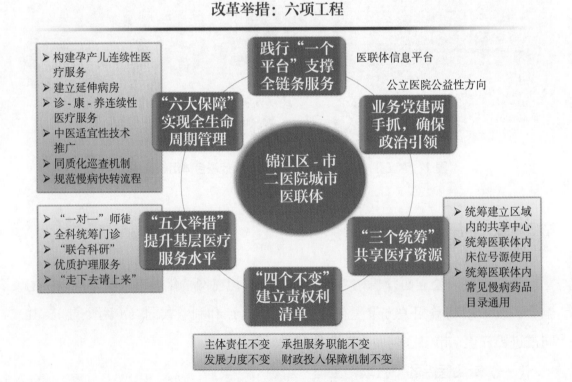

图 2　六项工程示意图

"六大保障"实现全生命周期管理的目标：一是构建以三甲医院的综合实力为保障，锦江区妇幼保健院专科特色、社区卫生服务中心儿童保健，区域内孕产儿的连续性医疗服务。二是建立延伸病房，逐步提升基层医疗护理水平。三是将医疗卫生与养老、康复、护理、营养指导服务相结合，为患者提供一体化的疾病诊疗 - 康复 - 养老等连续性服务。四是以中医治未病为导向，开展中医适宜性技术推广。五是建立"同质化巡查机制"，助推同质化管理。六是慢性病快转不断优化规范转诊流程。

（二）政府主导的推进措施

1. 资源统筹，政策保障，促网格化城市医联体建设。

（1）统筹建立区域内"三中心一基地"。病理诊断中心、影像会诊诊疗中心、技能培训中心、疑难病危急症救治基地等共享中心，为成员单位提供同质化、一体化服务。推进医联体内资源共享，提升区域内医疗水平和服务能力，更好的服务区域居民。

（2）政策支持资金保障。长期派驻网格化医联体人员"上级管下级用"，将下派工作时间计入职称晋升所需的基层工作经历，并按对口支援相关规定管理。同时，保障长期派驻成员单位的医务人员绩效收入不低于原岗位。具体而言，政府落实对牵头医院（专家）的财政保障力度，对下派的管理团队（医院院长助理、社区卫生服务中心副主任）给予 2 000 元/（人·月）的补助；对下沉坐诊带教查房的专家，按照中级、副高、正高分别按照 200 元/次、300 元/次、400 元/次的标准给予补助（被派驻机构和财政各承担 50%）。

（3）多部门协同。在网格化城市医联体建设中逐步完善分工协作机制，积极推动急慢分治、防治结合、技术合作、业务协同、家医服务等工作的落地落实。逐步形成区域"监测与预防、诊断与治疗、康复与管理"一体化健康服务。

2. 创新机制，以项目为抓手促网格化城市医联体发展。

（1）党建引领项目，开启红色引擎领航模式。"围绕中心抓党建，抓好党建促发展"，与13家成员单位开展"党建结对"活动，建立常态化的党建联络机制，通过组织联建、党员联管、活动联办、人才联育、资源联用等方式，促进三甲公立医院党建工作与社会办医疗机构的深度融合，有力推动社会办医疗机构党建工作全面提升、全面过硬，使其成为健康发展的政治保障和强大动力，形成了社会办医疗机构投身公益、奉献社会的党建引领新格局。

（2）人员统筹管理项目，实现双融合双促进。锦江区－市二医院网格化城市医联体统筹专业人才管理，组建紧密型网格化城市医联体"1＋N＋X"管理技术团队（1为网格化城市医联体领导小组、N为下派驻点的管理专家团队、X为下派的业务专家团队）。搭建"管理业务双提升"平台，多方合力突破政策壁垒，上下联动创新激励机制，实现政府、机构、个人多方满意新格局。医院下派长期驻点的12名管理专家团队，任医联体成员单位院长助理或中心副主任，全程参与成员单位综合管理，会同18名专业技术人员团队以及质控巡回专家组统筹开展工作，通过"长＋常""点＋面"，实现了人才技术双下沉，业务管理双提升，医联体及对口支援双促进。

（3）能力提升项目，实现业务管理双提升。

一是以创新交叉帮扶为路径，提高队伍内生动力和工作效能。有效融合专业优势，以"1＋1＝N"的理念，发挥团队帮扶力量，开展工作互动、交叉指导，提升工作效率、效能、效果，短时间内使网格化成员单位在管理、业务技术等方面得到全面的指导和提升。建章立制，统一制定"锦江区－市二医院网格化医联体工作手册"，标化锦江区-市二医院网格化医联体内部会诊制度、流程及会诊意见表。联合开展专家交叉指导，对网格内每一个成员单位的药事管理、合理用药、检验质控、慢性病管理、儿童保健、护理管理、技能操作等方面进行全方位、多形式、宽领域指导帮扶，梳理修订制度流程上百条，MDT会诊及联合培训1 674人次，四个成员单位升等达标，为同质化管理提供了坚强的制度保障、人员保障、模式保障，实现了从"单打独斗"到"众人拾柴火焰高"的转变，使优质资源在网格内有机流动，保障其可持续发展。

二是以"锦医仁济"人才培养为保障，实现由输血变造血。以全生命周期的同质化健康管理为目标，以"十百千工程"为抓手，依托锦江区技能培训中心，通过专科共建、教育培训协同合作、科研项目协作等"走上来，沉下去"全面开展多学科、全覆盖的人才培养计划，实现"人才培养在三级医院，人才作用在基层医疗机构"。做实"全科统筹门诊"。医联体成员单位12名医生参与三级医院"全科统筹门诊"并进病区查房，门诊诊疗 1 068 人次、病区查房 1 046 人次，在三甲医院实战平台上，提高诊疗量、扩大病种范围，提升全科业务水平；用心"师带徒"。13 个专业联动下沉"师带徒"20 名医联体医护人员，助力专科诊疗能力提升；开展"联合科研"。针对社区疾病特色和基层需求，以儿科、神经内科等专业为引领，带动基层医联体成员单位科研水平；拓宽护理帮扶。将护理指导和公共卫生指导相融合，拓宽帮扶范围，指导基层医疗机构落实公卫职能；五是创新培训模式。学术活动共办、教学目标共建、线上线下共享、继续教育共抓，提高培训参与的主动性和积极性。技能操作培训 20 次培训 237 人次，业务培训 20 次培训 331 人次，"上下联动，内增活力，外加推力"，提升网格内医联体成员单位业务水平，带动区域医疗服务整体水平。

三是以"一病一策"为目标，推进慢性病规范化管理。在前期通过慢性病快转平台下转慢性病患者 2 000 余人的基础上，为做好下转患者在社区延续管理，医院加强慢性病规范化管理，创新 1 + 1 + N + X 模式（1 个质控总监、1 个专科医生、N 个社区卫生中心、X 个糖尿病患者），推进网格化医联体模式下社区糖尿病患者的管理，形成专科与全科联动、医防有机融合。在质控总监指导下，内分泌专家制定方案并实施，多个社区卫生服务中心及家庭医生协同、社区糖尿病患者参与，推进在网格化医联体模式下进行多社区糖尿病患者管理。目前已经在 5 个社区试点开展此项工作，对近 50 名社区医生和公卫人员进行了糖尿病防治知识的问卷调查、对近百名社区医生和公卫人员进行多形式多内容的专业培训 23 次 321 人次、筛选约 300 名慢性病患者纳入管理。项目开展三个月，已经有部分纳入管理的糖尿病患者实现了血糖控制达标。

四是构建儿童健康服务网，提升区域儿童健康服务能力。市二医院儿科牵头，构建区域儿童健康服务网，重点开展儿科对口帮扶、人员培养、双向转诊等工作。规范儿童健康管理和诊疗标准、拓展儿童保健服务项目为目标，通过带教、培训、进修、定期派驻专家、线上线下指导等多种形式将优质儿科专家资源和技术资源带入基层，提升医联体单位的儿科医疗技术水平和服务水平，加强儿科服务队伍建设。目前已开展了多专业儿童健康专题培训会，就如何科学管理儿童体重和身高、高危儿早期神经运动发育评估、儿童牙外伤诊疗、儿童常见皮肤病防治等方面进行全方位、多维度培训。并建立交流群，成员单位41人加入，进行线上咨询、培训等，夯实专科水平。

五是以皮肤科专科联盟为支撑，促进皮肤科优质资源区域内流动。市二医院皮肤科专科联盟不仅在成渝地区双城经济圈医疗发展建设中主动谋变，增加专科联盟覆盖广度和深度，加快成德绵眉资一体化同城化发展。同时，充分发挥优势专科资源，根据区域网格内成员单位需求，开展"每月一讲座"，针对老年皮肤病、妊娠期皮肤病、儿童皮肤病等进行专科培训、查房、用药指导等，规范和提高区域内皮肤病专科诊疗水平。定期对区域内老年病医院和养老机构的患者开展专科查房，对老年人常见和疑难重症的皮肤病做到早发现、早诊断、早治疗、早预防，帮助成员单位提高专科医疗服务水平，做到医防有机融合。

六是网格化城市医联体质量总监强化质量控制。不定期检查和指导区域网格内成员单位医疗质量。由质控总监定期带队医院医疗、护理、门诊、质控、医保、检验、药事等专家组成质控小组，对成员单位实行环节质量与持续改进的指导、检查、考核、点评、总结及反馈，督促网格化城市医联体成员单位医疗质量与安全的提升和同质化（图3）。

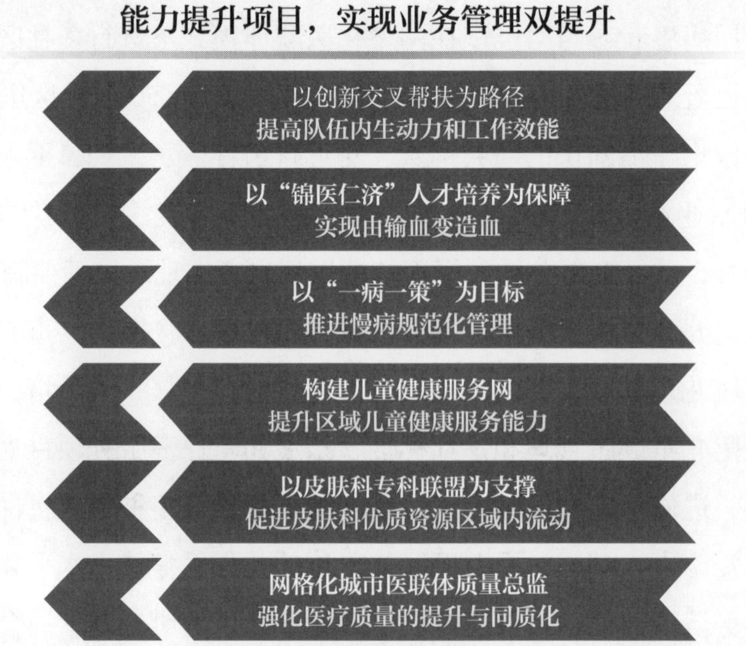

能力提升项目，实现业务管理双提升

以创新交叉帮扶为路径
提高队伍内生动力和工作效能

以"锦医仁济"人才培养为保障
实现由输血变造血

以"一病一策"为目标
推进慢病规范化管理

构建儿童健康服务网
提升区域儿童健康服务能力

以皮肤科专科联盟为支撑
促进皮肤科优质资源区域内流动

网格化城市医联体质量总监
强化医疗质量的提升与同质化

图3　能力提升六大项目

160

三、 主要成效

（一）公私联动，融合发展

通过公立三甲医院与社会办医疗机构开展分工协作与优势互补的医联体合作，实现了"三提高一保障"。提高社会办医疗机构的业务技术水平、服务能力、品牌声誉，保障社会办医医疗机构健康、规范发展。同时，利用优质资源拓展公立医院服务覆盖范围的广度和深度。这种公私联动，融合发展的医联体模式充分利用和结合了公立体系的专家资源和社会办医的平台及服务优势，为满足老百姓不同层次的医疗服务需求提供了系统化的服务。医联体成员单位对建设方式均表示满意，积极性和主动性都很高。

（二）党建业务两手抓，实现管理业务双提升

30 名管理技术专家团队下沉强基层，切实提升基层医疗整体水平，建立一种更为细致、紧密的共同体模式。以 1 + N + X 模式开展工作，下派驻点的12 名管理专家以"党建结对、党建共建""急慢分治、双向转诊""一带一组、按需服务""一病一策、分类防治"为抓手协同推进提升成员单位管理业务工作。下沉不同专业的 18 位业务专家以专病加全科模式对孕产儿、老年病、慢性病、中医等指导和帮扶。

医院下派专家对照标准，对东大社区卫生服务中心和牛市口社区卫生服务中心进行全面指导，现在两家卫生服务中心已顺利通过复核达标。派出医院评审专家对锦欣沙河堡医院和锦欣精神病医院的等级评审进行系统帮扶指导，提升医院内涵建设，成为医院提档升级的坚强后盾，有效推动区域内医疗机构共同发展。

（三）交叉帮扶，提升工作效能

下派的 12 位管理专家对网格内每一个成员单位联合开展多专业、全方位、多形式、宽领域交叉指导帮扶，运用 PDCA 管理方式，稳步提升管理水平提高管理效果。这种交叉帮扶模式为同质化管理提供了坚强的制度保障、人员保障、模式保障，实现了从"单打独斗"到"众人拾柴火焰高"的转变，使优质资源在网格内有机流动，保障其可持续发展。

2020 年，开展新项目新技术 10 余项，开展处方点评 12 次，指导合理用药，规范检验的室内质控。在"2020 年成都百万职工技能大赛 - 锦江区护理职业技能大赛"中网格化医联体成员单位老年病医院，锦城逸景，东大社区，包揽了本次护理技能比赛前三名，彰显网格化城市医联体工作成效。

（四）"一病一策"，努力推进慢性病规范化管理

锦江区的社区卫生中心慢性病管理人数由 2018 年的 27 163 人增加到 2021 年的 39 668 人，增加了 46.04%。慢性病患者家庭医生签约服务率同比增长 55%。在质控总监指导下，由三级医院内分泌专科医生对社区医师进行专业培训，联合社区医生对多个社区内部分糖尿病患者进行强化血糖管理（包括健康教育、治疗监测），提高社区医生糖尿病诊疗水平和社区患者依从性，提高血糖控制达标率，减少糖尿病并发症。在 5 个社区试点开展此项工作，进行糖尿病防治知识的专业培训 42 场次，培训社区医生和公卫人员近 472 人次、筛选约 300 名慢性病患者纳入管理，患者教育近百人次。项目启动入组时，患者空腹血糖达标患者仅 23.4%，2020 年项目开展半年后，统计患者空腹血糖达标为 46.9%，较入组时提高 23.5%。项目开展以来，社区医生专业水平得到提高，患者依从性得到提高，各社区糖尿病健康管理规范率提高 20% ~ 30%。

通过这种新型的管理模式，建立社区糖尿病患者管理的标准流程，并以试点社区为典范，将这种糖尿病管理模式在社区复制推广，真正实现有效的社区糖尿病管理，为推进慢性病规范化管理迈出踏实的步伐。

（五）创新模式助力双向转诊

2018 年，市二医院以医联体为运行框架，以技术优势"补"社区能力不足之短板，以诊治水平"保障"社区"接得住、管得好"，以"社区驻点"方式搭建慢性病快转平台，把社区特门、药房、结算、家庭医生签约、慢性病管理整体搬进三甲医院，让慢性病患者下转零距离，无缝化。

市二医院推动的"联合特门"模式，促进了三级医院与社区见的双向转诊，节省患者时间成本、经济成本的同时，大大提升了患者的信任度、满意度，2020 年底通过下转患者随访调查，患者对转诊流程满意度达 92.99%。医

联体内实现患者下转 15 259 人次，上转 431 人次，双向转诊同比去年增长 100% 以上，部分与慢性病相关科室患者住院天数同比下降 11.9%、出院例均费用下降 12.7%。

（六）联防联控，织密疫情防控网

作为锦江区网格化城市医联体牵头医院，切实履行社会责任和担当，在新冠疫情期间，医院党委统筹部署第一时间成立了党员、专家、博士、共青团员、南丁格尔 5 个新型冠状病毒肺炎防控巡回宣教队，从 2020 年 1 月 28 日开始对锦江 - 市二医院网格化城市医联体成员单位社区卫生中心进行了持续近 1 个月的新型冠状病毒肺炎巡回宣讲和指导工作，完成现场培训社区医护人员 110 人及帮助入户指导。

为有效应对冬季可能发生的疫情流行，医院派出医务、护理、院感、医联体等部门负责人对锦江区疫情防控工作进行现场督查、指导，同时安排院感专家对区域内 15 家社区卫生服务中心和 10 家二级及以上医院的发热哨点、发热门诊、隔离室、感染科、分子实验室的设置、布局、流程等按国家发热门诊、发热哨点要求进行了实地指导，并协助落实改进。实现网格内医联体同质化防控管理，全面提升区域防控和救治能力，筑起了城市医联体网格化"防火墙"。

四、 启示与建议

（一）政府主导是社会办医融入到网格化城市医联体建设的关键要素

根据本地医疗机构类型和层级分布和实际情况，确定网格化城市医联体的科学划分。各级政府给予政策和资金双保障是可持续发展的关键保障。充分考虑利益相关方自身的发展需要（提升能力、拓展服务、赢得口碑等），促进内生动力。

"锦江区 - 市二医院网格化城市医疗联合体"成员单位全是社会办医疗机构，相对于其他模式的医联体建设更具挑战，但是在上级部门的重视与大力支持下，网格城市化医联体建设稳步开展。锦江区区委、区政府高度重视网格化城市医联体试点工作，将其纳入全区涉及民生事业的一项重要改革，也是推进锦江区医疗卫生改革发展的一项主要工作、重要抓手，并从政策上、资金上给予了重要保障。

（二）社会办医和公立医院整合协同的核心需要"三通"

1. 人通。牵头医院派驻管理团队和技术团队到成员机构，将管理、技术、服务和质控联在一起。

2. 物通。搭建网格化城市医联体信息平台，将远程心电、远程影像和远程会诊，将诊疗数据联在一起，实现医疗资源共享、患者信息共享、检查结果共享。

3. 财通。财政给予建设和运行经费保障，将成员单位的利益联在一起。

（三）创新交叉帮扶模式，变输血为造血

市二医院在提升基层医生业务能力上，通过资源整合，交叉帮扶，从对口支援、精准扶贫中，探索出一条富有特色的人才培养之路。组建 1 + N + X 管理技术团队，引用精准扶贫交叉帮扶的创新机制，拟定了交叉指导计划，有效融合专业优势，以"1 + 1 = N"的理念，发挥团队帮扶力量，使优质资源在网格内有机流动。这种创新模式实现了从"单打独斗"到"众人拾柴火焰高"的转变，在短时间内使网格化成员单位在管理、业务技术等方面得到全面的指导和提升。

（四）"一病一策"努力推进慢性病规范化管理

在网格化城市医联体模式下，由市二医院牵头，以社区医生为主力，形成专科与全科联动、医防有机融合。在质控总监指导下，内分泌专家制定方案并实施，多个社区卫生服务中心协同及社区糖尿病患者参与，对社区医生进行强化培训，提高医生糖尿病诊疗水平；带动基层医生给患者做患教，建立定期随访模式，使这部分患者血糖管理更加规范。通过这种新型的管理模式，建立社区糖尿病患者管理的标准流程，并以试点社区为典范，将这种糖尿病管理模式在社区复制推广，真正实现有效的社区糖尿病管理。

锦江区 - 市二医院网格化城市医疗联合体模式，将公立医疗资源和社会办医机构有效融合，相互补充，共同为老百姓提供优质的、便捷的医疗资源。以

实现构建全生命周期为目标，从孕产妇管理、儿童保健、中医治未病、疾病诊疗、慢性病管理、养老、护理等为老百姓梳理出一条完整有效的从医到防到康的闭环路径。

（文进　四川大学华西医院医院管理研究所）

多措并举
加快城市医联体建设

——四川省自贡市城市医联体

自贡市在开始探索各区县和三级综合公立医院组建城市医联体的过程中，在政策保障、体制机制、医疗资源等方面发现较多问题。

1. 患者转外就医比例高。

2018—2019年，基层首诊率、门诊人数均呈递减趋势；双向转诊流程不畅，下转少、下转难现象日益凸显。2019年，全市基层医疗卫生服务机构门诊人次数1 396万，较2018年下降1.82%；三级医院门诊人次数443万，较2018年上升12.55%；全市二级以上医院出院下转患者22.15万人次，仅占出院总人次的22.51%。

2. 医疗服务碎片化严重，优质资源可及性差。

全市城乡二元化结构严重，医疗卫生资源配置现"倒金字塔"形状，资源集中在城区，基层卫生专业技术人员短缺，缺乏公卫人员、专科医生和经验丰富的护理人员，三级医院超负荷运转与基层医疗卫生服务资源相对闲置现象并存。原有的松散型医联体牵头医院专家下而不沉，流于形式，未形成制度化、常态化，存在被动下基层、服务形式单一、服务成效不能满足基层需求问题。2017年全市医联体内专家下沉基层仅300余人次。

为解决上述问题，2020年自贡市人民政府办公室印发了《自贡市加快推进医疗联合体建设和发展工作方案》，市深化医药卫生体制改革领导小组印发《自贡市城市医疗联合体建设试点方案（试行）》，确定构建以三级甲等综合医院为牵头医院，区属公立医疗机构全面参与的"市-区-乡镇（街道）-村（社区）"四级一体化管理的网格化紧密型医联体，以医联体为单位统筹网格内医疗资源，为网格内患者提供健康管理和疾病诊疗等服务，打造全省可推广、全国可借鉴的城市医联体新模式。目前，全市四家三甲综合医院（含中医医院）分别与四个城区医疗机构组建4个城市医联体；在郊县，以县人民医院为龙头，甄选乡镇中心卫生院、村卫生室组建2个县域医共体。依托市三甲医院医学影像、心电、检验等平台和技术优势，组建6个远程医疗协作网，覆盖全市所有乡镇。成立12个专科联盟，开展技术指导、人才培养、学科建设和科研协作等领域合作。各医联体成员单位在医院管理、医疗质量服务和人才建设方面初见成效，优质医疗资源全面覆盖，基层服务能力不断提升。分级诊疗制度框架初步形成。

二、 主要做法

（一）强化联体协作，打造上下互通网格化布局

1. 管理统一，构建高效运行新模式。

通过建立政府主导、网格布局、分片包段的建设模式，推动完善"药械采购、人员管理、资源共享、双向转诊、绩效考核、信息联网和便民惠民"七项内部运行机制，明确医联体建立政府办医责任、内部运营管理、外部治理综合监管"三张清单"，形成服务、责任、利益、管理共同体，打造不同级别、不同类别医疗机构间目标明确、权责清晰、公平有效、有序竞争的运行管理新模式。

2. 厘清职责，构建合理分工新格局。

由市医改领导小组牵头统筹规划，医联体内设理事会，负责日常管理，各医联体通过建立健全规章制度，规范内部治理结构和权力运行规则。医联体内医疗机构落实各自功能定位，推进功能互补：牵头医院向"高精尖"转型，主要承担危急重症、疑难杂症诊疗服务，基层履行"健康守门"作用，确保常见病、多发病在基层医疗卫生机构得到有效治疗，保障群众基本健康。

3. 把握节奏，构建多元突破新秩序。

按照"划片管理、分步推进"原则，根据区域医疗资源结构布局和群众健康需求，采取"先行试点、稳步推开"工作节奏。在自流井区，由辖区内县级及以下医疗卫生机构组建医疗集团，再整体托管自贡市第一人民医院，实现全区医疗卫生资源规模化、一体化、同质化管理；在大安区，由自贡市第四人民医院派驻业务骨干担任区级医疗机构主要负责人，并派遣专家定点帮扶；在沿滩区，充分发挥自贡市中医医院区域中医医疗中心优势，通过建立紧密型专科联盟，推动中医适宜技术下沉；在贡井区，成立由区政府分管领导任组长的工作专班，完善医联体理事会和监事会设置，搭建运行架构，明确职权清单，实现"市-区-乡-村"四级一体化管理。

（二）夯实基层基础，确保服务能力稳步提升

1. 调整布局，重塑版图。

综合考虑改革后人口数量、疾病谱变化等因素，因地制宜调整乡镇卫生院和村卫生室设置。建制乡镇卫生院（社区卫生服务中心）由原来的 112 个调整为 92 个，减幅 17.86%，村卫生室和社区卫生服务站由原来的 1 541 个调整为 1 501 个，减幅 2.60%。涉改乡村医疗卫生机构全面整合，管理体制基本理顺，基本服务不减少、资源优化运转好。

2. 统筹资源，建强中心。

遴选中心镇和特色镇中心卫生院，规划布局县域医疗卫生次中心 10 个。2021 年新启动大安区牛佛镇和富顺县童寺镇县域医疗卫生次中心建设项目，拟定《县域医疗卫生次中心建设工作实施方案》，引导人、财、物重点投放、精准发力，力争 3～5 年内建成达到二级综合医院诊疗水平。

3. 错位发展，彰显特色。

针对"医不能养，养不能医"困境，鼓励有条件的基层医疗卫生机构开展康复医疗、老年护理和安宁疗护等特色服务，着力打造沿滩区仙市镇、富顺县童寺镇等基层临床特色科室 12 个。探索医疗、养老资源整合、服务衔接新模式，启动富顺县代寺镇安宁疗护试点、贡井区筱溪街街道医养结合，自贡市大安区人民医院、大安区何市中心卫生院、大安区马冲口社区卫生服务中心等医

疗机构均开展医养结合。大安区老年病医院安宁疗护试点项目已完成建设打造，医养结合项目已完成病房建设。

4. 创新机制，激发动能。

在大安区和荣县试点推进"岗编适度分离"模式，实施县域内卫生管理人员和专业技术人员选、育、用、管"一盘棋"，按照规定比例核定县域内乡镇卫生院人员编制、专业技术人员岗位总量，实行"县招乡用"，有效盘活了基层医疗卫生机构编制存量，拓展了职业发展空间。在荣县探索"两个允许"改革试点，乡镇卫生院绩效工资总量控制按照编制人数、现有政策规定标准3倍水平核定。健全村医保障机制，在全面落实基本药物、基本公卫等补助政策基础上，持续对在岗和离岗乡村医生实施养老保险缴费补助和生活困难补助。2021年，对4 098名离岗老年村医发放生活困难补助609.05万元，对952名在职村医发放养老保险缴费补助58.27万元，村医各类补助每人每年在3万～6万元左右。

（三）加快联网建设，形成互通共享新形势

1. 强化协同保障。

建立医联体内预约诊疗、双向转诊、远程医疗、慢性病管理等业务协同，实现居民电子健康档案"上推"和电子病历核心内容"下传"。统一质控标准，医疗机构间互认检查检验结果，减少重复检验检查。健全利益绑定和共享机制，通过人才培养、职称晋升、绩效改革等方式，助推各级各类医务人员获得更多实惠和发展空间。

2. 整合优势资源。

依托信息化建设，试点建设医疗健康数据中心，推进医联体成员单位数据安全传输和互通共享。通过"互联网＋医疗健康"形式，医联体内部开展远程专家门诊与学科会诊、远程教学等，逐步推广分时段预约、在线支付、检查检验结果推送、常见病和慢性病网上复诊、线上开具处方与药品网络配送等服务。

3. 促进资源共享。

依托市三级医院医学影像、心电、检验等平台和技术优势，组建6个远程医疗协作网，覆盖率达100%。市第一人民医院医学影像远程诊断平台年均出具医学影像远程诊断报告 40 万余份，市第三人民医院为医联体成员单位提供远程影像、心电诊断及病理、胃肠镜检查 4 万余例，让患者在家门口即可享受到三级综合医院同质化医疗服务，有效减轻了群众医疗负担和往返费用，有效降低了基层医疗卫生机构人力成本。

（四）算好"收支"费用，构建医保支付新方式

1. 引入 DRGs 试点改革。

在制定完善与预算管理相适应的总额控制办法基础上，积极推进 DRGs 点数法付费省级试点。建立了 DRGs 按床日、服务单元等点数法付费体系，完成疾病分组和基准点数、调整系统等测算工作，建立完善了结算系统，正在开展 DRGs 清算工作。

2. 全力推行预付制。

完善医保经办机构与医疗机构风险共担机制，根据总额控制指标月均额度 90% 按月向医疗机构预付医保基金，年末清算，缓解医疗机构资金运行压力。

3. 开展医联体医保管理改革。

医保、财政、卫健等部门出台《自贡市推进紧密型县域医疗卫生共同体医疗保障改革的实施方案（试行）》、医共体"一个总额"管理实施方案、医共体家庭医生医保签约服务包实施方案及相关考核暂行办法等系列文件，明确实施医保"一个总额"管理、推进家庭医生签约服务等五项改革任务，通过加快签订一个服务协议，推进一套监管体系等五项配套措施，逐步建立管用高效的医保治理新机制，推动优质医疗资源下沉，提升基层医疗服务能力，有效化解防范医保基金运行风险。

三、 主要成效

（一）加强专科建设，牵头医院得提升

通过医联体建设，牵头医院不断加强优势专科建设与细分领域发展。市第一人民医院呼吸与危重症医学科获评国家级临床重点建设专科；市中医医院被

确定为全省首批区域中医医疗中心；市第三人民医院在 2019 年度省级绩效考核三级乙等综合医院中排名第一，并于 2020 年 2 月成功创建三级甲等综合医院；市第四人民医院开展了全省首例 3D 打印聚醚醚酮（PEEK）股骨假体植入手术，开辟了新型材料 3D 打印植入体临床应用新领域。自贡市在 2019 年度国家和省级三级公立医院绩效考核中均排名全省第 2。

（二）建立质量体系，基层机构得发展

医联体牵头医院发挥专家技术及人才优势，协助基层建立质量管理控制标准，通过专家蹲点帮扶、技术下沉，提供远程专家门诊与学科会诊、远程教学等服务，落实分级诊疗。2021 年，上级医院向基层转诊 21.98 万人次，基层向二级以上医院转诊 7.04 万人次。贡井区医共体试点以"两病"专科建设为契机，推进 123 + N 医防融合新模式，两病患者签约率 100%。基层医疗卫生机构人均收入与牵头医院人均收入的比值不断升高，其中贡井区基层医疗卫生机构人均收入比值从 2019 年的 52% 提高到 68%，切实提升了基层卫生专业技术人员待遇水平。

（三）降低成本费用，人民群众得满意

1. 降低采购成本。

贡井区医联体的牵头医院已完成医联体药械集中采购配送企业的公开遴选工作，与 6 家配送企业顺利签约，将于 2021 年 9 月 10 日起实施统一配送工作。

2. 降低收费标准。

牵头医院的远程诊疗和检验检查执行基层医疗机构收费标准，已惠利老百姓 200 多万元，使老百姓在家门口就能享受到三甲医院高水平的诊疗服务，让群众就近看得上病，看得好病，提升了百姓就医的安全感和获得感。

四、 问题与建议

（一）紧密型医联体资源整合难度大

医联体内医疗机构的隶属关系、资产归属、人员编制、财政投入、补偿渠道等均有所不同，整合必然打破现有众多办医主体利益格局，仅靠医联体牵头单位和成员单位的合作，难以实现人事、财务、资产、业务、药品和医保统一管理。

建议：各级党委政府加强领导、高位推动，由党委政府或卫生健康行政部门牵头建立医联体建设管理委员会，对医联体内部人财物管理充分授权，统筹协调各部门、医联体各单位各方利益，真正形成紧密型医联体建设"一家人、一本账、一盘棋"格局。

（二）各方积极性有待提高

部分基层卫生健康行政部门对赋予医联体牵头医院运营管理自主权持观望态度，担心将医联体内所有机构的人、财、物管理权交给牵头医院后，自身的管理权力削弱；县级医疗卫生机构自身能力有限、缺人缺编，对管理人员、业务骨干下沉基层积极性不足，特别要求短时间内覆盖辖区所有乡镇卫生院难度大；部分能力较强的基层医疗卫生机构在面临削弱自身利益和资源控制权的风险下，参与积极性不高。

建议：各级财政预算安排医联体建设专项资金，重点用于医联体内部信息化建设、人才培养，通过信息化手段，提升医联体管理、服务、考核一体化水平。结合基层实际，分步实施县域紧密型医联体建设，确保建设质量。

（三）医保、价格等配套政策严重滞后

城市医联体发展过程中，在财政、医保政策方面存在两个不充分问题。一方面，医保杠杆作用发挥不充分。医保支付方式单一，不能有效引导、激发医疗机构主动规范诊疗行为。在总控额度下，对城市医联体医疗卫生机构无相应政策激励，不能有效推动医联体内加强管理、促使控制成本和提高医疗质量的积极性和主动性。不能有效引导居民形成合理就医习惯。医保、卫生健康部门对"总额控制、结余留用、合理超支分担"政策理解存在分歧，医保部门仅同意将结余的医保额度、而非结余的医保资金留用于医疗机构，影响医疗机构积极性。部分区县在基层服务量增长的同时，医保总额不升反降，与群众健康需求增长和基层业务发展不相匹配。另一方面，财政和医保补偿机制作用发挥不充分。随着医疗服务范围扩大和深入，群众的医疗服务需求不断提升，医疗服务资源在硬件和软件方面需要进一步提升，财政和医保都需要及时提供合理补

偿，帮助医疗服务提升。

　　建议：国家层面加强顶层设计，明确结余留用的制度安排，明确医保总额控制应在合理的实际发生额的基础上，逐步提高。

（四川省自贡市卫生健康委）

第二部分

县域医疗共同体

保基本、强基层、建机制
打造县域医疗改革的"介休样本"

——山西省晋中市介休市县域医共体

近年来，山西省介休市以人民健康为中心，紧紧围绕"保基本、强基层、建机制"的主线，推动优质医疗资源扩容，促进基本医疗服务均等化，探索县域分级诊疗制度的实施路径，初步形成"一二三四五六"的县域医疗改革发展模式。目前，介休市县域就诊率达93%，妇女儿童县域就诊率达97%，基本实现"常见病不出村、小病不出镇、大病不出县"。2020年，介休市居民平均寿命比2018年增加1岁，高于国家提出的五年增长1岁的目标水平。2021年，介休市被确定为"全国基层卫生健康综合试验区"，位列全国八大试验区之一，也是华北唯一。

一、改革背景

介休市位于山西省中南部，常住人口43.2万，拥有公立医院多、医疗资源丰富等特点。2018年1月，介休市全面启动紧密型县域医疗卫生共同体建设，成立包括市人民医院、中医院、妇幼保健院及辖区内12个乡镇卫生院、5个社区卫生服务中心组成的医疗集团，实行行政、人员、资金、业务、绩效、药械"六统一"管理，以深化医药卫生体制改革为主线，坚持"保基本、强基层、建机制"的基本原则，因地制宜、统筹推进，构建职责清晰、分工协作、资源共享、信息互通、互利共赢的新型医疗卫生服务体系，不断满足人民群众日益增长的医疗服务和预防保健需求。在改革前，虽然我市基层医疗卫生机构的硬件设施得到了有效改善，但各医疗机构各自为战，互相沟通极少，上下转诊通道不畅，分级诊疗基础薄弱，群众看病难的问题难以根治。在此情况下，为贯彻以人民为中心的发展思想、实现保障人民群众健康的目标，建立紧密型县域医疗卫生共同体，通过体制的破旧立新和机制的重塑再造，走一条强基层、提能力、让群众就近看病就医的新路子，无疑是适合介休市情的唯一路子。

二、 主要做法

近年来，介休市全力推动县域医疗卫生一体化改革工作，组建以市委书记、市长为双组长的紧密型医共体改革领导小组，既当改革的"设计师"，又当改革的"施工队长"，建立"一把手抓、抓一把手"的领导机制，明确改革任务，细化考核目标，构建了政府统一领导，组织部、人社局、编办、医保局等部门协同参与的工作格局。

（一）一个医疗集团：统领建设县域紧密型医共体

2017年10月，介休市医疗集团成立，开启医疗资源、人才、技术、管理的全方位立体化融合。介休市人民医院原有的妇产科、儿科整合到介休市妇幼保健计划生育服务中心（简称"妇幼计生中心"），组建成为介休市医疗集团妇幼保健院；妇幼计生中心的康复科、内外科、体检科等整合到市人民医院，形成技术设备人才合力；介休市中医医院迁至原市人民医院旧址，床位扩大到400张，发展中医特色专科，提升中医药诊疗能力；市人民医院康复科全部剥离到宋古乡卫生院，康复医学科整个团队派驻卫生院帮扶；作为介休市医疗集团的龙头，介休市人民医院以胸痛、卒中、创伤三大中心为核心，提升急危重症抢救能力，是"县强"的定盘星。新建成的市人民医院总投资6.87亿元，总建筑面积8万平方米，最大可开放床位760张，基础设施建设和医疗配置处于全国县级医院的领先行列。

乡镇卫生院、社区卫生服务中心和村级卫生室是完善分级诊疗的前沿阵地。2018—2021年，介休市加大基层医疗投入，累计投资8 700余万元，新建7所乡镇卫生院，改扩建3所乡镇卫生院和1所社区卫生服务中心，15个基层卫生院（中心）服务面积都达到国家规定的二级医院标准。在医疗服务硬件质量上，介休市投资1.9亿元，为公立医院配置MRI等100余件大、中型医疗设备；投资 500 万元，为 48 个中心村卫生室配备远程心电图、快速检验等基础医疗设备。

在做好设备下沉的基础上，介休市持续加强人才下沉。市人民医院所有康复医技护人员下沉至乡镇，在宋古乡卫生院建立医疗康复精神病特色专科，在张兰镇和连福镇中心卫生院建立中西医结合专科，在义安镇中心卫生院、北关社区卫生服务中心建立医疗养老临终关怀特色专科，在义棠镇中心卫生院建立骨病、肺功能康复专科，在城关乡卫生院建立营养指导和减重专科，确保各类患者能转下去，乡镇卫生院也能接得住、看得好。

现在，介休市已形成以市人民医院为龙头，妇幼保健院、中医院为支撑，乡镇卫生院和社区卫生服务中心为枢纽，村卫生室为基础的 15 分钟医疗服务圈。2021 年，介休市的县域就诊率达到了 93%，基本实现了"常见病不出村、小病不出镇、大病不出县"。

医疗卫生关乎老百姓的身心健康，也关乎千家万户的福祉。介休市医疗集团通过整合医疗资源、改进管理机制、强化监管考核，逐步提升区域医疗服务能力和群众就医获得感，群众看病难的问题得到了有效缓解，也为老百姓带来了实实在在的"健康红利"。

（二）两轮驱动：两大公立医院密织"分级诊疗"

为了让群众在家门口就能享受到优质的医疗服务，介休市依托中医院和妇幼保健院，推进医疗资源和人才资源下沉，持续加强基层诊疗能力，以两大公立医院为驱动，扎实推进分级诊疗制度。

1. 中医院：发挥中医药优势，构建中医药服务体系。

按照"中西医并重"原则，从 2016 年开始，介休市中医医院完成"三次乔迁、连升三级"的跨越式发展，建筑面积从 3 000 平方米扩大为 2.6 万平方米，构建县乡村三级中医药基层医疗服务网络，大大提高中医药服务的可及性和可得性。

（1）同质化服务能力，构建中医药服务网络。近两年，介休市中医医院每年派送 17 名中医骨干到乡镇社区指导提升县乡村三级"同质化"服务能力。目前，全市 12 个乡镇卫生院和 5 个社区卫生服务中心实现中医馆全覆盖，每个中医馆都可开展艾灸、推拿、牵引等中医医疗技术服务；235 个村卫生室均可开展中医药服务，可提供 4 类以上中医医疗技术服务。

（2）开展中医药公共卫生服务，破解中医"两病"难题。介休市中医医院推广中医药适宜技术在健康教育、慢性病管理、传染病防治和儿童保健等方面的应用，对全市范围内 65 岁以上老年人和 0～36 月龄儿童进行体质辨识、中医调摄指导，为儿童、老年人等重点人群制定中医药健康管理方案。同时将中医药纳入家庭医生签约服务，承接介休市高血压、2 型糖尿病患者的中医药健康管理试点工作。截至 2020 年底，共筛查高血压患者 34 203 人，2 型糖尿病患者 9 126 人，为"两病"患者建立健康档案。

（3）通过"师承教育＋网络培训"，提升中医药基层服务能力。介休市中医医院有 6 个名老中医工作室开展传帮带。从全市乡镇卫生院、社区卫生服务中心、村卫生室选拔德才兼备的 65 名中青年医师，以学术继承人的身份学习中医理论和临床经验。同时，中医院通过全国基层中医适宜技术视频网络平台，向县、乡、村医务人员提供全国中医药专家的网络培训。2019 年至今，全市共开展中医药知识和技能培训 12 次，培训人次达到 3 500 人次，推广中医药适宜技术 12 项。

通过优质中医医疗资源整合发展和中医药资源的均衡分配，"简、便、验、廉""治未病"的中医药优势在介休市得以充分体现。2021 年，介休市基层卫生服务机构中医药诊疗量均高于 30%。

2. 妇幼保健院：全市妇幼健康服务的承担者。

在医疗集团成立以前，介休市产、儿科人力资源严重不足，很多危重产、儿科患者转诊率很高。医疗集团成立后，原介休市人民医院的妇产科、儿科充实到妇幼计生中心，组建全新的妇幼保健院，内外妇儿力量加强，形成对产科急救的有效支撑。

以往，市人民医院妇产科只有 4 名值班医生，夜间和节假日只有 1 名值班，一旦遇到急诊剖宫产，根本忙不过来。现在通过整合形成了合力，可以同时开展两台手术。过去，瘢痕子宫妊娠的妇女引流产，全部要转到省级医院做子宫动脉栓塞术，现在集团内就可以完成。

经过多年的积累与沉淀，介休市妇幼保健院保健与临床融合，积累大量的实践经验，成为全国示范服务站和全国免费宫颈癌乳腺癌检查试点，承担着全市孕产妇及 0～6 岁儿童建档系统管理。2021 年，介休市妇女儿童县域就诊率达 97%。

介休市妇幼保健院的品牌效应已经辐射到灵石、孝义、平遥等周边县。数据显示，2020 年妇幼保健院共有新生儿 6 337 人，其中介休籍新生儿 3 600 人，非介休籍 2 737 人。2021 年妇幼保健院共有新生儿 5 688 人，其中介休籍新生儿 3 400 人，非介休籍 2 288 人。一个跨区域的妇幼保健中心正在形成。

妇幼保健院、中医院两轮驱动的分级诊疗制度，是介休市县域医疗改革的创新实践，各医院之间形成了科学分工和有效协作，医疗资源配置更趋合理，有力提升了群众的幸福指数。

（三）划分三类群体，提供精准服务

为提供无缝化、精准化的医疗服务，介休市按照"急慢分治"的原则，将就诊群众分为三个主要群体，整合医疗资源，为不同群体提供精准服务。

1. 妇女儿童群体。

市妇幼保健院与美国妇产专科医院和山西省儿童医院建立专科联盟，妇产科水平已达到市级三甲医院水平。与此同时，介休市人民医院儿科与山西省儿童医院合作共建，成功救治首例 900 克的早产儿，全市平均每天只有一名妇女、儿童患者向上转诊，妇女、儿童看病难题基本得到解决。

2. 患大病、重病人群。

介休市人民医院配优配强医疗设备，硬件水平达到全省一流水平。首创"患者不跑专家跑"模式，联络在全国三甲医院工作的近百名介休籍医学专家，成立"乡情医学联盟"，建立远程医疗中心，实现县级医院和三甲医院医疗同质化服务。介休市财政每年拿出 500 万元预算建立专家引进经费保障体系，减轻了患者负担。一系列组合拳收到实效，介休市人民医院医疗技术显著提升，目前可开展先天性心血管病介入治疗、心脏支架、肿瘤手术等新技术 100 多项，心肌梗死患者的死亡率下降近 90%，县域内住院率达到 93% 以上，县域内医保资金的使用率达到 75% 以上，转诊率由原来的 25% 下降到 1%

以下。

3. 普通患者群体。

市医疗集团通过"廉政风险保证金"的方式，解决药械回扣问题，通过"私人医生签约服务"解决收受红包问题。2018年底，介休市医疗集团组建12支权威专家团队，推出"私人医生签约模式"，主要面向特定的人群开展签约服务，作为家庭医生签约服务的一种补充。与此同时，医院派出护理骨干赴日本进修，提升护理服务质量，通过"年薪制的绩效考核"模式，解决了服务态度问题，医护人员收入也显著提高，医务人员积极性高涨，患者满意率达99%以上。"患者不跑专家跑"的创新举措既盘活医疗资源、加速人才流动，又保证不同地域医疗的均质化，既服务本地患者，也实现患者、专家、医院、社会的多方共赢。

（四）四项机制优化医疗服务体系

为让人民群众"少得病、不得病"，介休市坚持预防为主理念，创新公共卫生服务四项机制，打通为人民群众提供优质医疗健康服务的"最后一公里"。

建立"过程+结果"的考核机制。介休市将两个"结果"纳入医疗集团公卫服务的绩效考核指标。一是"平均死亡年龄"排名，强化各级政府领导对保障人民群众健康的责任意识和居民对健康的主动管理意识。二是"慢性病平均死亡年龄"排名，提高乡村两级的基本公共卫生服务质量、慢性病管理水平。2020年，介休市居民死亡平均年龄为70.47岁，与2018年相比，介休居民寿命增加1岁，高于国家提出的五年增长1岁的目标水平。

建立信息共享机制。医疗集团开通市人民医院与村卫生室远程会诊系统，强化中心村卫生室建设，为中心村配备远程心电图工作站，实现心电图采集由村医操作、医疗集团专家诊断、10分钟内反馈结果。集团还为中心村卫生室配备微型化验室，实现血脂、肝功能、血系列、尿系列化验检查"不出村"。

完善家庭医生签约服务机制。介休市加强"私人医生签约服务"，建立起村医、乡医、县级骨干医师、专科医师、学科带头人、首席专家的六级家庭医生团队，提供500~5 000元不等的健康诊疗个性化服务包。每个类型的患者都能得到专科医生、康复治疗师、心理咨询师、网格管理员共同提供的服务。

在这一模式的激励下，医护人员从"坐等患者"变成"主动服务"。山西医科大学调查数据显示，介休市医改逐步落实后，各项基本公共卫生服务指标实现正增长。医疗集团成立后，超过六成的居民就医获得感提升，超过九成签约家庭医生的居民表示会续约。

构建"慢性病网格化"管理机制，实现三级预防全覆盖。介休市医疗集团自编了慢性病网格化管理速记口诀，唤醒群众的健康自我责任意识和群众互助意识。以村和社区为单位，介休市将20个慢性病患者划为一个网格，由一名慢性病患者志愿者担当网格管理员。以宋古乡洪善村为例，通过网格化管理，村医由管理300名慢性病患者变为直接管理15名网格管理员。网格管理员服从于村医的管理，及时向村医汇报患者的病情变化，每天召集慢性病患者活动锻炼，提醒患者按时服药、测血压血糖、定期复查，并每周组织一次防病经验交流。通过高血压、高血糖"两高"共管和"四级联动"，使慢性病实现了早发现、早诊断、早治疗，并有效遏制了慢性病的发病率。

介休市始终将"以人民健康为中心"的服务理念贯穿于医疗服务的每一个环节，四项机制是完善分级诊疗的重要保障，有效缓解了看病难、看病贵。

（五）五级响应全面应对疫情防控

面对新冠肺炎疫情常态化防控要求，介休市医疗集团依托医共体垂直化整合资源，推进医防融合，医疗防疫与临床相结合、战时与平时相结合。遴选9所卫生院作为重大疫情发生时的定点医院，并指定市人民医院为定点医院，制定将非传染性疾病患者、急诊患者向市中医院、妇幼保健院分流的应急预案，按照确诊患者20名、50名、300名、1 000名的梯队，储备联防联控人才和疫情防控资源，形成全市"五级响应"的立体化疫情防控体系。

同时，对于集团内预检分诊和院外检疫站发现的发热患者和有密切接触史人员，一律派专人或用"发热患者免费接诊车"将其送至市人民医院发热门诊展开排查，凡属于疑似病例或无法明确排除的发热患者，一律在传染病区留院观察治疗。疫情防控专家组成员根据门诊医师网上传送的患者病历、影像资料、化验结果等数据，实行网上独立诊断。专家组成员为单数，一半以上专家同意为疑似的，上报晋中市专家组确诊；一半以下专家同意为疑似的，确定为

"无法明确排除的发热患者"；如果全部专家不同意疑似的，直接排除，按普通患者诊疗流程处理。

在新冠肺炎疫情常态化防控中，介休市委、市政府依托"医共体"合力，推动县域医防融合构建起有效防控疫情的网络管理体系，为预防和应对突发疫情提供了有力支撑。

（六）下足绣花功夫，精细化"六统一"管理

为发挥医疗集团的最大效能，介休市建立了岗位制度、秩序公约、精细管理、诊疗规范四大制度体系，组建了人力资源、质量控制、后勤保障等 10 个管理中心和检验、放射影像等 9 个业务中心，实行行政、人员、资金、业务、绩效、药械"六统一"管理，形成职责清晰、分工协作、资源共享、信息互通的医疗卫生服务新体系。

为确保集团内工作人员平稳流动，介休市医疗集团用足多点执业政策，实施"工资不动绩效动"。按照《介休市医疗集团薪酬制度改革实施意见》，绩效工资按公益一类单位平均绩效工资的 5 倍之内发放，有效调动了医护人员的积极性。

同时，介休市统一建立医疗集团心电诊断中心、医疗集团检验中心和医疗集团影像中心，实现了基层拍片，影像中心统一阅片，为分级诊疗奠定坚实的基础。此外，三大公立医院按照帮扶模式向卫生院提供包括科室托管、定期派送专家等人才、资金、设备多方面的全面助建，并建立由市人民医院、妇幼保健院的内科、外科、妇产科、儿科、护理专家组成的医疗集团总值班小组和 24 小时响应的五重医疗应急救援体系。医疗集团检验中心实现人、财、物完全统一后，集团行政、职能科室人力成本节省 40% 以上，每年药价平均降幅达 15% 左右，还可节省 700 万元的试剂和设备资金。

三、 主要成效

（一）整体服务能力提高

2020 年集团总诊疗 738 806 人次，2021 年集团总诊疗 853 132 人次，同比

增长 15.47%。2020 年集团总住院 28 634 人次，2021 年集团总住院 29 953 人次，同比增长 4.61%。

（二）医疗费用大幅度下降

通过分级诊疗，在卫生院康复患者的日均住院费用比市人民医院下降 416 元，降比 72%；日均个人自付下降 132 元，降比 71%。通过此项举措的实施，在减轻患者就医负担的同时，医保基金支出也随之大幅下降。

（三）医疗服务能力不断提高

以市人民医院为例，开展了心脑血管支架、颅内和脊柱微创手术等新技术 150 余项，三级手术增长 81%，四级手术增长 325%，彻底解决了过去不能看大病、疑难病的问题。县域内就诊率达到 93% 以上，妇女、儿童县域内就诊率达 97% 以上。

（四）群众的满意度提高

通过改革，集团硬件设施改善，医技人员的薪酬水平大幅提升，充分发挥"三支天线（医联体、专科联盟、远程会诊）"效能，群众在家门口就能享受到订单式医疗服务。

（五）为疫情防控奠定坚实基础

自新冠肺炎疫情暴发以来，医疗集团统筹辖区所有医疗机构、所有医务人员、所有防疫物资，围绕控制传染源、切断传播途径、保护易感人群三个要素，构筑"远守""近防""建立生命线为核心"，组建"四道防线"，建立"五级响应"机制，科学精准做好重大疫情发生时的应急处置工作。全方位抓好疫情防控工作，助推介休市实现了零感染目标。

四、 问题与建议

（一）存在问题

基层医疗人才匮乏。基层卫生人才队伍建设是医疗卫生体制改革中的一项重要工程，在承担基本医疗卫生服务中发挥重要作用，是有效缓解群众"看病难、看病贵"问题的关键之一。近年来，介休市在基层卫生硬件建设上取得了长足的进步，但是基层医疗人才队伍现况依然不能适应和满足经济社会发展和人民群众日益增长的医疗卫生需求，主要存在人员配备不足、待遇不高、配置不合理、人才流向基层的政策支持力度不够等问题。

（二）下一步建议

1. 提高医疗行政部门管理能力。

加大医疗行政管理部门改革力度，建立与紧密型医共体改革相配套的管理体系，改变原有管理架构，变"管理者"为"监督者""服务者""引导者"，以每个共同体为一个管理对象，从院级评级、科室构成、职称评定等方面进行改革，确保行政管理能够跟上并引导医疗集团发展。推动医院管理规范化、精细化、科学化，进一步建立权责清晰、管理科学、治理完善、运行高效、监督有力的现代医院管制制度。

2. 探索实行去编制化改革。

按照"老人老办法、新人新办法"，在已经取消县域所有医疗卫生机构行政级别领导职数基础上，打破行政职务、专业技术职务终身制。推动编办实行去编制化，确保医疗集团在编制总量内对人员编制的统一管理、使用和调配，人员编制调整情况报机构编制部门备案。落实公立医院用人自主权，深化认识管理制度改革，按照"按需设岗、竞聘上岗、以岗定薪"的原则，统一进行岗位设置，实行人员聘用管理。合理核定城乡基层医疗卫生机构编制，建立"县管乡用、乡管村用"机制，构建"编制池"，实行动态管理。

3. 加大分级诊疗体系建设。

强化医联体建设，建立分级合理、职责明确的医联体疾病诊疗目录，合理区分省级三甲医院及医联体（医学联盟）内各子医疗集团诊疗内容。建立双向转诊平台，开通双向转诊绿色通道，优化转诊服务流程，逐步实现县域内外有序转诊。规定医联体内医学专家就诊服务时间、内容，建立对口援建县级医疗集团重点学科机制，帮助县级医疗集团提升基层诊疗能力。缩小转诊口径，统一转诊渠道，真正使不需要外出就诊的患者留在当地治疗，在降低外转人次的同时，减少医保基金和群众医疗费用的支出。将医疗集团确定为县域内唯一的办理外转申请指定医疗机构，凡外出转诊住院的医保患者必须通过市医疗集团办理转诊转院手续。

4. 推进医保支付方式改革。

按照"总额管理、结余留用、合理超支分担"原则,采取"总额预算、按月预拨、年终结算"方式,将核定的县乡村三级医保基金统一打包拨付给医疗集团。结余资金可用于提高人员待遇和开展业务工作。医疗集团内各医疗机构医保基金由集团自行制定方案分配,实施按疾病诊断相关分组收付费改革,控制医疗费用不合理支出。探索开展按人头打包付费试点,实行按人头、按病种付费的多元化支付模式,科学分配合理控费。

5. 建立整合型医疗卫生服务体系。

加大政策、资金倾斜力度,对县级范围内的疾病预防控制中心、医养融合项目进行专项扶持,在土地、税收、财政扶持上出台一揽子支持政策,推动县级医疗集团构建整合型医疗卫生服务体系,为人民群众提供全方位全周期健康服务。运用信息化手段,加快"互联网+医疗健康"发展,整合现有信息资源,推进卫生系统信息化建设,强化健康数据对人民群众身体健康的支撑作用,促进卫生健康管理和服务模式的重塑。

(山西省晋中市介休市卫生健康和体育局)

四 "能" 共抓
促进医共体建设高质量发展

——浙江省杭州市临平区县域医共体

杭州市临平区以区划调整为新起点,积极探索信息赋能、人才聚能、服务增能、管理提能,不断补齐医共体管理短板和弱项,促进医共体发展模式由规模扩张型向质量效益型发展、管理模式从粗放型向精细化转变,为临平区医共体建设高质量发展打下坚实基础。

一、 改革背景

基层医疗服务供给能力的不足与群众对于家门口优质资源需求的矛盾在临平区长期存在,随着群众生活水平的提升,对于家门口就近可及的优质医疗服务的需求得到了进一步释放,如何着力破解供给侧矛盾,提升基层群众的就医获得感,临平区一直在积极探索。2021 年,随着原余杭区的区划调整,临平区立足紧扣融沪桥头堡、未来智造城、品质新城区的发展定位,在原余杭区医共体建设的基础上,以四 "能" 共抓为着力和突破点,探索临平区特色的医共体建设新篇章。

二、 主要做法

(一)信息赋能,改变管理模式

以智慧医院建设为主线,从院前、院中、院后全方位改善医疗卫生服务,加快推进 "最多跑一次" 改革。一是推出医共体内 "一单通",通过医共体内分院开单、预约、收费直通总院,分院号源统一纳入总院号源池,实现同质化便捷服务。二是与上海交大合作开发"AI慢病助手"，以提升慢性病管理能力水平为目标，在全区社区卫生服务中心开展"AI慢病助手"项目，实现数字化、精准化、路径化慢性病管理服务，建立起医防融合、分级分层的区域慢性病管理"1314"（1项制度、3个融合、1个指数、4大体系）新模式。

（二）人才聚能，提升分院医疗服务能力

1. 努力提升后备人才储备能力。

通过定向生培养为基层储备一支高素质的后备人才队伍。2021年，临平区共完成定向培养农村社区医生招生19人，分别是温州医科大学仁济学院临床医学专业本科11人，浙江中医药大学预防医学专业本科3人，杭州师范大学临床医学专业本科5人。

2. 落实人才双向流动机制。

在医共体信息化和"一本账"的支持下，以深度融合为目标，实现护理、信息、医技医生等总院派驻制，有效推动管理下沉、专家下沉；同时，打通总分院间流动人员、医技人员、财务绩效管理中心人员、导医人员的绩效分配，实现医共体内部人员的相互流动、人员统筹调配，建立起医共体内人员柔性流动、双向交流机制。

3. 加强科室垂直化管理。

以联合病房、全专科联合门诊为突破口，进一步整合资源、夯实基层，推动分级诊疗取得更大实效。临平区医共体内临床科室垂直管理数48个，设置35个全专科联合门诊，通过专家下沉，"输血"和"造血"双管齐下，提升分院医疗服务能力，让群众在家门口就能享受到专家的救治。

（三）服务增能，强化优质医疗供给

1. 开展"优质服务基层行"。

将全区医共体总院对分院开展督查与指导形成制度化，派出医务、质管、护理、院感等专家开展急救应急演练、防控应急演练。2021年度，新增3家国家推荐标准单位，现临平区有5家社区卫生服务中心达到国家推荐标准，覆盖率达62.5%。同时，杭州市临平区第一人民医院医共体结合"基层服务能力提升"活动，3家分院全部通过杭州市首批胸痛救治单元验收工作，通过一键启

动流程，迅速调动分院、120 中心、总院胸痛中心，实现上下联动，为急性高危胸痛患者提供快速、有效、规范的救治，打通胸痛救治起跑最初一公里，将救治网络延伸到最基层。

2. 助力分院联合病房建设。

临平区 8 家社区卫生服务中心均能提供住院服务。2021 年 8 月，星桥分院新开设的血液中心正式投入运行，成为临平区首家基层血液透析中心，星桥分院也成为全市首家开展血液透析治疗的社区卫生服务中心，极大缓解了区属医院血液透析等待及拥挤的现状。崇贤分院联合病房由总院内分泌科团队接管，至 2021 年 6 月底共开设联合病床 40 张，床位使用率峰值接近 87.5%，平均住院天数控制在 20 天内，总院专家不定期下沉查房，开展远程医疗会诊，并建立病房 24 小时紧急联络机制和绿色通道机制，保证患者的医疗安全。

3. 着力推动软硬件环境提升。

（1）软件方面，2021 年，区第一人民医院、区妇幼保健院顺利完成三级乙等医院等级复评，区属医院手术例数 35 680 例，其中三、四级手术 7 480例，同比 2020 年提升 23.65%。

（2）硬件方面，2021 年，区第一人民医院感染楼完成改造提升；乔司分院二期、运河、崇贤、临平、星桥分院新改扩建项目均在推进中。

（四）管理提能，深挖医共体内涵

1. 发挥绩效牛鼻子作用，促进医共体管理更融合。

开展总院对分院的绩效考核。各医共体牵头医院制定对分院的绩效考核方案，通过统一绩效管理实现总院对分院绩效分配的考核管理，提升总院对分院的把控能力，也提升分院增强管理能力的动力。此外，实行岗位绩效制度。分院院长绩效由所在分院发放，以工作开展、医疗服务能力提升、公共卫生服务能力提升、创新创优等方面为维度进行年度考核。

2. 发挥医共体团队效益，促进成本管控见成效。

通过医共体抱团议价实现总院带分院一起控成本。各医共体总院牵头开展耗材阳光采购议价工作，实现同质化成本管控。受新冠肺炎疫情影响，2021 年在各分院业务收入下降、卫生材料消耗猛涨的情况下，借助总院抱团谈价成果，全区分院平均百元消耗较 2020 年下降 15.1%，达到了减轻群众医疗费用支出负担、减少医保基金支出、改善医院收支结构三赢的结果。

3. 发挥医共体协同作用，促进医保管理更专业。

通过建立统一的医保管理体系整合人员，实现医共体医保同质化、扁平化管理；同时，利用院内宣传阵地和服务窗口对参保人员做好政策宣传，面向医务人员开展精准培训增强医务人员医保管理意识；此外，聚焦医保管理重点，医共体医保管理中心加强对医保政策执行情况的监管，做好事后分析，对共性问题及时整改。

三、 问题与建议

1. 人口增长过快带来发展压力。

"十三五"以来，临平区常住人口逐年增加，截至 2021 年，临平区常住人口预计在 120 万人，已经成为全市人口的主要增长区、聚集区，对比人口增长体量，临平区的医疗卫生资源有效供给缺口较大。

2. 分院发展与人才队伍建设不匹配。

随着医共体建设深度推进，医共体内同质化发展，分院借助医共体总院优势资源，服务能力明显提升，业务量快速增长，人员招录虽加大力度，但因人员编制控制、基层医疗机构吸引力不足等原因，人员招录总体进度偏慢，尤其是中高级职称人才引进困难，留住人才难度较大，不能满足后续医院扩建后人员需求。

3. 基层分院医疗卫生体系不够健全。

目前医共体分院普遍存在高水平全科医生少、医疗用房和设备不足、患者就医意愿低等问题。在临平区各分院专技人员队伍中，实际高级职称占比 5%，中级职称占比 22.6%，均远低于杭州市平均水平。此外，全区 8 家分院虽核定床位数 320 张，但因医护力量、业务用房不足等，分院对于开设床位服务的意愿不强，作为人民群众生命健康的"守门人"作用仍待提高。

未来应将进一步完善运行体制机制，着力在深化"共"字上下功夫；进一步实施强总院强基层工程，着力在提升医疗服务能力上下功夫；进一步加强创新和变革，着力在提高群众获得感上下功夫。致力于让群众享受到就近、分级、连续、节约、高效、优质的医疗卫生服务，在医共体建设中打造更多的临平经验。

1. 持续推进信息化改革工作，以信息化技术为依托，整合药品审批管理、医疗设备采购管理体系，建立全区药品库及医疗设备采购流程制度，提升管理效率。

2. 科学制定临平区医疗机构发展定位规划，制定区属医院重点发展专科及扶持专科，开展名医名护人员入库培养；推进医共体内一体化、可上可下的人才孵化培养模式；推进区属医院跨省市的进修培训。

3. 建立医共体管理人才智库，将医共体总院退居二线但未退休的管理岗位的人才（职能科负责人、科主任、护士长等）通过遴选方式，选派到医共体分院担任管理岗位或职能科室的智囊团，实行管理人员"上管下用"，以上级医院的管理经验来带动分院的能力建设，以上级医院的眼光来查找分院的工作不足，以上级医院的标准来要求分院的质量提升，从而实现医共体内的同质化管理模式，不断提升分院的管理能力和医疗水平。

（浙江省杭州市临平区卫生健康局）

做实"九个一"医共体
推进县域基层医疗卫生事业高质量发展
——浙江省金华市东阳市县域医共体

在全国范围推进县域医共体建设，满足群众就近"看得好病"的需求，是深化医改、推进分级诊疗体系建设的重要内容，是实现"健康中国"战略至关重要的一环。东阳市较早推进医共体建设，前期基础打得实、框架搭得牢，在医共体管理体制、运行机制、服务模式等方面深化改革、细化措施，已经取得了显著成效，形成了极具特色、可供复制借鉴的"东阳解法"。

一、 改革背景

人口 108 万的东阳市位于浙江省中部，属于浙江省首批小康县市，因横店影视城、东阳木雕而闻名。该市共有公立医疗机构 26 家，其中市级医疗机构 8 家，乡镇卫生院（社区卫生服务中心）18 家。与其他地区一样，这 26 家医疗机构各具独立法人资格，各自拥有人财物，26 个院长各司其职。从县卫生健康主管部门直接到医院 / 卫生院扁平式管理体制，存在三个不均等：一是医疗资源特别是人力资源不均等，人才聚集差异大，呈单向流动；二是医疗服务能力不均等，总体水平不高，即使有好的，也是"全院一枝独秀"，且院际差异大；三是卫生行政部门的监管、管理水平不均等。这三个不均等，严重制约着医疗卫生改革目标的实现。

2017 年，东阳市作为浙江省首批医共体试点县市，按照"政府主导，坚持公益，群众受益"的原则，确定了医共体建设的总体目标：统筹区域内医疗卫生资源，打破现有机制，建成统一领导、内部体系完整、品质管控均等、优质资源共享，有质量、有活力、方便、惠及广大市民的紧密型医共体，实现人财物全面统一管理，实现市级医院与基层医疗机构的纵向资源流动，力争达到医疗卫生事业发展、人民群众受益、财政投入可控、医保基金安全、医护人员满意的目标。

二、 主要做法

东阳市以建设"九个一"医共体为抓手，通过组建一个紧密型医共体，实现医共体内管理制度、财务核算、质量管理、绩效分配、人力资源、人才培训、慢性病管理和信息系统一体化管理，形成了管理统一、品质同升、业绩共创的新格局，有效突破了县域基层医疗卫生机构之间人才分布、服务能力和管理水平"三个不均衡"的瓶颈，推进了县域基层医疗卫生事业高质量发展。

（一）一个紧密型医共体

2017年，东阳市列为浙江省11个医共体建设试点县之一。10月该市成立东阳市医共体，将6家市级医院和18家基层医疗机构组成一个紧密型医共体。医共体管理委员会为领导机构，市委书记市长任双主任，下设医共体管理中心，承担医共体具体管理责任。医共体管理中心由市人民医院主要负责人任主任，承担医共体建设"总执行人"的任务，具体负责医共体日常工作运行及管理职责。下设四个工作中心，每个工作中心分别由1~2个牵头单位（县级医院）和若干个医共体成员单位（基层医疗机构）组成。各基层医疗机构保留法人单位，法人代表统一由牵头医院院长担任，基层党组织统一纳入牵头医院党组织统一管理。

（二）一套制度体系

东阳市人民医院是全国率先成功引入现代医院管理制度的公立医院，拥有法人治理结构改革经验与内部精细化管理优势。东阳市医共体依托其优势，在市委《东阳市医疗健康服务共同体实施意见》的基础上，移植了该院改革成果和管理经验，制定了《医共体章程》等近40项涉及框架、体系、运行、分配及会议等的管理制度，作为内部运行的基本规则和各层级共同遵守的办事规程，在医共体统一实施，促进了医共体高效、有序运作。

（三）一个财务中心

医共体是一个不小的经济体，只有把经济管理体系建好，才能降低医共体运行成本，确保医保费用可控，人民群众获益。东阳市医共体成立医共体财务管理中心，负责 18 家成员单位的财务管理和核算。管理中心统一制定了 26 页 11 400 多字的医共体经济管理制度，厘清医共体管理中心、医共体工作中心、医共体成员单位之间的经济运行职责及职权，用一套统一的经济管理制度，统筹财政财务管理、规范基层经济使用制度，做到体系完整、层级清楚、职权明确、运行高效、监管严密，保证医共体可持续发展。

（四）一个质量管理组织

东阳市医共体建立了一个医共体质量管理组织，对内部质量进行统一管控。质控组织以院感、护理、病历、放射、检验、药剂、超声、后勤 8 大质控中心为分支组织，由市人民医院相应主任任医共体各质控中心主任，其他牵头医院的相关主任任成员，分别设立全市统一的质控指标，共同参与开展每季一次的标准化检查，每年为基层开展质控检查达 300 余人次。医共体对质控指标、检查方法组织全市培训，以促进检查结果的公平客观。基层医疗机构建立内部质量管理组织，在质控中心的指导下持续质量改进。

（五）一套绩效分配体系

引用市人民医院近 20 年成功的薪酬分配制度，保障不同区域、不同人群间的利益分配。基层医疗机构内部群体差异化分配，临床医生、公卫医生、护士医技、行政后勤分配系数为 1.4∶1.15∶1∶0.9，对班子领导则是实行年薪制，为职工年平均工资的 2.1～2.2 倍。对基层医疗机构常态化开展绩效评价，改变以往卫健主管部门年终一次考核的状态，将医疗、公卫及业务运行等重点指标列为基层医疗机构班子成员的月考核指标，与他们的每月基础工资相挂钩；年末对各单位进行全方位的评价考核，考核结果与各单位绩效相挂钩，与评先评优相挂钩，使得各项工作能自始至终得以有效贯彻推进。

（六）一个"人才池"

基层医疗机构的职工最大的困难是长期工作在山区、半山区，给组建家庭和子女教育带来不便。为解决这个问题，在市委市政府支持下，医共体提出了

"工作在乡下，生活在城里"的基层医疗机构人员工作生活模式，提出了人才池的概念，实现了医共体人才的"统招共用"。从2018年开始，共计189名新招入的职工进入人才池，把工作关系放在城区的白云街道社区卫生服务中心，经过培训分别轮转到山区、半山区、城区工作。4年来，委托培养医学生120余人，为人才池储备后续人才。公平公开开展人才池轮岗选岗工作，已顺利开展4年轮岗工作，无一人有怨言。

2021年，对人才池管理制度进行了深化，一是调整轮转规则：连续在山区工作3年、半山区4.5年，经考核优秀，视同完成山区、半山区终身服务年限；二是建人才池能力培养清单，让人才池人员在不同的机构轮转中，通过连续的能力培养，具备不同阶段不同岗位的服务能力，持续提升岗位胜任力；三是在完成山区半山区服务年限，完成能力培养任务后可以择优定岗。

（七）一个培训体系

东阳市医共体要求，18家成员单位的所有医生，三年内都要全程参加全科医生模块化培训，以快速提升能力。老师由市人民医院的专家担任。全科医生培训模块共有17个，包括呼吸系统、内分泌系统、消化系统、急救技术及心电图、影像学等7大方面的17个培训课程（2021年新增清创缝合等技能模块和中医药2个培训模块），每周一批，每批四个班，每班10人，培训完成考核合格发给证书并加薪，合格一个模块每月增资50元，促使基层医生从"不愿学"到"争着学"。截至目前，累计完成培训137期，培训学员2062人次；完成阶段考核1895人次，合格1643人次，合格率86.7%，对提升基层能力起到了"短平快"效果。

（八）一套慢性病管理体系

东阳市医共体的慢性病管理组织是标准化的、统一的。每个高血压、糖尿病等慢性病管理团队，由两层次四方人员组成，以市人民医院高血压、糖尿病等专科医生为领头，成员单位全科医生、签约医生、责任医生为网底，共同工作，各担职责。专科医生牵头制定适合基层的慢性病标准化诊疗方案，通过模块化培训，为基层全科医生提供业务指导与培训；统一全市慢性病专病诊疗及管理方案，慢性病患者由专科医生和全科医生联合管理，稳定期由基层全科医生负责管理，疾病进展期到市级医院专科医生处诊治；统一全市药品目录，慢性病患者在基层医疗机构就诊能应用到市级医院的药品，推进了慢性病长处方流转。

（九）一个信息平台

东阳市医共体建成了统一标准的区域平台数据中心，实现县域内患者信息的整合及域外患者信息的归集，医共体内产生的健康医疗数据动态对接至区域平台数据中心。依托医疗专网，推进标准化的区域医学检验、影像诊断、病理诊断、消毒供应、心电诊断等共享中心建设。

三、 主要成效

改革四年来，东阳市一个紧密型医共体的"九个一"机制显示了强大的生命力和典型力量，获得九个方面的成效。

（一）组织架构成熟

东阳市医共体经过四年努力，建成了层级有序、权责清晰、运转有效的成熟的组织架构，医共体内部实现了管理统一、资源共享、利益一致、共同发展的一体化服务格局，一个推进县域卫生事业同质共进的高质量紧密型医共体已经成熟，并常态化高效运行。

（二）运行机制成熟

在一个医共体框架下，不同的工作中心执行统一的医共体管理制度，实现运行管理、经济分配、质量控制、绩效评价、人事管理、薪酬分配等六统一管理，落实医共体经营管理自主权，"一家人""一盘棋""一本账"有序推进、日益成熟。

（三）医疗服务能力提升

统一的模块化培训和统一的质量管理，使得基层医疗机构的诊疗能力明显提升。突发猝死患者基层卫生院成功复苏，1厘米大小的早期乳腺癌在基层卫生院得以发现，这在过去确实做不到。慢性病患者更是愿意留在基层就诊。基层医疗机构的质量管理得到进一步规范，26项质控管理指标得到强化。基层医院对胸痛患者、脑卒中患者的前期识别及处置能力提高，胸痛进门 - 球囊扩张

（door-to-balloon，DTB）时间平均在 70 分钟左右。

（四）公共卫生服务能力提升

2021 年血压异常推送复核 44 603 人次，纳入高血压管理患者 24 478 人，全市高血压登记患者数 128 048 人，规范管理率和控制率分别为 88.27% 和 79.98%；血糖异常推送复核 13 753 人次，纳入糖尿病管理患者 4 942 人，全市糖尿病登记患者数 33 757 人，规范管理率和最近一次随访空腹血糖控制率为 86.33% 和 64.47%。2021 年家庭医生有偿签约率达 33.01%，重点人群签约率达 65.98%，慢性病患者签约率达 81.05%。健康档案质量持续提升，开放档案 606 054 件，开放率达 77.22%；医防融合提高，诊间随访率达 40.37%。

（五）经济运行稳健

基层医疗机构清偿了所有债务，财务管理建立收付实现制和权责发生制两套管理办法，经济账目情况一目了然。事业发展基金使用按使用金额进行逐级审批审核，经济使用制度更加规范，保障了资金使用安全有效。2021 年，18 家基层单位无一亏损，5 家中心卫生院有 1 000 万元的结余。

（六）人才队伍稳定

多维度人性化制度破除了山区人才不稳的瓶颈。人才池轮岗选岗制度推行 4 年，颇受欢迎。为解决人才住房，医共体建独立的人才公寓，专供医务人员居住。市政府提供近 6 700 平方米土地、投资 7 800 万元建造的 207 套人才公寓已建成，首批 82 人已入住。2021 年底全部上线运行 5 条交通线路，每天往返接送，真正实现了"工作在乡下，生活在城里"的医共体建设初衷。2018 年后，山区工作人员心态良好，职工队伍团结稳定，"人才池"成员无一辞职。

（七）信息化水平提升

全市统一的标准的区域数据平台，让基层医疗机构与市级医院、医疗系统与公卫系统、公卫系统内各条块之间的信息互联互通，实现了医共体内各级医疗机构电子健康档案、电子病历的连续记录和信息共享，便捷开展预约诊疗、双向转诊、健康管理、家庭医生签约等服务，方便患者看病就医。

（八）薪酬水平提升

四年医共体人均提薪 50%，东阳市医共体的绩效分配制度让医务人员的积极性大增。奥秘是，通过创新设立"地区系数"，贯彻落实"两个允许"制度，由于工作量增加、成本降低而增加的财务收益，允许用于职工分配，形成了"多劳多得、优劳优酬"的分配格局，基层医疗机构职工收入明显提高。2017年医共体建设前，人均收入10万元/年，2021年达到15.34万元，增长53.4%。

（九）人民群众认同

人民群众认同的指标是"用脚投票"。2021年，东阳市医共体18家基层医疗机构门（急）诊人数较2017年（医共体建设前）增长54.57%；5家有床位的卫生院，住院人次上升35.51%；在管慢性病签约率达到了81%。县域有序的初级医疗保健体系正在形成，基本实现了"大病不出县，小病在社区"的医改目标，东阳老百姓的医疗幸福感不断上升。

上级和媒体也充分关注东阳市医共体的建设成效。《人民日报》《健康报》《浙江日报》等主流媒体多次报道东阳市医共体建设情况。东阳市医共体获得浙江省人民政府办公厅督查激励项目表彰。

四、 启示与建议

（一）亮点与启示

1. 领导重视很重要。

市委市政府主要领导重视，财政保障有力，是医共体建设取得成效的基础。东阳市医共体建设之初，市委市政府建立医共体建设月工作例会，在制度建立、部门协调、政策倾斜等方面给予重大支持，政府换届支持力度不减。强化政府在制度、规划、筹资、服务、监管等方面的职责，医疗、医保、医药由同一位副市长分管，划出人才公寓专用土地，投入1.9亿元加强基层医疗机构基础设施建设，财政保障专家下沉经费450万元/年，培训经费200万元/年，人头经费每年递增6%。

2. 统一体系很重要。

一个县域一个医共体，配以"九个一"的运行机制来保障，这是东阳市医共体成功的重要因素。在一个医共体、一个医管中心管理下，由不同的牵头医院共同执行，同质化推进，促进全市基层医疗机构共同提高。同时，政府部门转变职能，下放权限，实施医共体内唯一法人的治理结构，把医共体人事管理、财务调配、收入分配、职称晋升评聘和医疗业务发展等经营管理自主权交给医共体，更大释放创新活力。

3. 激励调动多方积极性很重要。

"加薪"并不是医疗机构、医务人员积极性的唯一来源，良好的经营理念和高水平的管理才是调动医务人员积极性的主要因素。东阳市医共体推出的一系列政策让大家看到了希望，尝到了"甜头"，模块化培训提升了能力，人才池政策破解了人才队伍不稳定的难题，分区系数分配法弥补了地区间差异，薪酬分配制度改革提升了职工收益，从各种维度激发了干部员工的工作热情和基层医疗机构的活力，工作积极性得到有效发挥，工作执行力普遍提高，得到了广大医共体成员单位干部职工的广泛认同和积极拥护。

4. 精细化管理很重要。

东阳市人民医院法人治理结构改革的成功经验，是把该院20年内部精细化管理的成效移植到医共体管理中，带来了非常大的运行优势：近40个管理制度，8个质量管理组织，为内部运行确立了基本规则，保障了高效有序运作。作为领头羊的东阳市人民医院足够强大，对其他牵头医院起到了引领作用。医共体能否做成，做到什么程度，领头医院至关重要，直接关系到改革整体成效。

（二）问题与建议

1. 补齐"网底"短板——村卫生室。

县域医共体是目前和今后一段时间，有效提升基层服务能力、助力医改深化的可靠政策。当前县域卫生最短的短板，是三级医疗卫生网的"网底"——村卫生室。但目前村医管理不到位，专业人员青黄不接，乡村居民不能在村里获得简单医疗卫生服务等问题仍然比较突出，特别是一些乡村医疗卫生资源严重不足，设施简陋、服务能力低，面临着"小病看不了"的尴尬局面，造成医疗卫生服务网络的"网底"不牢。

建议：一是结合乡村振兴战略，把筑牢村卫生室网底作为推进县域医共体建设的重要内容和抓手，出台相关管理和扶植政策，进一步加强村卫生室管理，改善服务条件，规范管理和服务内容，增强服务能力。二是通过卫生院领办村卫生室，建立紧密型乡村卫生一体化服务模式，全面将县、乡、村连起来，将村卫生室统一管起来，真正做到把村医纳入医共体管理的"三级一体"医共体。

2. 着力破解"三医联动"不联不动。

深化县域医共体建设，"三医联动"是关键。"三医联动"的关键在医保。但是医保处于"三医"顶端，虽有联动政策，但不主动联动，导致"三医联动"机制作用难以发挥，其所带来的基金支筹不平衡，医疗改革多部门集成协同效应显现不足，医改的红利得不到足够释放等等问题，特别是医保基金不能足额支付，制约了医共体建设的深化发展。

建议：一是进一步加强"三医联动"的领导。在省、市、县建立"三医联动"工作委员会，同时建立"三医联动"刚性工作机制，把"三医联动"的工作效果列入考核。医改、医保重大政策的出台，都要经过"三医联动"委员会联合讨论决策，以保证每项政策制度的社会效果。二是建立第三方医保基金支筹平衡机制，制定机制化解缺口，保持医保基金和医疗机构健康平稳发展。要特别关注支筹失衡情况下的分担，要以"政府财政兜底"为原则，妥善化解和分担筹资缺口，坚决防止医保基金缺口全部由县市基层医疗机构承担的现象。三是建议医保部门对医疗机构的DRGs付费考核由"混合式监管"方式改为"专业式监管"，实现完全的DRGs病组付费标准考核，减少社会管理成本，调动医疗机构控制医疗成本的积极性。

（浙江省金华市东阳市卫生健康局）

同心踔厉医共体建设
打造县域整合型健康服务新格局

——安徽省淮北市濉溪县县域医共体

濉溪县位于安徽省北部，为淮北市唯一辖县。改革前，濉溪县医疗卫生事业存在资源配置不均衡、基层活力不足、管理机制不完善、医疗信息化缺少规划、应用基础薄弱等问题。面对发展困境，濉溪县抓住全省第二批县域医共体试点县政策机遇，持续深化医共体建设，优化县域医疗资源，打造体系整合、服务连续的整合型健康服务新格局。

一、 改革背景

改革前，濉溪县的县域医疗发展存在四个方面的短板：一是资源布局不均衡，服务效率低下。濉溪县域南北狭长，县城坐落在最北端，南北跨度将近100千米，医疗资源主要聚集在县城周边。二是服务能力不强，学科建设存在短板。基层服务能力薄弱。濉溪县每年一半以上的产妇在县外分娩，肿瘤放化疗绝大部分患者在县外。三是基层活力不足，管理机制不完善。基层医疗机构缺少有效的绩效激励机制，导致基层医疗机构内生服务动力不足。四是医疗信息化缺少规划，应用基础薄弱。县内医疗卫生机构信息系统不能互联互通，医疗信息无法共享，县乡村信息一体化支撑体系在基础、扩展应用等方面都存在功能缺陷。

2016年濉溪县被列为安徽省第二批县域医共体试点县，2019年试点紧密型县域医共体建设，2020年试点专业公共卫生机构融入紧密型医共体建设。政府层面坚持高位推动，强化财力保障；机构层面达成改革共识，形成工作合力；机制层面实现"联体联心"，建立发展长效机制。县域医疗服务体系建设由"治病为中心"向"健康为中心"转变，县域医疗资源得到了持续优化，分级诊疗格局基本形成，人民群众获得感、满意度逐年提升。

二、 主要做法

（一）坚持高位推动，形成工作合力

2016年濉溪县组建了医共体，县委、县政府高度重视，成立由县政府主要领导任组长的县域医共体试点工作领导小组。不定期召开县委常委会、县政府常务会和医改领导小组工作会议，研究出台了医共体试点实施方案、实施意见，紧密型医共体实施方案、医疗服务一体化建设行动计划、扩大紧密型医共体试点工作、医师培训统筹资金等政策性文件，积极协调解决困难和问题。医共体各成员单位认真履职，协同配合，制定落实相关政策措施。2017年开展医共体牵头医院托管卫生院试点，2018年扩大试点，2019年开始紧密型县域医共体试点，并由县医院、县中医院作为牵头医院分别与12个和6个乡镇卫生院联合。2020年成立医共体管理委员会，办公室设在县卫生健康委。医共体牵头医院党委书记同时担（兼）任医共体党委书记，实行党委领导下的院长负责制。牵头医院中层干部以及成员单位负责人由院长提名，经牵头医院党委会研究确定后由牵头医院履行聘任手续。逐步理顺管理体系，形成了强大改革合力，有力推进了医共体建设工作向纵深发展。

（二）坚持加大投入，强化财力保障

县委、县政府持续加大医疗卫生的民生事业投入。2016年以来累计投入4.5亿元用于2家县级公立医院标准化建设，筹资3.75亿元提升基层卫生院能力；2020年利用政府专项债18.89亿元进一步优化县域医疗资源布局，补齐县域医疗服务短板。全面落实乡镇卫生院"一类保障、二类管理"机制，实现乡镇卫生院人员经费包括绩效工资、目标考核奖、十三月工资等全部由财政保障。

（三）坚持完善机制，增强服务保障

1. 建立利益共享机制。

医共体建设初期实行医保基金总额预付机制，2019年建立基本公共卫生经

费包干机制，2021年探索常见慢性病门诊按人头总额包干机制。

2. 建立工作推进机制。

完善相关政策，印发了《医共体乡镇卫生院及村卫生室帮扶实施方案》《医共体县、镇、村三级师带徒指导意见》《医共体乡镇卫生院和村卫生室医务人员进修管理办法》《医共体驻点医师管理办法》等系列文件。明确了奖惩措施，同时依据有关文件，两家医共体牵头医院成立了紧密型医共体"运营奖补"专项资金，主要用于发放下沉医务人员奖励补助和分院院长奖励性绩效，确保了帮扶举措落地见效。

3. 建立绩效考核机制。

印发《濉溪县紧密型县域医共体综合绩效考核实施方案》，将考核结果与包干结余经费、院长年薪、绩效总量核定、收支结余总量、财政补助性经费分配挂钩。制定《濉溪县乡镇卫生院绩效考核办法（试行）》《乡镇卫生院内部绩效考核分配指导方案》，建立"公益一类保障与公益二类激励相结合"的运行新机制，统一医共体内的卫生院运行考核机制，建立绩效考核信息系统，全面推进卫生院内部绩效考核试点工作。乡村两级医务人员工资收入明显增加，乡镇卫生院职工和村卫生室乡村医生年人均工资收入，分别从2016年的6.7万元、2.5万元增加到2021年的14万元、5.5万元。

4. 建立综合医疗保障机制。

自2018年8月1日起，参加濉溪县城乡居民基本医保的非贫困人口患者，在落实分级诊疗政策情况下，省内定点医疗机构年度住院合规医疗费用经基本医保、大病保险报销后，个人自付部分超过规定限额的，政府予以再保障。即：县内医院年度累计自付合规医疗费用超过1.5万元的，在市级医院年度累计自付合规医疗费用超过3万元的，在省级医院年度累计自付合规医疗费用超过5万元的，对超过部分予以再保障。年度再保障封顶线为20万元。这项政策的实施对防止因病返贫、促进分级诊疗政策落实，以及提高城乡居民参加基本医疗保险的参保率具有积极的推动作用。截至目前有731人受益，保障资金支出132.6万元。

（四）坚持配优资源，提升整体水平

1. 优化功能布局。

根据乡镇地理位置和医疗资源现状，调整优化乡镇卫生院布局，合理确定其功能定位，推进乡镇卫生院标准化建设及中心卫生院特色专科建设。重点建设六个医疗服务区，县级 2 家医共体牵头医院率先完成 6 个医疗服务区卫生院的全面托管工作。

2. 构建急诊急救体系。

根据分级规划、择优设置、辐射带动的原则，按区域地理位置，启动基层 12 个急救站点建设，两家医共体牵头医院采购的 19 辆急救车已经投入使用，对辖区居民急救转诊全部实行免费服务，初步建立了 15 分钟医疗服务圈。自 2018 年以来，已免费转运辖区居民近万人。

3. 提升县级医院水平。

利用县医师培训统筹资金聘请院外专家来我县手术、会诊、带教指导，以及省内外知名专家在县级医院设立名医工作室，积极引进县外优质医疗资源，提升县级医院能力。截至 2021 年底，共聘请专家会诊手术 3 542 人次，人员进修学习 258 人次，聘请 150 余名专家开展讲座培训次，成立了 8 家名医工作室，全县综合医疗服务水平显著提升。

（五）坚持补短强基，夯实基础支撑

1. 落实基层首诊。

全县 213 个行政村设置 255 家村卫生室，均配齐了有资质的村医执业，配置了乡村一体化信息系统、健康一体机等软硬件设备，乡镇卫生院试行"大额"普通门诊办法，让群众能够就近就医，有效推动了基层首诊落实。乡镇卫生院诊疗量由 2016 年 61 万人次上升至 2019 年 104.4 万人次，2020 年达 106.7 万人次。乡镇卫生院 2021 年门（急）诊 115.5 万人次，较上年提高 9.5%，医疗收入 14 607.29 万元，较上年同比增长 12.62%。

2. 引导双向转诊。

印发了《关于开展分级诊疗工作的实施方案》《濉溪县县域医共体转诊管理实施细则（试行）》，建立了逐级转诊、医疗保障制度和县乡村三级转诊信息系统，结合县内急救转诊体系，引导居民合理就诊。2020 年通过转诊系统县域转诊共计 24 572 人。其中上转 17 110 人，下转 2 009 人，外传 5 453 人，与 2019 年相比上转增加 1 435 人次，下转增加 1 116 人次，外传减少 3 542 人，有序就医格局逐步形成。

3. 推进急慢分治。

乡镇卫生院均成立慢性病科，统一了基层卫生院与县级牵头医院用药目录，依托医共体中心药房，将慢性病常规用药下沉至镇、村，2020 年又为乡镇卫生院配备了 24 台签约服务车，极大方便了慢性病患者就近诊治。2020 年度医共体中心药房共向辖区分院配送 2 170.42 万元药品。2021 年截至 11 月 30 日医共体中心药房共向辖区分院配送 1 502.32 万元药品。对于超出自身诊疗能力的急症患者及时给予转诊，2019 年免费急诊转运辖区患者共计 3 565 人次，2020 年转运辖区患者共计 5 538 人次，2021 年截至 11 月 30 日 4 569 人次。

4. 做实技术帮扶。

医共体牵头医院将技术骨干派到乡镇卫生院进行带教和手术，帮助卫生院建设特色专科 18 个，协助创建一级甲等医院 5 个、二级医院 1 个。2020 年，牵头医院派出医务人员前往乡镇卫生院及村卫生室开展定期和不定期帮扶工作；63 人次开展驻点服务，驻点帮扶开展各类手术 212 例，门诊坐诊 52 508 人次，查房 3 950 人次，技术讲座培训 21 次，接收乡镇医院医生及村医进修 110 人次，走访村卫生室 821 次。两家医共体牵头医院各项帮扶累计投入资金 5 200 多万元。

5. 建立编制"周转池"。

乡镇卫生院编制周转池一期规模 47 名，将招聘的专业技术人员重点充实到六个医疗服务区，2018 年、2020 年已完成了两期编制"周转池"人员招聘，为优化基层人员布局提供了支撑。

（六）坚持数据先行，打造智慧平台

1. 强化业务支撑作用。

推进信息化升级改造，建设全民健康平台，初步实现了县乡村医疗信息互联互通，医疗服务检查检验结果在县域内实现共享，六大业务协同中心初步联通。2019 年，医共体影像中心共完成会诊 2 429 例，CT、MRI 共上传 539 例，检验中心完成会诊报告 1 029 例，病理中心完成会诊报告 193 例。2020 年，消毒供应中心为成员单位消毒布包和器械包共 3 248 包，检验中心共计完成会诊 3 069 例，病理中心完成会诊报告 776 例。2021 年截至 11 月 30 日，医共体影像中心共完成会诊 2 122 例，CT、MRI 共上传 471 例，检验中心完成会诊报告 3 677 例，病理中心完成会诊报告 846 例。

2. 补齐信息业务应用短板。

加快与妇幼保健信息业务系统、预防接种信息系统、县医院、中医院信息系统、市级全民健康平台对接，启动全民健康平台二期建设。结合当前疫情防控需要和医疗信息化发展，解决分时段预约诊疗，线上复诊，结合濉溪县慢性病管理模式，县医院已经启动互联网医院建设，为辖区居民预约诊疗、线上复诊提供便捷方式。

3. 加强智慧医疗建设。

目前已在全县 18 家乡镇卫生院、254 家村卫生室、19 家社区卫生服务站部署智医助理系统，覆盖率达到 100% 且已常态化使用。为基层医生在诊断、随访方面起到了"赋能、增效、支撑"的作用。

4. 推行"两卡制"。

依托县域全民健康平台，推行"两卡制"工作，为所有的村卫生室配备移动公卫终端 PAD，全面取消纸质档案，为村医减负，提升了基本公共卫生服务的质量。2021 年截至 12 月底，实现慢性病智能提醒 7 160 人，动态归集医疗、建档、体检等信息 2 048 056 条，利用"两卡制"信息系统采集人脸数 595 096 人，人脸采集率为 62.62%，已服务人数 280 195 人。

（七）坚持健康中心，促进医防融合

1. 推进专业公共卫生机构融入医共体建设。

印发《濉溪县公共卫生专业机构融入紧密型医共体建设实施方案》，构建专业公共卫生机构参与医共体建设的利益共享机制，专业公共卫生机构参与医共体建设，可以分享结余资金，在医共体管理委员会办公室下设"基本公共卫生管理中心"，统筹管理 13 项基本公共卫生的考核与资金拨付。

2. 推进公共卫生和临床服务队伍的融合。

以做实做细签约服务为切入点，以重点人群管理为主线，全县有 96 名专业公共卫生医师，247 名县级临床医生参与"1 + 1 + 1"签约服务团队，服务中强化健康管理，同时县级医生定期到村卫生室开展义诊，协助做好重点人群慢性病管理。2019 年，技术讲座培训 14 次、村卫生室义诊 330 次；2020 年，技术培训 21 次、村卫生室义诊 821 次；2021 年，技术培训 24 次、村卫生室义诊 898 次。

3. 推进公共卫生和基本临床医疗服务融合。

推行医疗处方和健康处方"双处方"制度，促进重点疾病的预防控制，降低重点人群的发病率及重症率。在所有乡镇卫生院设立慢性病科，将 10.41 万高血压、2.78 万糖尿病患者纳入门诊管理，结合医保政策加强临床服务干预。

4. 推进公共卫生和临床医疗信息融合。

发挥居民电子健康档案的核心作用，初步实现临床诊疗和公共卫生数据在居民健康档案中的动态归集，通过全民健康平台对医疗机构诊疗信息的智能分析，实现对重点人群健康管理情况智能提醒，大大提升了签约医生对重点人群干预的精准度。

2020 年濉溪县县域健康素养水平 26.9%，孕产妇死亡率 9.89/10 万，婴儿死亡率 2.57‰，5 岁以下儿童死亡率 3.86‰，主要健康指标优于全国平均水平。住院率维持较低水平，2018 年和 2019 年全县参保居民住院率分别为 12.42% 和 12.93%，分别低于全国参保人员住院率 15.2% 和 16.6%。2020 年住院率进一步降低，全年住院率为 11.94%。

三、 主要成效

濉溪县以紧密型县域医共体建设为抓手，优化医疗资源布局，提高医疗服务能力，夯实基层基础，创新医保支付方式改革，密切医防协同，信息互通互联，县域内整合型健康导向的医疗服务体系不断完善，百姓满意度逐年提高，形成多方共赢的良性发展局面。

（一）医疗服务能力稳步提升

县级医院能力逐步增强。医院各项重要业务指标不断优化。濉溪县医院三、四级手术占比从 2016 年 21.26% 增长到 2020 年 60.54%。医院实现了"盈利"转向"公益"的转变。2019 年县医院完成了三级医院的创建，中医院也已经完成了三级医院的设置许可，六项公立医院医改核心指标位居安徽省县级医院前列。

乡镇卫生院业务稳步发展。乡镇卫生院诊疗人次显著增长，2020 年乡镇卫生院诊疗人次同比 2016 年增加 48.49%。乡镇卫生院住院人次显著增长，2020 年乡镇卫生院手术量同比 2016 年增加 48.49%。业务收入从 2016 年的 9 498 万元增加到 2019 年的 13 780 万元，用于人员分配的收支结余从 2016 年的 746 万元增加到 2019 年的 2 506 万元，人均年收入从 2016 年的 6.7 万元增加到 2019 年的 15.16 万元，2016 年到 2019 年乡镇卫生院医疗业务收入提高 45.1%，职工年人均收入提高 126%。

（二）居民健康水平整体改善

1. 居民健康素养水平逐步提升。

通过不断加强健康促进工作，加强重点人群的管理，辖区居民健康素养水平逐步提升，2019 年濉溪县居民健康素养水平 21.81%。2020 年濉溪县居民人均寿命 82.79 岁，孕产妇死亡率 10.48/10 万，婴儿死亡率 2.58‰，5 岁以下儿童死亡率 3.52‰，均好于同期全国平均水平。

2. 慢性病并发症住院逐年降低。

通过家庭医生签约进行健康管理，预付关口前移，慢性病人群住院逐年下降。2017 年脑梗死住院人数 15 204 人，2018 年 11 572 人，2019 年 10 586 人。

3. 住院率维持较低水平。

全县全口径住院率（含住院分娩、外伤）2017 年 13.20%，2018 年 12.29%，2019 年 12.38%。主要健康指标持续改善。

（三）医保基金使用安全高效

在医保支付方式创新改革后，医保基金实现连续四年结余。2017 年医共体医保基金结余 2 119 万元，2018 年医共体医保基金结余 3 632 万元，2019 年医共体医保基金结余 1 426 万元，2020 年医保基金结余 6 000 多万元。

四、 启示与建议

濉溪县抓住县域经济发展和医改窗口期，落实政府办医主体责任，加大增量改革，夯实基层医疗卫生基础建设。深化存量改革，理顺利益、绩效、工作三大机制建设，根据实时监测数据对工作落实措施进行动态调整，切实将分级诊疗落地做实。以影响医保基金安全运行的常见慢性病种为突破口，并且以医防协同原则打造健康保障"守门人"，取得显著效果。

（一）亮点与启示

1. 实施"两包机制"。

将基本医保基金按医共体人头总额预付，交由医共体包干使用，合理超支分担，结余留用，分配份额与县、乡、村医疗卫生机构绩效考核挂钩。将基本公共卫生服务经费按医共体人头总额预算，强化医防融合，考核结算，做实疾病防控和健康管理，促使医保基金支出减少。

2. 建立动态调整机制。

每年更新印发系列配套文件：《医共体乡镇卫生院及村卫生室帮扶实施方案》《医共体县、镇、村三级师带徒指导意见》《医共体乡镇卫生院和村卫生室医务人员进修管理办法》《医共体驻点医师管理办法》《医共体包村医师管理办法》《医共体医保病人转诊管理办法》。这些方案的出台以上年工作结果为依据，以利益分配为驱动，适时调整，让各项工作有据可依，操作性强，极大调动医院人员的积极性，确保各项工作取得实效。

3. 建立综合医疗保障政策。

参加城乡居民基本医保的非贫困人口患者，在落实分级诊疗政策情况下，省内定点医疗机构年度住院合规医疗费用经基本医保、大病保险报销后，个人自付部分超过规定限额的，政府予以再保障。即：县内医院年度累计自付合规医疗费用超过 1.5 万元的，在市级医院年度累计自付合规医疗费用超过 3 万元的，在省级医院年度累计自付合规医疗费用超过 5 万元的，对超过部分予以再保障。年度再保障封顶线为 20 万元。这项政策的实施对防止因病返贫、促进分级诊疗政策落实，以及提高城乡居民参加基本医疗保险的参保率具有积极的推动作用，对巩固脱贫攻坚成果起到积极的作用。

4. 试点门诊特殊病按人头总额预付。

出台《濉溪县城乡居民基本医疗保险门诊慢性病保障创新试点工作实施方案（试行）》，在医共体按人头总额预付的基础上，实行城乡居民常见慢性病医保支付费用由乡镇卫生院按人头包干使用，结余留用，合理超支分担。实现"城乡居民门诊慢性病门诊就诊率提升，群众对门诊慢性病医疗保障和医疗服务满意率提升，门诊慢性病总体住院率同比下降，门诊慢性病医保基金支出水平同比下降"（"两升两降"）的试点工作目标。

（二）问题与建议

目前濉溪县紧密型医共体建设取得显著成效，各项工作均在积极有序推进，整合型医疗服务体系初步构成。但乡镇卫生院、村卫生室医疗服务能力仍然相对薄弱，这是我国大多数农村地区都存在的共性问题。虽然经过改革，尤其是医共体内医保"两包"措施下理顺互利的发展机制，乡村医疗卫生机构无论从硬件还是从医疗服务能力都得到有效提升，但与百姓不断提升的高质量、同质化医疗卫生服务需求相比仍存在一定差距，这也是目前制约基层首诊的一块短板。此外城乡居民医保实行市级统筹后，患者外出就医转诊和未办理转诊报销比例差别不大，政策对分级诊疗的引导力削弱。医保资金打包是医共体工作的基础，医共体牵头医院担心有关改革措施影响到医共体医保资金打包政策，使得现有精心探索建立起来的良性运行机制受到影响。

建议如下：

1. 加强镇村医疗机构基础设施、人才队伍建设。

建设中心卫生院医疗服务圈，中心卫生院争创二级医院。加强镇卫生院特色服务功能，完成镇卫生院特色专科建设，以专科带全科。进一步配齐配强家庭医生签约服务和公共卫生管理服务的设施和设备。加强村医队伍建设。建立健全村医队伍稳定机制，建立村医人才引进机制，采取定向培养加底薪保障的办法，吸引当地青年充实到村医队伍中来。加强村医培训，由所在镇卫生院完成对村医的培训，达到上岗基本要求，每年选取一部分优秀的村医到牵头医院进修。

2. 医共体内医保两包机制要稳定并长期坚持。

基层创新探索离不开医保支付方式的稳定和长期坚持。在提高医保统筹水平后，不能切块过细，降低医保打包总额。要坚持价值购买导向，尊重内部医疗卫生服务规律和外部市场规律，赋予医共体内更多医保支付创新改革的自主权。只有这样，基于各地实际的医改创新才能经历时间考验取得让各方都满意的成效。

（安徽省淮北市濉溪县卫生健康委）

实施错位发展
深化医共体建设

——山东省德州市陵城区县域医共体

德州市陵城区依据本地分级诊疗建设实际情况，因地制宜，充分考虑本地医疗机构地域分布、功能定位、服务能力、群众需求等主要影响因素，稳步推进紧密型医共体建设。通过对当地医疗资源结构进行合理布局，实现医疗卫生资源下沉，提升基层机构服务能力，推动形成基层首诊、双向转诊、急慢分治、上下联动的分级诊疗模式，助力满足人民群众健康需求。陵城区领导重视，积极推进运行机制改革，实施"十统一"的管理模式，并充分研究各卫生院的自身发展、地理位置、科室建设、技术偏向、群众需求等要素，对医共体内卫生院进行科学布局规划，推动一院一特色建设，避免资源浪费和重复建设，扭转医疗资源要素错配，科学开展"错位发展"，实现特色紧密型医共体，真正做到"一家人、一盘棋"，取得"群众得实惠、医院得发展、政府得民心"的显著效果。下一步依托信息化建设的高效管理运行体制，总结错位发展经验，动态优化医共体错位发展模式，形成可复制可持续可推广的"陵城经验"。

一、 改革背景

推动医联体建设，是合理配置医疗资源、促进基本医疗卫生服务均等化、满足人民医疗服务利用需求的重要举措，也是建立中国特色基本医疗卫生制度的重要内容。近年来，德州市委、市政府高度重视医联体建设工作，坚持政府主导作用，按照《国务院办公厅关于推进分级诊疗制度建设的指导意见》（国办发〔2015〕70号）、《国务院办公厅关于推进医疗联合体建设和发展的指导意见》（国办发〔2017〕32号）文件精神，强力推动德州市医疗联合体建设，特别是在财政投入、人事制度、薪酬分配、医保支付、药品保障、考核评估等方面给予政策倾斜，逐步形成科学合理就医新格局，建立起符合德州市实际情况的医联体。

鉴于医疗卫生管理体制不顺、医疗资源错配、医改认识不深、基层卫生院管理薄弱等堵点、难点，德州市亟须以医联体建设为突破口，促进德州市医疗资源结构合理布局，实现医疗卫生工作重心下移和资源下沉，提升基层机构服务能力，推动形成基层首诊、双向转诊、急慢分治、上下联动的分级诊疗模式，助力实现满足人民群众健康需求的重大目标。德州市卫生健康委根据本地区分级诊疗制度建设实际情况，因地制宜，充分考虑本地医疗机构地域分布、功能定位、服务能力等情况，积极探索和开展医疗共同体、专科联盟等多种形式的医联体模式。经过实地考察，在德州市选取陵城区作为经典案例进行介绍。

2019年8月，陵城区被国家卫生健康委、国家中医药管理局确定为德州市唯一的紧密型县域医共体建设试点县。经过三年多的实践和奋斗，以建立适应群众健康服务需求的医疗卫生服务体系和运行机制为导向，持续推动制度创新、提质增效，县级医院服务能力显著提升，基层医疗机构发展活力倍增，医防一体化慢性病管控成效初显，群众看病就医获得感持续增强。构建了"聚会融合、协同发展"的医疗卫生服务新体系和分级诊疗新秩序，成功打造了德州市陵城区紧密型医共体样板。

二、 主要做法

（一）领导重视，凝聚一个共识

1. 强化组织保障。

坚持"一把手"挂帅，成立由区委书记、区长任双组长的深化医改小组，区委书记亲自调度医改进展情况，对医改工作进行研究部署。区卫健局等相关部门和医疗机构同时成立相应工作机构，建立"横向到边、纵向到底"的医改工作机制。

2. 确定改革思路。

由区长带队先后赴天长市、三明市、无棣县、万荣县等地就医共体建设、医保制度改革等进行学习考察，结合陵城区卫生事业现况，确定形成以"紧密型区域医共体建设"为核心，以人事薪酬、医保医药、分级诊疗改革为框架的全区医疗体制改革体系，并在区委常委会研究通过。

3. 健全政策体系。

配套出台《关于调整德州市陵城区深化医药卫生体制改革领导小组组成人员的通知》（陵委〔2018〕81号）、《关于开展医共体建设规范工作的相关规定》（陵卫医改发〔2018〕2号）、《关于印发陵城区公立医院人员控制总量备案管理实施方案（试行）的通知》（陵人社〔2018〕21号）等方案，明确各部门的具体任务和责任，为改革提供了政策支撑。

4. 凝聚思想共识。

召开全区卫生系统解放思想动员会，深入基层医疗机构调研走访，向广大医务工作者讲解深化医改工作的重要性、必要性，凝聚起全面深化医改思想共识。

（二）稳妥推进，开展两项清理

1. 妥善进行人员规范。

按照"公平、公正、公开"原则，分类施策，对乡镇卫生院的在编不在岗人员实行返岗培训或协议离岗政策，对临时工人员实行"即辞即聘"政策，依法保障员工的合法权益。

2. 稳步实施清产核资。

组织审计局、物价局等单位组成专项审计组，对纳入医共体范围的乡镇卫生院开展清产核资，历时两个月完成清产核资工作，摸清各乡镇卫生院的真实家底。

3. 顺利完成移交。

完成人员规范和清产核资后，由原区卫计局、陵城区医共体牵头医院、乡镇卫生院三方共同签订协议书，规范清理和清产核资过程合法合规，未发生信访事件。

（三）破旧立新，推进五项改革

1. 推进管理体制改革。

率先打造"以县级公立医院为核心，托管乡镇卫生院的县域医疗服务"紧密型医共体模式，从人、财、物等方面重新构建了区级公立医院、乡镇卫生院、村卫生室三级医疗体系，使全区医疗机构形成"点、线、面"一盘棋。

2. 推进运行机制改革，构建"十统一"管理。

形成了以"党建、认识、财务、资产、业务、药械、信息平台、医保支付、薪酬核算、文化"为内容的"十统一"管理，成立党建中心，财务核算、人事管理、消毒服务、后勤管理、药械配送、医学影像等服务中心，为城乡医疗机构提供同质一体化高质服务。

3. 推进基层医院发展体制改革，实现差异化"错位发展"。

在强化各乡镇卫生院基本公共卫生服务和基本医疗职能基础上，充分研究各乡镇卫生院的自身发展、地理位置、科室建设、技术偏向、群众需求等要素，对卫生院重新进行科学合理的布局规划，努力实现每个乡镇卫生院的差异化提升，推动一院一特色建设，避免资源浪费和重复建设，扭转医疗资源要素错配，科学实现错位发展，将不合理竞争内化消除。例如陵城区临齐街道办事处卫生院位居城区，与陵城区人民医院、陵城区中医院形成医疗资源重合，医共体根据自身发展需要，推进临齐街道卫生院的医养结合项目，与"山东省互联网医保大健康服务平台"合作，建立全区慢性病管理中心；陵城区糜镇卫生院根据区位需要，打造为陵城区第二综合医院，设立120急救站，提升15千米区域覆盖圈内的急救效率；乡镇驻地院区同步发展为综合医院；非乡镇驻地院区工作重点转为公共卫生，依托区人民医院家庭医生团队，提高公共卫生服务质量。

4. 推进人事制度改革。

打破原有人事管理制度，实行人事备案制度，真正让专业人才引进来、留得下。医共体内在加强基层人员能力提升方面持续发力，有的放矢地对基层人员分层级予以培训，为基层"造血"。

5. 推进医保支持模式改革，形成配套联动机制。

对牵头单位及成员单位总控指标共享，结合 DRGs、DIP 改革，对医共体实行一个总控指标，医共体牵头单位根据实际对成员单位之间进行指标分配，统一核算医共体总控指标使用情况，支持医共体总控指标统筹使用、合理分配。针对医共体双向转诊制度，积极向上级医保部门反馈，在医保程序中实现医共体内转诊连续计算起付线，有力支持医共体内双向转诊工作开展，减轻了参保群众就医负担。

（四）多点开花，实现"四个做实"

1. 做实人才上派下沉。

在医共体内部落实下沉坐诊、上派学习等人才流动制度。每个院区下派"业务院长"，启动"专家＋技术"双下沉工作机制，推行"人才柔性流动，统一调配使用"；加大培训力度，频繁开展各专业、各专题的授课、培训。通过"传帮带"链条机制，乡镇卫生院医疗服务水平得到较大提升。

2. 做实设备技术下沉。

医共体牵头医院加大对基层设施设备的投入，对房屋老旧、面积不足的基层卫生院进行改扩建，对落后设施设备进行更新换代，提升基层医疗机构检验诊断水平。同时借助医共体牵头医院设立的影像、检验、心电等中心技术优势，有效解决基层卫生院医疗设备短缺、医疗技术薄弱的问题，使群众在乡镇卫生院就能享受到区级医院的检验、影像、病理等专业诊断。

3. 做实家庭医生签约服务。

在医共体内实行"1 ＋ 1 ＋ 1 ＋ X"等家庭医生签约模式，医共体牵头医院组建由内科、外科、妇科等专家构成的家庭医生服务团队，与基层卫生院进行对接，进一步提升家庭医生签约服务质量。

4. 做实分级诊疗。

以构建合理就医秩序为目标，以医共体建设为平台，做细做实分级诊疗新制度，开通双向转诊绿色通道，实现"应转尽转"，合理释放居民医疗服务利用需求。对基层卫生院上转患者，医共体牵头医院落实优先就诊、优先检查、优先住院服务，促使就医重心进一步下沉。

（五）构建指标，实施绩效化考核

聘请专业绩效改革团队，在各成员单位推行绩效改革，建立健全动态绩效考核指标体系，实行目标责任制和全面质量控制考核，考核结果与医务人员岗位聘用、职称晋升、个人薪酬直接挂钩，坚持医务人员薪酬不与药品、耗材、检查等业务收入挂钩，绩效考核突出服务质量、患者满意度等指标，引导医护人员通过提升技术服务能力以及合理控制患者治病费用来获取高薪。

三、 主要成效

稳步推进区人民医院牵头的区域紧密型医共体建设，成功取得"群众得实惠、医院得发展、政府得民心"的成效。陵城区紧密型医共体得到了国家、省、市充分认可及《大众日报》等省级媒体推广，被中国医院协会医共体分会选为第一届331个委员单位之一。

（一）百姓得实惠

一方面，通过强化基层医疗机构基础设施投入，及时更新医疗设备，借助医共体牵头医院影像、检验、心电等中心技术优势，基层医疗机构检验诊断水平不断提升。另一方面，医共体牵头医院选派医院重点学科主任到乡镇卫生院坐诊授课，使群众可在乡镇卫生院得到区级二级医院的专家诊疗服务。截至目前，九家医共体院区诊疗科目由53项增长至89项，救治病种由346种增加至478种，药占比平均降低9%。2020年9家院区住院人次共计8 788人次，同比增长5.70%；手术945例，同比增长51.11%。在公共卫生项目各项评比中，成绩均有较大进步。2020年家庭医生签约数达到12.2万余人，同比增长23.00%。总院与各院区双向转诊人数成倍提高，2020年上转3 500余人，下转325人次，实现应转尽转，百姓在基层就医得到了保障。区内就诊率有了明显提高，县域就诊率高达91.76%，减少了百姓的医疗支出和额外支出，群众感受到真正的实惠。临齐街道院区被山东省卫生健康委员会评为山东省首批52家社区医院之一；糜镇卫生院通过第二批社区医院验收，并通过"优质服务基层行"推荐标准验收，在国家卫生健康委备案；糜镇急救站作为全市最年轻的急救站，成绩一直位居全市前列，已连续获得市优秀急救站称号。

疫情期间，医共体发挥重要作用，各院区严格落实基层各项疫情防控举措，筑牢织密基层疫情"防护网"。截至目前，共预检分诊 481 242 人次，筛查发热患者 307 人次，居家隔离观察 900 余人次。

（二）医院得发展

2017 年、2018 年，区政府连续两年投入 1 000 万元支持全区医改工作，自 2019 年起按照"三年逐步解决"的原则由区财政逐年承担区级医院及乡镇卫生院的人员工资，2021 年实现全部基层在编人员的工资财政保障，使医院腾出资金和精力谋发展、提水平，两家医共体硬件投入不断增加。区人民医院远程心电中心正式运行投入使用，胸痛中心等"六大中心"及传染病房楼建设持续开展。诊疗水平明显提升。区人民医院与哈特瑞姆心脏医疗集团等多家知名医疗机构建立医联体，医疗水平不断提高。

（三）政府得民心

通过不断深化医改工作，做细做实分级诊疗新制度，群众幸福感获得感大大提升，医改工作也赢得了百姓认可，在全区民生实事评选中，"深化'三医'联动改革"入选 2018 年全区百姓满意民生实事和 2019 年全区百姓期盼民生实事，全区群众对卫生医疗环境满意度明显提升，全区支持医改的氛围更加浓厚。

四、 启示与建议

区人民医院医共体是一家真正意义上的紧密型医共体，做到"一家人、一盘棋"。将继续在推动"以治病为中心"向"以健康为中心"的职能转变上下功夫，依托信息化建设的高效管理运行体制和"三高共管、六病同防"的医防融合慢性病管理体系，推动医联体、医共体建设，建立疾病预防、慢性病管理、妇儿保健、康复养老全生命周期的管理体系，为人民群众提供"优质、安全、便捷、价廉"的医疗服务，打造成新时代、高品质的区域医疗中心，努力探索可复制可推广的"陵城经验"。

（一）亮点与启示

1. 领导重视，凝聚共识。

坚持"一把手"挂帅，成立由区委书记、区长任双组长的深化医改领导小组，区委将深化医改工作纳入区委常委会议程，定期召开常委会议讨论医改议题，区委书记亲自调度医改进展情况，对医改工作进行研究部署。

2. 推动基层医疗机构党建引领，实现"党建强卫"的医改新格局。

院机关党委持续抓好各院区党员队伍思想建设、组织建设、作风建设、制度建设和反腐倡廉建设。成立完善医共体党支部，把党史学习教育与作风建设相结合，要求各院区常态化开展"我为群众办实事"活动，结合本职工作推出各项便民措施，推动党史学习向纵深发展，切实提高当地群众的满意度和幸福感，并激发了党员干部的奋进力量。

3. 依据实际条件合理定位，实现差异化"错位发展"。

根据各乡镇卫生院的的自身发展、地理位置、科室建设、技术偏向、群众需求等因素，合理界定各医共体单位的未来发展方向，对卫生院进行科学合理的布局规划，努力实现每个乡镇卫生院的差异化提升，推动"一院一特色"建设，避免资源浪费和重复建设，实现错位发展，让每一个基层医疗机构都能找到适合自己的发展道路，激活发展引擎。

4. 推进运行机制改革，构建"十统一"管理。

形成了以"统一党建管理、统一认识管理、统一财务管理、统一资产管理、统一业务管理、统一药械管理、统一信息平台、统一医保支付管理、统一薪酬核算管理、统一文化管理"为内容的"十统一"管理。

5. 推进人事制度改革，实行人事备案制度。

打破原有人事管理制度，实行人事备案制度。在加强基层人员能力提升方面持续发力，有的放矢地对基层人员分层级予以培训。各院区根据业务发展需求，派骨干赴总院进修学习；充分把握全区"双招双引"契机，采用"区招乡用"方式充实基层医疗人才队伍，落实优惠政策，让人才"引得来、留得下、发展好"。

6. 推进医保支持模式改革，形成配套联动机制。

医保基金打包给医共体牵头单位后，由医共体统筹使用、合理分配。对医共体牵头单位及成员单位总控指标共享，对医共体实行一个总控指标，医共体牵头单位根据实际对成员单位之间进行指标分配，统一核算医共体总控指标使用情况。内部加强费用管控，提高基金使用效率，下沉优质医疗资源，提升基层医疗服务能力，双向转诊数量成倍递增，真正使老百姓获得医改红利。

7. 为基层卫生院"技术造血"，打造"陵城医共体"品牌。

依托总院标准化建设、重点专科和六大中心建设，构建高效的区域协同救治体系；每个院区下派"业务院长"，加强业务管理与业务指导；启动"专家＋技术"双下沉工作机制，推行"人才柔性流动，统一调配使用"，常态化下派专家坐诊、手术，每月总院职工向医共体办公室申报帮扶时间，医共体办公室根据各院区需求，合理安排专业和坐诊时间，总院退休职工也可以和各院区采用双向选择的方式开展长期坐诊；加大培训力度，频繁开展各专业、各专题的授课、培训。通过"传帮带"，乡镇卫生院医疗服务水平得到较大提升。

（二）建议

下一步，陵城区需全面贯彻落实国家、省、市关于医改工作的部署要求，以建立群众满意的分级诊疗就医新秩序为根本，在五方面深入推进医共体建设改革。

1. 在强化绩效考核上用力。

将医共体内各医疗机构党建、基本公共卫生服务、双向转诊、医疗质量、居民健康改善、群众满意度等多个指标统筹纳入考核，建立科学合理、切实高效、督导有力的绩效考核体系。

2. 在信息平台建设上用力。

借助市委市政府支持陵城区与微医集团强化合作、建设"健共体"示范区试点的有利契机，在全区建设覆盖区、乡、村三级医疗机构的数字信息平台，打造"健共体"示范区。

3. 在落实"区管乡用"改革上用力。

建立全新的卫生人才管理模式，在医共体范围内，由各医共体牵头医院根据工作需要统筹调配医护人员，促进人员有序合理流动。

4. 在兜牢服务网底上用力。

打通服务"最后一公里"，把村级卫生室纳入医共体管理范围，通过开展达标化建设、信息平台建设、下派专家带教、外出培训等手段，进一步提升村级卫生室诊疗水平，不断增强基层群众的获得感、幸福感，走好医共体建设的陵城模式。

5. 在发挥错位发展上用力。

依托信息化建设的高效管理运行体制，总结自身错位发展经验，动态完善管理模式，形成可复制可持续可推广的"陵城特色经验"。

（孙强　山东大学公共卫生学院）

县域医共体改革赋能
基层医疗卫生健康事业高质量发展

——河南省周口市郸城县县域医共体

近年来，郸城县坚持以人民为中心的发展思想，围绕"看好病、看起病、少生病"目标，于 2018 年底全面启动紧密型县域医共体建设试点工作。通过试点先行，郸城县医共体建设实现从建机制治混乱、立制度堵浪费、强公卫树健康的跨越，取得了人民群众得实惠、医保基金得防控、卫生健康事业得发展的扎实成效，彰显了政府办医的公益性。郸城县县域综合医改先后被国务院办公厅表彰为 2019 年度公立医院综合改革真抓实干成效明显地方，被评为全国 2020 年度"推进医改、服务百姓健康"十大新举措，2021 年被评为党的十八大以来河南省优秀改革成果一等奖，郸城县医共体党委被河南省委评为优秀基层党组织。

一、 改革背景

郸城县地处河南省东南部，与安徽省交界，属大别山区集中连片特殊困难地区重点县，县域面积 1 490 平方千米，辖 8 镇、11 乡、3 个街道和 1 个产业集聚区，524 个行政村（社区），耕地 1 091 平方千米，总人口 137.23 万人，农村人口 97.77 万人，占总人口 71.25%，是豫东典型的百万人口农业大县。2019 年实现脱贫摘帽。郸城县医疗卫生曾经面临乡村两级医疗服务能力不足、分级诊疗政策落地实施难、患者外转率高、医保基金风险大、居民健康素养偏低等困境，医疗卫生发展不平衡不充分问题严重，以治病为中心、坐等患者上门，医院各自为营，基本是市县级医院人满为患、乡镇卫生院门可罗雀，医务人员工资待遇普遍偏低、人才大量流失、医疗设备落后，基层村级卫生所更是处于荒废状态，不能满足基层群众医疗健康服务基本需求。

在全国以脱贫攻坚统揽全局的伟大进程中，经统计，郸城县因病致贫返贫占全县贫困发生率的 64%，高于一切贫困因素。群众看病就医负担重，"看病难、看病贵"问题突出，严重制约了脱贫攻坚的推进。在全国深化医药卫生体制改革政策指引下，郸城县拿出刮骨疗毒的勇气，精准号脉、查实病灶，大胆实践、勇于探索，围绕让群众"看起病、看好病、少生病"的目标，以紧密型县域医共体建设为载体，以医保支付改革为杠杆，以解决群众"看病难、看病贵"问题为出发点，全面整合县域医疗资源，动员全县力量实施医共体改革。郸城县紧密型县域医共体改革源于脱贫攻坚，始于深化医改，目前，服务于乡村振兴。通过医共体改革，基层医疗卫生服务水平得到明显提升，医保基金风险得到有效防控，进一步激发了基层卫生健康事业内生动力。

二、 主要做法

郸城县把紧密型县域医共体建设作为深化医改、破解卫生领域不平衡不充分发展问题的根本性、基础性工作，大力推进县乡医疗卫生机构一体化改革。

（一）创新体制机制，保障医共体持续健康运行

1. 创新机制，高位推动。

坚持将高质量推进紧密型县域医共体建设作为县委全面深化改革的一号工程，以强烈的改革担当精神推动医共体建设，组建了以县委书记、县长为党政双组长，县委编办、财政、人社、卫健等 17 个部门一把手为成员的紧密型县域医共体管理委员会，县委书记、县长为改革第一责任人，亲自抓部署、抓方案、抓协调。同时成立医共体党委，县卫生健康委党组书记任医共体党委书记，将党建工作和医共体工作同规划、同部署、同考核。医共体党委下设"一办六部"（即党政办、运行管理部、公共卫生部、中医药服务部、信息化服务部、医保监管部、财务审计部），构建了"党委统揽、政府主导、部门协同、整体推进"的工作推进机制，为高效有力推进医共体建设提供坚强保障。

2. 部门协同，密切配合。

县委组织部精心指导医管委和各集团党组织建设，确保党委充分发挥把方向、管大局、作决策、促改革、保落实的领导作用；县财政部门全面落实公立医院六项经费投入，提升医共体服务能力；县医保部门按照"总额预算、季度预拨、结余留用、超支不补"的原则，将城乡居民医保基金按季度打包拨付医疗集团购买服务，倒逼各医疗机构主动控制不合理医疗费用、实行精细化管理；县卫健部门下放人事管理、资金分配和资源调配权限，医共体集团内部实现人财物共管，责权利统一，形成"人事管理一盘棋、财务管理一本账、物资调配一体化"，推动县乡村三级医疗机构联动发展，医疗健康服务体系高质量、高效率运行；县人社、县编办部门支持集团建立人才编制"周转池"制度，落实"县招乡用""乡管村用"政策，主动配合推行院长年薪制，在人才招引、职称评定、岗位设置等方面全力配合；县市场监管局等部门采取多种形式，强化医药市场监管，保障群众用药安全；教育部门积极配合开展健康素养进校园活动，定期请疾控专家进行授课，增强学生传染病防控、健康意识；县爱卫办大力开展爱国卫生运动、卫生县城创建、健康促进县城创建、病媒生物防治和美丽乡村建设，开展卫生大清扫、垃圾大清运行动，提升健康环境，改善居民人居环境。

3. 资源整合，创新体系。

坚持顶层设计、一体推进，从根上改、制上破、治上立，按照"县级公立医院为龙头、乡镇卫生院为枢纽、村级卫生室为基础、民营医院为补充"的改革思路，全面整合 4 家县级公立医院、19 家乡镇卫生院、3 家社区卫生服务中心、560 个村级卫生所和 26 家民营医院，组建 4 个紧密型医疗健康服务集团。集团内部设"一办六部"，保障集团内部高效运转，实行人财物统管，责权利一体，推动县乡村三级医疗机构融合联动发展，实现管理、服务、责任、利益的紧密型共同体。

4. 加强监管，强化考核。

在医共体运营过程中，实施"四监管一监督一考核"。"四监管"即政府监管：县政府牵头，组织县医保、卫健、公安等部门，对发现的违规骗保行为，进行严厉打击；部门监管：县医保局发挥职能作用，组织有关人员定期不定期检查医疗健康服务集团医保基金使用情况，规范医疗服务行为；行业监管：县卫生健康委加强行业监管，组织县医保办、卫生计生监督执法所人员，依法依规对各医保定点医疗机构挂床、依法执业、医疗设备准入等日常监督管理；内部监管：4家集团总医院抽调专业人员，对集团内医保定点医疗机构（乡镇卫生院、民营医院、标准化卫生所）医疗行为进行日常监督检查，主要监督检查辖区内定点医疗机构及其工作人员三合理一规范，伪造病历、处方、票据等骗取医保基金等违规行为。"一监督"即社会监督。县电视台每月对次均费用、床日均费用、自付费用较高的医疗机构进行公示。设置"城乡医保政策宣传栏""城乡医保意见箱"和咨询服务窗口，公布城乡居民医保政策，通过在媒体、政府网站、公共服务场所以及医疗机构等显要位置公布城乡医保监督举报电话等形式，广泛接受社会监督。"一考核"即考核评价。县医管委坚持日常考核与年终考核相结合、定量考核与定性考核相结合、业务考核与群众评价相结合，把医疗资源下沉、服务能力提升、居民健康改善、服务对象意见等情况作为考核的重要指标，考核结果与财政投入、医保拨付、人事任免、薪酬奖励等挂钩，奖优罚劣，充分发挥考评的"风向标""指挥棒"作用，激发医共体运行活力。

（二）突出配套联动，推动医共体改革持续深化

1. 医保改革，激发动力。

紧紧抓住医保基金支付方式改革这个牵一发而动全身的"牛鼻子"，按照"总额预算、季度预拨、结余留用、超支不补"的原则，郸城县率先将城乡居民医保基金的90%打包拨付医疗健康服务集团购买服务，鼓励医疗机构主动控制不合理费用。对结余资金经考核后按照县乡村5∶3∶2的比例进行再分配使用，激发医院及医务人员合理用药、控制费用的内生动力。构建"政府督察、行业管理、集团监管、社会监督"四级医疗基金监督管理体系，规范医疗服务行为，维护医保基金安全，推动医保基金从医院"收入"向医院"成本"转变，医疗行为从"治病"向"防病"转变，有效防范和化解了医保基金风险。目前，郸城县已实现连年医保基金结余，一举扭转了医改前医保基金年年

亏空的局面，有效防控了医保基金风险。

2. 加大投入，夯实基础。

郸城县先后投资 10.4 亿元，建设县人民医院新区和县中医院新区，提升改造县中心医院和县妇幼保健院；投资 1 186 万元，改造提升 440 个村级卫生所，新建 48 个标准化卫生所，全部达到 160 平方米以上，做到"七室分开"，实现标准化卫生所全覆盖，农村医疗条件得到极大改善，基层网底作用进一步强化。通过能力提升，全县 12 家乡镇卫生院达到国家"优质服务基层行"创建活动推荐标准，被国家卫生健康委、国家中医药管理局通报表彰；14 家乡镇卫生院中医馆达到省级"示范中医馆"标准。

3. 政策保障，便民惠民。

实施"三保险两救助一免除"，对"30 种大病"患者按照"四定两加强"的原则，继续实施大病救治。全县脱贫人口、监测对象患 30 种大病 2 664 人，已救治 2 664 人，实现了应治尽治；逐步完善优化了"先诊疗、后付费"、一站式结算服务等惠民政策，将农村特困人员、低保对象、监测对象等低收入人群全部纳入服务范围。落实分级诊疗制度，实行按病种付费，群众就医成本得到有效控制。2018 年至今，全县困难群众住院 93 785 人次，住院总费用 4.71 亿元，各类报补费用 4.28 亿元，实施健康扶贫专项救助 4.24 亿元，实现了应免尽免。

（三）发挥信息化优势，实现医疗资源深度融合

郸城县作为第一批省级县域医共体信息化建设试点县，县委县政府高度重视信息化建设工作，大力发展"互联网＋医疗"，县政府投资 3 500 万元，建成全民健康信息服务平台，信息化建设内容包括：1 个区域平台（县级信息总平台）、4 个医疗健康服务集团平台（信息子平台）和基层医疗机构信息系统（乡镇卫生院、社区服务中心、标准化村卫生所）。全民健康信息平台是联结县各级平台的枢纽，向上与市级平台联结，向下联结县域内所有乡镇卫生院、社区服务中心及村卫生室。目前，4 家医疗健康服务集团牵头医院对院内原有的信息系统已完成提升改造，20 个乡镇卫生院和 3 个社区服务中心均已完成基层云 HIS 系统上线正常使用，并完成与全民健康信息平台的对接，平台可以进行电子健康档案、电子病历、居民健康卡等数据的采集与交换，信息分类整理及共享等功能。群众就医实现"一卡通"，在家门口就可以享受上级专家诊治服务，既方便了看病就医，又降低了治病成本，打通了群众就医、问诊不便的"最后一米"，实现"信息多跑路、群众少跑腿、会诊连千里、专家面对面"建设目标。

三、 主要成效

郸城县紧密型县域医共体建设由试点探索、单项突破逐步转向系统配套、全面推进，强化了政府办医责任，切实维护和保障了公立医疗卫生机构的公益性，在关键领域和重点环节取得明显进展和成效。

（一）县域医疗服务能力明显增强

2021 年度，县域内就诊率 98.84%，同比提升 8.24%；县域内住院 17.51 万人次，住院率较 2020 年下降 0.17%，住院患者次均费用较医改前下降了5.40%。县级医疗机构 150 种疾病诊治占比 92.47%，同比提升 4.43 个百分点，基层医疗机构 75 种疾病诊治占比 72.86%，同比提升 5.25 个百分点。全县重点人群签约率为 100%，高血压患者规范管理率由医改前的 56.30% 提升到 2021年的 80.09%，糖尿病患者规范管理率由医改前的 52.60% 提升到 2021 年的80.27%。

（二）医疗服务收入不断提升

2020 年度，牵头医院医疗服务收入占总医疗收入的 39.32%，较医改前提升 6.46 个百分点；基层医疗卫生机构医疗服务收入占总医疗收入的 44.27%，较医改前提升 13.38 个百分点。医保基金使用率较医改前下降 15.94 个百分点，已实现连续结余。

（三）居民健康素养不断提升

居民健康素养从医改之初的 3.5% 上升到 28.4%，以健康为中心的理念更加深入人心。

四、 启示与建议

（一）亮点与启示

1. 政府主导，社会参与。

郸城县坚持公共医疗卫生的公益性质，强化政府公共卫生服务和健康管理职能，优化公共财政投入机制，保障基本医疗卫生服务的公平可及。特别是将民营医院纳入医共体一体化管理，集团总医院在加强内部管理、规范服务水平、强化内涵建设等方面，给予大力支持和指导，促进民营医院规范发展，营造了公平开放的发展环境，充分发挥市场机制在配置资源方面的基础性作用，充分调动社会参与积极性，打造政府、市场、社会共同参与卫生健康发展的多元合作共治格局。

2. 协同整合，统筹发展。

郸城县坚持全面规划和突出重点相协调，坚持战略性和操作性相结合，完善卫生与健康服务体系，探索建立"医疗＋公卫"协同推动机制，实现医疗机构与公共卫生服务机构、医院与基层医疗卫生机构的资源共享、协同发展，推进公共卫生、医疗服务和康复护理链条整合。县级成立了公共卫生服务中心，各医疗健康服务集团成立了健康促进部，乡镇卫生院设有公共卫生服务科，村级卫生所设有公共卫生服务室，全面打造县乡村一体化公卫服务体系。尤其是在疫情防控和疫苗接种工作中，充分调动县乡村三级医疗和公共卫生资源，迅速构建了横向到边、纵向到底的联防联控机制和上下联动、齐抓共管的疫情防控网络，医共体县乡村三级高效有序的工作机制得到充分发挥，有力保障了全县人民群众身体健康和生命安全。

3. 中医特色，发挥专长。

完善符合中医药特点的管理体系，加强中医特色优势专科建设，提升区域内疑难、危重、复杂疾病的中医诊疗能力，强化县域中医医疗服务能力，鼓励发展中医诊所、门诊部和特色专科医院。郸城县由县中医院牵头，组建中医医共体，积极推行"六个一"管理模式（统一中医馆建设、统一中医药文化建设、统一中医业务管理、统一中药配送、统一中医诊疗设备配置、统一中医绩效考核指标）。充分发挥集团龙头辐射带动作用，指导集团成员单位中医药工作，发挥中医药"简便廉验"的"治未病"优势，普及推广中医药适宜技术，推进中医药服务能力提升。目前，郸城县已实现乡镇卫生院中医馆全覆盖，80%以上村级卫生所设有中医治疗室，进一步完善了健康服务体系。

4. 健康导向，预防为主。

以保障人民健康生活为中心，把健康摆在优先发展的战略地位。坚持目标导向和问题导向相统一，针对农村地区优质资源短缺、基层服务能力不强及重治疗、轻预防等问题，加强公共卫生应急体系建设，坚持预防为主、防治结合，坚持中西医并重，促进医疗与预防紧密结合，提升基本医疗卫生服务均等化水平，进一步提高医疗健康服务的公平性和可及性。

（二）问题与建议

目前，尽管周口市以郸城县为样板，全市正在高速推进医共体建设，取得了初步成效，但在实际推进工作中仍有很多问题需要探索和深化。

1. 联动改革不到位。

医管委成员单位无缝衔接，需进一步加压推进。如"编制周转池""员额制""县招乡用、乡聘村用"、薪酬制度改革尚未完全落实。医保基金市级统筹与医保基金对医共体支持政策的接续衔接尚未到位，还存在医保"结余留用"资金具体怎样使用、下转患者用药因受医保药品目录限制不能保障、医疗价格动态调整机制尚未完全建立、外出打工居民县内用药无法直接使用电子医保卡报销等问题，县级层面突破难度大，难以形成改革动力和助力。

建议：以省辖市为单位作为改革的试点单元，在顶层设计，改革政策制定，政策的联动上，可以事半功倍，提高效率。如：医保市级统筹后的医保支付方式改革，县级没有自主权，严重制约县级的"三医联动"改革。

2. 基层人才难招引。

基层医疗要发展，人才是关键。目前基层医疗机构严重缺乏专业技术人员，招人难、留人难。

建议：国家层面出台相关扶持政策，加大全科医生培养及人才使用激励机制的落实，将公共卫生类、专业设备技术人员等纳入定向培养的范围，用于医共体内人才队伍建设。同时，定向生培养落实到村级卫生所，明确最低服务期限，充实村级医疗卫生队伍，落实村医多渠道补助政策，逐步建立乡村医生养老保险制度，帮助解决村医医疗、住房、子女教育等难题。

3. 信息化建设滞后。

信息化建设程度不一样，各专网、各专业、各行业、各部门的信息化系统难以融合。医共体成员单位内县乡村三级信息系统难以打通。医共体信息化建设是工作和评价的基础，信息化滞后，难以通过数据分析对各医疗机构服务能力、医疗质量、药品耗材、财务数据等信息综合研判、考核评价。

建议：在一开始做医共体时，就要以医共体信息化为重要抓手之一，明确以信息化为基础的主要发展方向。做好顶层设计，严格按国家的信息化建设的规范、指南操作，打通各种堵点，做到互联互通，资源共享。信息化要延伸到村底，帮助牵头医院更好地掌握乡镇卫生院和村卫生室的情况，这也是掌握医共体进程的一个重要信息窗口，帮助上级部门和牵头医院做好数据分析、考核评价、科学研判，更好地决策。

目前，紧密型县域医共体建设已写入乡村振兴战略，推动基层医疗卫生事业发展，实现与乡村振兴有效衔接，是必不可少的一部分。下一步，围绕医共体建设重点工作任务，郸城县将持续坚持以基层为重点，巩固拓展医共体建设成果，以促健康、转模式、强基层、重保障为着力点，持续推进医疗卫生资源向基层延伸、向农村覆盖，让改革的红利惠及更多群众，努力为群众提供全方位、全周期的健康服务，不仅让群众看得上病、看得好病、看病便宜、看病方便，更要让群众少生病、不生病、更加健康、更加长寿，不断增强人民群众的获得感、幸福感。

（河南省周口市郸城县医共体管理委员会）

深耕医共体建设
构建县域卫生健康大格局
——广东省阳江市阳西县县域医共体

广东省阳江市阳西县位于粤西经济欠发达地区，与全国其他欠发达地区一样，基层医疗卫生服务能力薄弱、群众"看病难、看病贵"等问题同样较为突出。为有效破解基层服务人才缺乏、能力薄弱问题，着力加强基层医疗服务能力建设，更好地满足群众不断增长的健康需求，2017 年阳西县启动县域医共体建设，在政策上完善工作保障，在硬件配置上加大投入，在资源上予以倾斜和下沉，厘清医疗机构服务范围，建立明确的转诊机制，逐步完善医疗网络建设，构建和完善分级诊疗体系，县域内上下转诊流程明确、通道顺畅，"基层首诊、双向转诊、急慢分治、上下联动"的分级诊疗格局逐步形成，医疗服务能力有效提高，县域住院率稳步提高，县域大健康、大卫生的医疗健康服务格局逐步形成，群众"舍近求远""花大钱治小病"的情况得到明显缓解，群众看病费用更加节省，切实为群众解决"看病难、看病贵"难题，群众就医获得感明显提升。

一、改革背景

阳西县作为粤西经济欠发达地区，受经济发展较为落后的影响，卫生领域短板问题较为突出，基层医疗人才匮乏、基层服务硬件不足、基层医疗综合服务能力薄弱，群众看病就医获得感不强，群众看病难看病贵问题非常突出，县域内患者流失严重，2015 年阳西县县域外基层医疗机构门（急）诊占比达33%，县域外住院率也达到 33%。

为贯彻落实省市县关于"健康中国""健康广东"建设的战略部署，坚持以基层为重点，以改革创新为动力，预防为主，中西医并重，将健康融入所有政策，人民共建共享方针，根据《阳西县城市卫生支援基层卫生实施方案》《阳西县改善医疗服务行动实施方案》和《阳西县医疗机构双向转诊工作制度（试行）》等文件精神，阳西县以医共体建设为有力抓手，深化县域医疗卫生体制改革，依托县镇村一体化管理，推动县域医疗卫生重心下移，优质医疗资源下沉，有效推进分级诊疗制度建设和工作开展，着力解决医疗卫生资源配置不均衡、医疗事业发展不全面等问题，填平补齐基层医疗卫生机构硬件和软件上的差距，加快推进基层医疗人才培养，稳定基层医疗服务队伍，提高基层医疗卫生服务能力，提升群众基层就诊比率，全面提高全县医疗卫生水平，构建完善的医疗卫生服务体系和分级诊疗制度，满足群众日益增长的健康需求，努力建设卫生强县，打造健康阳西。

二、 主要做法

通过紧密型医共体建设，阳西县以"一家人""一盘棋"的改革思路，在提高县级医院专科服务能力的同时，着力提升基层医疗机构服务能力。

（一）政府真重视：政策支持到位

阳西县委县政府出台《阳西县人民政府关于印发阳西县医疗卫生强基创优行动计划（2016—2018 年）的通知》（西府函〔2017〕12 号）、《中共阳西县委办公室　阳西县人民政府办公室关于印发〈阳西县加强基层医疗卫生服务能力建设的实施方案〉的通知》（西办发〔2018〕8 号）、《关于印发阳西县进一步完善基层医疗卫生机构运行机制改革实施方案的通知》（西财社〔2018〕41 号）、《阳西县改善医疗服务行动实施方案》、《阳西县医疗机构双向转诊工作制度（试行）》等多份强基文件，为基层医疗服务建设提供了有力的政策支撑。同时，在党委、政府的支持下，县委编办、财政局、人社局、医保局等多部门也积极参与，通力协作，共同推动医共体建设各项配套改革政策的实行。

（二）财政真出力：建设投入到位

近三年来，各级财政和县级财政加大对医疗卫生事业的投入，补齐硬件设施短板和空白。在县级医院硬件建设方面，筹建阳西总医院人民医院（简称"县人民医院"）综合住院楼和附属配套工程，开展阳西总医院人民医院旧综合楼升级改造建设项目、阳西总医院妇女儿童医院（简称"县妇女儿童医院"）迁建项目、阳西总医院中医医院（简称"县中医医院"）迁建项目，不断完善县级医院硬件配置。在镇村两级医疗硬件建设上，将"星级"卫生院、村卫生站建设纳入镇域发展"7 + X"重点项目，将 2 家卫生院按县级医院标准建成县域医疗副中心，6 家卫生院建成"星级"卫生院，对 138 个行政村卫生站按照 30 万元／家的标准化建设，统一标识为"阳西总医院某某村卫生站"，完善镇村两级医疗卫生机构就医环境。同时投入资金购置一批设备，完善了各级医院基础设备设施，进一步加强县域整体医疗服务能力。

（三）多方真借智：专科发展有保障

阳西总医院（简称"总医院"）共与省市级 13 家医院建立了对口帮扶关系，借助上级医院技术优势，通过与省市级医院建设医联体、专科联盟，医疗卫生人才"组团式"紧密型帮扶等多种形式，提升医院专科技术水平，促进专科医疗技术水平和服务质量均等化、同质化。如与南方医科大学珠江医院（简称"珠江医院"）建立专科联盟，珠江医院派驻长期驻点专家和柔性帮扶专家对阳西总医院对口帮扶，同时借助远程会诊平台或手机 APP，实现阳西总医院医务人员与珠江医院专科联盟的专家教授们进行同步查房和教学，了解、学习相关学科治疗领域的新技术、新方法、新动态；与中山大学孙逸仙纪念医院建立对口支援关系，中山大学孙逸仙纪念医院派出医疗队"组团式"对口支援阳西总医院，开展业务指导、教学查房，协助开展手术治疗、参与义诊等，强化专科能力建设，示范带动专科医生业务水平的提升。目前，共有 21 名省级医院博士和硕士研究生导师长期驻点阳西总医院帮扶，帮助医院开设了介入科、肿瘤科、心理精神科等多个专科，填补县域多种医疗技术空白。

（四）专家真下沉：提升能力有保障

管理机制上，由总医院副总院长担任一至三家卫生院第一院长，从县级医院长期轮派科主任到卫生院挂职副院长，护理骨干挂职总护士长或护理部主任，医疗骨干挂职科主任，让职称晋升前的医护人员派驻卫生院担任医护骨干，提升卫生院管理能力。服务机制上，一是建立县镇联合病房和专家工作室，每月下派十余名对口帮扶专家到各分院坐诊，并组建专家医疗巡诊队伍下乡开展医疗巡诊服务，对基层医疗机构医护人员进行医疗、疫情防控、基本公共卫生服务等方面的指导和培训，帮扶分院开展如浮针、小儿斜颈推拿等中医适宜技术以及超声引导下关节腔注射等新技术，配合开展基本诊疗、家庭医生签约服务、随访指导和宣教等工作。二是通过安排有经验的县医院或卫生院医生以导师身份到各村卫生站带教、为服务量较大的村卫生站配备执业护士担任家庭医生签约助手等方式，对村医进行医疗诊疗技术指导，提升村医的医疗服务能力。

同时，以家庭医生签约服务为切入点，借助信息化网络手段，为居民提供基本医疗、公共卫生、健康管理相融合的整合型服务，做实做细基本公卫服务，扩大基本公卫服务范围，做好辖区内群众健康监测和管理，坚持"预防为主、治疗为辅"的方针，着力提高群众健康素养，深入推动医防融合。

（五）体系真错位：服务范围更清晰

医共体内的各级卫生服务机构实行错位发展，借助县域医共体管理，实行县镇村一体化管理，调整县级医院、镇卫生院和村卫生站，以及各县级医疗单位的功能定位，推动分级诊疗有序实施。其中县人民医院重点承担县域内重病大病救治工作；县妇女儿童医院全面管理全县妇女儿童疾病救治和预防保健工作，原来县人民医院、县中医医院以及所有镇卫生院的妇产科和儿科业务也全部转交给县妇女儿童医院统一管理；县中医医院全面统一管理全县所有中医医疗、保健等，包括对所有县级医院临床科室派驻中医医师和康复医师，提高县域中医药使用率。镇卫生院重点做好常见病、多发病的诊治，在总医院健康管理中心统一管理下，落实国家基本公共卫生服务项目和家庭医生签约服务；村卫生站纳入镇卫生院统一管理，发挥好农村群众健康"守门人"的作用。

（六）转诊真执行：分级诊疗渐形成

阳西总医院先后出台相关文件政策，建立分级诊疗实施机制和分工机制，组建了专门的分级诊疗、双向转诊服务部门，完善转诊规章制度和流程，安排专人负责协调患者分级诊疗及双向转诊服务，严格按照上下转诊标准转诊参保人，畅通异地转诊绿色通道，简化患者入院手续，优先为转诊患者安排就诊、住院，为群众提供更便捷的预约转诊服务和连续规范的医疗服务。如图1所示，阳西县总医院设立客户服务中心，县直属医院和乡镇卫生分院分别成立客户服务部，各层级包含导诊组、督察组、舆情组和双向转诊组4个功能小组，帮助和协调患者进行上下转诊。同时，成立公共卫生服务部和慢性病管理中心，积极推动家庭医生签约服务、基本公共卫生服务、基本医疗服务"三融合"，做好患者规范化管理，在此基础上建立"风险分层、三级共管"服务模式，帮助识别高风险人群，提供更加精准、协调的服务。

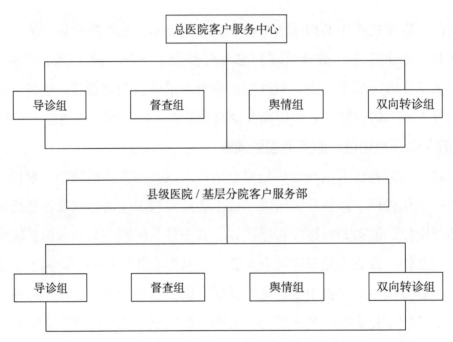

图1　阳西总医院客户服务中心及县级医院／基层分院客户服务部架构

（七）信息真联通：服务网络趋完善

阳西总医院搭建两个统一的县域卫生信息专网，实现县域内医院、社区卫生站、医疗相关部门之间的网络信息共享，促进医共体"八统一"管理。2018年底，阳西县成为省内首个县域范围内全部镇卫生院均已接入广东省远程医疗平台的县，实现省市县镇四级远程医疗平台的互联互通。信息共通有效推动优质医疗资源的纵向流动，通过开展远程会诊和远程培训，县级和基层医护人员可以"近距离"接受上级医院专家的临床带教和医学指导，患者可以与专家"面对面"接受医疗诊疗服务。

同时，阳西总医院与深圳市罗湖医院集团共建影像诊断中心，并建立了心电远程诊断中心、医学检验中心等多个检验检查共享中心，"让信息多跑路，群众少跑腿"，实现超声图像及实时视频即时传输，影像和心电远程统一诊断和报告发放。群众在基层检查，县级统一进行诊断和发送报告，疑难情况可外连省级专家诊断，诊断质量和效率得到保障，县域内诊断水平明显提升，促进实现检查诊断同质化管理。

医共体内统一推行了"银医通"服务，全面优化就诊流程，提高医院管理水平和医疗服务质量；医保门诊即时报销延伸到村，服务在全县村卫生站逐步推进，目前阳西县域部分村卫生站已实现门诊费用即时医保结算报销。网络建设的全面发展实现了有限资源共享，医疗服务延伸，有效拓宽基层医疗机构服务面，进一步健全了分级诊疗体系，推进了基层诊疗工作。

三、主要成效

改革三年来，阳西县域住院率较改革前增长 9.2 个百分点，县域综合服务能力明显提升，群众在家门口花更少的钱就能享受到上级专家医疗服务，解决了"舍近求远"的"看病难、看病贵"难题，"基层首诊、双向转诊、急慢分治、上下联动"的分级诊疗格局有效形成，群众满意度大幅提升。

（一）医疗服务能力稳步提升

1. **学科能力提升**，总医院临床专科增加 10 个，2 个专科获评省特色专科，5 个专科获评市重点专科，同时，新开展多项学科技术以及 5 项学科高难度技术，截至 2020 年底共开展心脑血管及肿瘤介入手术 1 394 例，牵头医院三、四级手术占比 56.6%，较改革前增长 178%。

2. **诊疗病种增加**，门诊诊疗病种由 3 871 种增长至 6 405 种，住院诊疗病种由 3 327 种增长至 4 527 种。

3. **配套政策完善**，随着总医院出台一系列医务人员下基层激励保障机制，县级医务人员下基层积极性得到有效调动，并借助远程医疗推进县镇村一体化建设，县域内整体医疗服务能力得到稳步提升。

（二）县域内住院率有效提高

2020 年阳西县域住院率较改革前增长 9.2 个百分点，牵头医院医疗费用占总医院比例同比降低 6.49 个百分点，医共体县级医院下转患者同比增长 10.67%，基层医疗机构服务能力显著增强，家庭医生服务质量稳步提升，有效防止出现虹吸现象，患者对当地医院的信赖度不断提高，群众看病就医获得感明显增强。

（三）医院运营成本更节省

总医院药占比由改革前（2017 年）的 36.95% 降到改革后（2020 年）的 26.70%，百元医疗收入（含药品收入）中卫生材料费用由改革前（2017 年）的 16.76 元降到改革后（2020 年）的 14.16 元。

（四）医保资金更节省

阳西县 2020 年参保人年住院率为 12.09%，较上年降低 3.28 个百分点，大大低于全国（18.40%）及全省平均水平；2020 年异地住院 10 303 人次，较 2019 年降低 20.45%，较 2018 年降低 24.58%，呈逐年降低趋势；改革前医保到账金额占记账总额比例 63.5%（亏损 36.5%），2020 年医保到账金额占记账总额的比例为 109.8%（含医疗风险金），医保资金更节省。此外，群众就医负担也有所减轻，人均门诊费用由改革前的 157 元减至 137 元，下降了 12.7%，人均住院费用由改革前的 5 610 元减至 5 041 元，下降了 10.1%。

（五）上下转诊效果初显

依靠对镇卫生院软、硬件的投入和建设，镇卫生院门（急）诊量相比改革前增长 18%，住院服务量增长 21%，患者基层首诊开始显现。同时，上下转诊次数也随之有明显改善，据相关数据，截至 2019 年 10 月，医共体内上转患者 3 661 人次，下转患者 5 925 人次。就医环境的改善、服务水平的提高等都使得群众获得感明显增强，数据统计显示，群众就医满意度从 2017 年至 2018 年上升了 7 个百分点。

四、 启示与建议

阳西县医疗卫生健康事业发展势头很好，"县强、镇活、村稳、上下联、信息通"的医改成效逐步显现，得益于制度有保障、管理"一盘棋"、建设有动力、信息快速发展、医院共建共享。

（一）亮点与启示

1. 凝聚共识，统筹协调推进。

阳西县医共体建设是一场由政府主导、自上而下的改革，推进县级医院与乡、村卫生服务机构一体化，形成一个服务、责任、管理、利益共同体。改革涉及多方利益相关者，面临多重阻力，为顺利推动医共体建设首先需要在保障各方利益的基础上，使各级领导和管理者凝聚共识，达成一致目标。其次，医共体建设是医疗供给侧组织、治理模式的一次大变革，还受到如人事、财政、医保和价格等部门纵横交错的行政隶属关系和业务指导关系的制约，因此需要协调多部门统筹调整制度，与医共体建设形成高度匹配。阳西县委县政府牵头出台一系列建设文件，加大医疗建设投入，为阳西县医疗卫生事业建设提供坚实保障。

2. 实抓绩效，完善激励机制。

激励相容是指能让各方在追求利益最大化的过程中，与集体价值最大化的目标一致的制度安排。在我国的医疗服务体系中，涉及政府（医保、卫生健康委）、医院、医生、患者四方，这四个行为主体之间形成医疗资源与利益的传输链条，并通过各种委托-代理关系实现医疗服务的递送。医共体建设要达到为居民提供优质高效健康服务的最终目标，需要使各方委托人与代理人的利益进行有效"捆绑"，以激励代理人采取有利于委托人的行为，最终实现整体效用最大化。

如图2所示，阳西县基于委托-代理关系的这四方利益共同体，分别同时对其进行整合性、系统性的激励。在对医院的激励上，通过医保总额预付机制引导医院、医生行为，倒逼医共体成员节约医疗成本，控制医疗费用，向以健康为中心转变，与此同时，要设定和完善与医共体发展目标相一致的绩效考核指标，在激励的同时给予压力和监管。在对医生的激励上，首先需建立对院长、分院长的激励机制。阳西县实行院长聘任制，围绕机构发展制定目标绩效工资制，并由县卫生健康委对院长进行年度考核，同时简政放权，赋予院长一定经营管理权和人事自主权。然后通过院长推动机构内部人事与薪酬绩效分配激励机制改革，朝着"多劳多得、优绩优酬、量化考核指标、并对支持基层的医生倾斜"的主要改革方向开展。在对患者的激励上，政府投入一定资金用于基本公共卫生服务，通过家庭医生签约制度使患者享受低廉或免费的公共卫生服务；同时在医共体内实行差别报销政策，引导患者基层首诊，促进分级诊疗的实现。

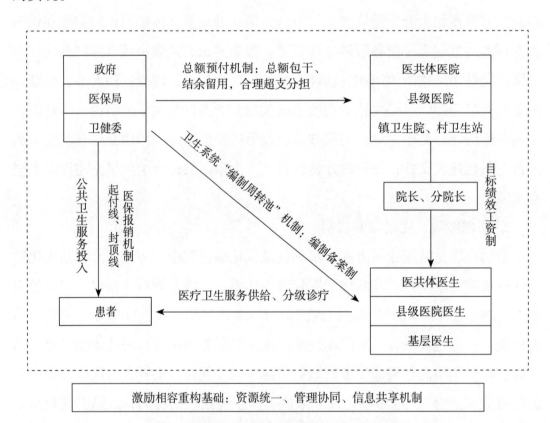

图 2　阳西县医共体激励相容机制重构框架

3. 功能明确，促进分级诊疗。

建立明确的分级诊疗实施机制、设立专门负责的机构和人员，明确各级机构职能，将有助于推动形成双向转诊、有序就医的局面。首先，厘清县级各级医院以及基层医疗卫生机构的功能定位和医疗服务范围，鼓励基层医疗卫生机构提供更多更优服务，有效控制公立医院特需医疗服务供给，为分级诊疗制度建设奠定基础。其次，建立实施机制和分工机制，组建分级诊疗功能部门，根据实际需要设立岗位，明确各级、各岗位的职责；确定医共体基层首诊病种、牵头医院收治病种和上转、下转病种，完善双向转诊细则，细化医共体内部、医共体之间和市外转诊操作制度，引导患者根据病情在不同的医疗机构内有序就诊，形成医共体内分级诊疗的健康服务链。再次，建立慢性病联合服务、一体化管理机制，完善慢性病防控网络，优化工作格局。牵头医院提供慢性病危重急症患者的诊疗、康复服务，为基层成员单位开展慢性病诊疗、康复服务提供技术指导，开设慢性病全专科联合门诊，整合专业公共卫生机构、牵头医院和基层成员单位功能，打造上下联动、优势互补的责任共同体，促进慢性病防治结合。

4. 能力为本，强基层促健康。

基层卫生服务能力薄弱是开展县域医共体建设的直接原因，在建设发展过程中，应该始终坚持以初级卫生保健为主导的卫生体系建设方向，不断提升基层综合服务能力。一是增强基层基本医疗服务能力，要通过人才流动和培训、技术支持、专科共建等方式，深化牵头医院与基层医疗机构的联系，同时，在公共卫生服务、慢性病管理和区域健康素养提升等方面加大力度。二是在管理上，按照"一家人""一盘棋"的理念，整合全县医疗卫生资源，实行行政、人员、业务、药械、财务、信息、后勤和医保支付"八统一"管理。三是利用好"统招统管统用"制度，招才引智，加大对人才的培养和引进力度，强化对基层医疗技术的帮扶和人才的培养，稳定和扩大医共体内人才队伍，"输血"和"造血"齐头并进。四是依托信息化手段，搭建多个资源共享中心，并建立互联网信息平台，连接省远程医疗平台实现远程教学和会诊，逐步实现资源有效利用、信息互联互通。

其次，在保障强基层动力上，一是通过完善县域医共体绩效考核制度和动态调整机制，重点考核医疗资源下沉、基层服务量变化、能力提升等情况，强化牵头医院"带基层、提能力、促健康"的职责和任务。二是建立向基层倾斜的薪酬激励制度，在编制、职称考评上优先考虑对基层医疗卫生服务发展的人员给予支持。

（二）问题与建议

阳西总医院在组织整合的基础上，积极推进慢性病一体化管理、双向转诊、医保支付方式改革、资源共享中心建设等一系列推动卫生服务整合的策略，成为国内较为成熟且有成效的县域医共体典型案例。但是，阳西总医院同样面临若干问题，主要表现在镇村级高质量人力资源数量短缺，机构间服务协作程度不足，公众对医共体的认知度和成员单位参与管理度也都不足，区域卫生健康资源利用效率还有待提高等。因此提出如下政策建议：

1. 多方联动，更进一步深化体制改革。

在完善总医院宏观决策、制度设计，以及政策出台、落实和考核中，邀请政府部门、上级卫生行政部门、医保医药相关部门、总医院工作人员和当地居民等更多利益相关者参与其中，纳入其不同的利益诉求和价值取向。

2. 优化医疗资源配置，助力可持续发展。

（1）在人力资源方面，继续吸收或转岗培训全科医生和公共卫生医师，制定优惠政策培养和吸引优秀年轻医生到乡镇卫生院和村卫生室工作，解决村医队伍的"高龄"和"低学历"问题。同时，在中医院和妇幼医院进一步推动同工同酬稳定人才队伍。

（2）在床位方面，总医院成立以来，基层卫生机构床位使用率提高速度变缓，可根据实际需求测算所需医疗床位后，推进向家庭病床、康复病床等的转型。

3. 着力医患双方，落实分级诊疗。

医务人员方面，在支持性环境上下功夫，总医院和分院不仅要在会议和日常工作中表达对双向转诊的认同，还需完善绩效奖罚制度和积极组织分级诊疗培训，加强医务人员对于分级诊疗的了解和重视，进一步加强其转诊患者的主观能动性。在机制方面，通过明确转诊标准和患者负责制度，完善转诊流程、简化转诊程序，为医生实施转诊行为提供精确便利的服务平台。

患者方面，阳西总医院不仅需要继续提升基层医疗服务水平，还需高度重视提升群众就医信任度和满意度。积极开展分级诊疗相关知识宣传活动，促使患者充分了解基层医疗机构的服务能力和分级诊疗制度优势，大幅度提高患者转诊意愿。再者，通过扩大慢性病一体化管理病种，在糖尿病和高血压的基础上继续识别服务利用率高、住院服务使用率高的病种（如慢性肾病等），通过为患者量身定制服务计划时多注重转诊流程和规范，以及加强多学科随访团队建设等夯实慢性病一体化服务，优化随访团队的管理，做好辖区居民全流程健康管理，落实家庭医生健康守护人职责。

（黄奕祥　中山大学公共卫生学院）

以医保支付方式改革为重点
构建整合型高质量紧密型县域医共体

——云南省临沧市云县县域医共体

　　云南省临沧市云县位于云南省西南部、临沧市东北部，总面积3 760平方千米，辖7镇5乡，有194个村（社区），常住人口38.92万人，居住着汉族和以彝族为主的22个少数民族，是云南省边疆、多民族、山区和贫困地区之一，县域医疗资源分布不均衡，基层服务能力不足，群众看病难、看病贵问题较为突出。为有效解决群众医疗卫生"急难愁盼"问题，2014年6月云县启动紧密型县域医共体建设，2019年实施医保总额打包支付方式改革。以建设整合型高质量紧密型县域医共体为平台，以医保总额打包支付方式改革为有效手段，建立疾病预防、医疗救治、健康管理"三位一体"医防融合服务新机制，形成了以"医共体＋医保总额打包＋医防融合促进健康管理与服务"为理论基础的"云县模式"，有力推动县域医疗卫生高质量发展，为群众健康提供可靠保障。

一、　改革背景

　　云县作为云南省边疆、多民族、山区和贫困地区，经济欠发达，县域医疗卫生短板问题突出，基层医疗服务能力薄弱，群众"看病难、看病贵"问题非常突出，获得感不强，群众"舍近求远"看病就医情况显明，县域内外转率居高不下。为贯彻落实"健康中国""健康云南"建设的战略部署，坚持"以基层为重点，以改革创新为动力，预防为主，中西医并重，将健康融入所有政策，人民共建共享"方针，打造整合型高质量紧密型县域医共体，构建运营管理新机制，持续提高基层服务能力，构建优质高效的整合型医疗卫生服务体系和分级诊疗制度，满足群众多元化、差异化健康需求，打造健康云县。

二、 主要做法

（一）政府重视，高位推动

坚持"党委领导、政府主导、部门协同、医院推动"，成立由县委、县政府牵头，编办、人社、发改、财政、卫健、医保、市场监管等部门参与的医共体管理委员会，负责统筹医共体的规划建设、投入保障和考核监管等重大事项。县级层面推出贯彻落实上级医改实施方案、自主创新改革方案、配套方案70多个，其中《云县深化县级公立医院综合医改工作实施方案》《云县紧密型县域医疗卫生共同体建设实施方案》《云县进一步深化紧密型县域医共体建设实施方案》《云县城乡居民基本医疗保险总额控制打包付费支付方式改革实施办法》《云县加强公立医院党的建设工作实施方案》《云县医防融合工作实施方案（试行）》等20多项为首创性、差异化的改革举措，建立政府办医、部门监管、医共体内部管理"三张责任清单"制度。县委全面深化改革委员会每年定期在医共体总医院召开医改专题会议，听取全县医疗改革工作开展情况汇报，专题研究全县医疗改革工作，为加快推进全县医疗卫生健康工作作出科学的顶层设计和提供组织保障。

（二）财政支持，加大投入

"十三五"以来，各级财政不断加大对医疗卫生事业的投入，补齐硬件设施短板和空白。投资近10亿元按三甲综合医院标准规划建设云县第二人民医院，将于2022年10月前投入使用；累计投资2亿元分别完成县中医医院整体搬迁项目、县妇幼保健院整体搬迁项目、县康复医院项目建设；将云南省民族地区多层次养老服务体系创新示范建设项目·云县项目、云县智慧医共体建设项目、云县医共体整体能力提升建设项目、云县人民医院传染病大楼项目、云县中医医院住院综合楼及附属设施建设项目等一批重大卫生项目纳入临沧市"三个示范区"建设项目建设；投入财政专项资金完成新冠肺炎定点救治医院、核酸检测能力升级改造建设；将全县4家乡镇卫生院搬迁建设、8家乡镇卫生院改扩建、39个村中心卫生室建设纳入县"十四五"发展规划实施。

（三）构建整合型高质量紧密型医共体

全县组建一个紧密型医共体，县人民医院牵头成立医共体总医院，将县中医医院、县妇幼保健院、县疾控中心、县康复医院、县健康促进与管理服务中心、社区卫生服务中心、全县12乡（镇）卫生院和194个村卫生室、民营医院、诊所纳入总医院分院"一盘棋"管理，在医共体内实行"四个打包"（人员编制、财政补助经费、医保资金、公卫资金），实现医共体人、财、物，以及技术规范、质控管理、药品耗材、医防融合、规章制度、目标考核等同质化管理、集约使用，建立了管理、服务、责任、利益、发展、智慧、防疫"七位一体"整合型高质量紧密型医共体。

（四）实施医保总额打包支付，推动高质量发展

建立县域内"总额打包、结余留用、超支自担"，医共体内"总医院主导、总额控制、结余大额留用、超支合理分担"医保总额打包支付激励约束机制，以医保打包改革为有效手段，实行县乡村利益捆绑，撬动医院逐利方式改变，把常规支付模式下的"利润"转变为打包模式下的"成本"，倒逼医共体改变医疗服务模式，调整医疗服务供给，强化由治疗为主向预防为主深刻转变，规范医生诊疗行为，促使医疗真正回归本质。

（五）打造医防融合新高地

1. 县级层面出台《云县医防融合工作实施方案》，形成政府主导，多部门协同、"三医协同"、医共体协同、信息协同工作格局。

2. 建立以健康为中心，资源融通、业务协同、医防整合、医保倾斜、机构一体高标准高质量公卫服务体系，成立县健康促进与管理服务中心，整合县域内公共卫生管理与服务资源，负责全县公卫监管和开展全县"1219"项（基本公共卫生12项、重大公共卫生19项）和健康促进工作。强化预防为主、关口前移，防治融合，全科医学科配齐"临床医师＋公卫医师"，做到"左手做预防、右手下处方"。

3. "三结合"推进公卫工作，做到公卫资金和医保资金结合、基本医疗和基本公卫结合、指标考核和绩效发放结合，推行公卫资金使用"人随岗走、钱随事走""优绩优酬""购买服务"。

4. 强化信息化管理，通过"居民健康管理 APP""慢病管理信息系统""互联网医院"精细化管理居民健康。

5. 构建全社会参与健康管理平台，扎实开展老年友善医院、健康餐厅（食堂）、营养学校、爱国卫生"七个专项行动"、全国卫生县城等建设，不断提升全民健康素养。

（六）强化信息化建设，为医共体高质量发展提供数字化技术支撑

以打造"全国一流"康养医疗平台为目标，量身自主研发建成"云县医疗卫生机构区域信息平台"，包括"九大应用系统 + 互联网医院 + 健康商城"的智慧医共体信息平台，整合医疗、医保、医药、公共卫生等信息资源，形成县域电子病历档案数据库，与公共卫生管理、慢性病管理、疾病防治管理、各级业务部门、政府监管部门之间数据共享，实现管理智慧化、诊疗数字化、服务同质化、医防一体化，不断促进由信息化向智能化高质量发展。"云县医疗卫生机构区域信息平台"有 17 个系统获得国家专利，《云县模式——紧密型医共体卫生与健康信息服务平台建设及应用》获得云南省科技进步二等奖，云县人民医院被确定为全国 27 家智慧医院建设试点医院。

三、 主要成效

在医共体模式下，各成员单位实现错位发展，服务能力进一步提高，医防融合成效显著，群众少生病、晚生病、生小病等美好的健康生活向往不断变成现实。2021 年，参保人群县域住院率为 15.53%，较 2019 年增长 0.53 个百分点，县域综合服务能力明显提升，群众在家门口花更少的钱就能享受到上级专家医疗服务，解决了"舍近求远"的"看病难、看病贵"难题，"基层首诊、双向转诊、急慢分治、上下联动"的分级诊疗格局有效形成，群众满意度大幅提升。

（一）医共体治理水平显著提高

现代医院管理制度不断健全，基本建立科学高效的运营管理、医疗服务、学科建设、人才队伍、质量控制、人事薪酬制度、评价考核、内部控制等管理体系，"千县工程""清廉医院""平安医院"建设不断取得新成效，制度优势

不断转化成为治理效能，精细化管理水平越来越高，提质增效能力增强，整合型高质量紧密型县域医共体基本建立，通过扁平化管理、垂直化运行、同质化服务，实现从强县级到强县域，医共体进入了高质量发展期。2021年，全县12乡（镇）卫生院实现收支结余。医院运营成本更节省，2021年，县医院药占比21.27%，百元医疗收入（含药品收入）中卫生材料费用为33.20%，较改革前降低3个百分点。

（二）医共体服务能力提升、城乡差距越来越小

1. 虹吸效应得到解决，建立了"县管乡用、乡管村用"和县乡人员柔性无障碍流动新机制，县乡人才虹吸问题彻底消除，医务人员积极得到充分调动，形成了人岗相适、人事相宜、以岗定责、以岗定薪、责薪相适、考核兑现分层分级分类管理机制，2021年总医院专家下沉基层1 500余人次。

2. 救治能力得到全面提升，医共体可治病种达到2 563个，乡镇卫生院达到800多个，较改革前分别增长为6%、20%，2021年，县医院开展介入治疗1 000余例，县医院病例组合指数（CMI）值从改革前1.08提高到2021年的1.13，四级手术占比从改革前10.01%提高到2021年的11.67%，平均住院日为7.01日。2021年，乡镇卫生院卫生专业技术人员持证率达到96%，开展新技术新项目120项，CMI值达到0.79，二三级手术占比较改革前提高了10个百分点。县域就诊率达到96.73%，基层就诊率达到65.24%，基层转诊率较改革前下降2个百分点，居全省较低水平，参保人群住院率较改革前下降0.02个百分点，比全国平均水平低1.71个百分点。基层医疗卫生机构中医诊疗量占基层医疗卫生机构诊疗总量的30%以上。

（三）医保支付改革成效明显

医保支付方式改革后，医共体的诊疗和管理模式都发生了巨大变化。一是医疗行为进一步规范，医共体临床路径管理入径率达50%以上，整个医共体都主动地控制成本，减少不合理的检查，减少不合理的药品、耗材的使用。同时配合国家集中采购的政策，医院使用集中采购的药品或耗材占比大幅增大，减轻了参保人的负担，实现从"治病赚钱"到"防病省钱"转变，省下的这些钱就是医共体的纯收入。二是医保基金使用效率逐步提高、医疗费用不合理上

涨得到控制、医疗机构成本意识逐渐增强，也发挥了对医疗服务市场的调控作用，推动分级诊疗，形成科学有序就医格局，实现医院高质量发展、医保高效能治理、患者高品质就医三方共赢的结果。基层医疗机构医保基金使用率达25%，医保结余资金向基层倾斜，2019—2021年，累计结余医保资金6 078万元，60%分配卫生院，增加乡镇卫生院纯收入3 600余万元，明确用于医院发展和人员待遇。三是服务模式深刻转变，利用绩效杠杆，促使医生从只注重提供诊疗服务到主动促进医防融合改变，从只注重自身发展到促进县乡村共同提高改变，实现"疾病治疗"向"健康促进与管理服务"转变，做到"临床医师＋公卫医师"同步提供医防融合服务。四是实现"三个回归"，公立医院回归公益性质，医生回归看病角色，药品回归治病功能，真正让医生的医疗行为与老百姓的利益诉求同向而行，群众得到实惠，住院时间缩短，费用也有所降低。2021年，县域入住病例平均住院日和次均费用均下降约20%。

（四）健康管理得到规范

"五病"管理率达到50%以上，其中，高血压、糖尿病"两慢病"实现"两提高、两稳定、两降低"。县人民医院向基层卫生院转诊"两慢病"患者人数年增长率达10%左右，在基层医疗卫生机构门诊就诊率提高到70%以上，"两慢病"患者规范管理率稳定在90%以上，血压、血糖控制率稳定在45%以上和40%以上，"两慢病"患者在县级医院门诊就诊占比下降，"两慢病"患者并发症发病率有所下降，形成有效的分级诊疗。

四、 启示与建议

（一）亮点与启示

按照"县强、乡活、村稳"构建整合型高质量紧密型县域医共体，实现党委政府满意、医院医护满意、人民群众满意"三满意"。

1. 党委政府重视是关键，有效保障医改各项工作快速落地、推进、达效。

2. 医共体总医院科学顶层设计是基础，各成员单位坚决贯彻执行好总医院的改革发展规划，确保改革始终朝着正确的方向推进。

3. 整合县域有限的医疗资源是动能，发挥绩效杠杆作用，调动积极性，建立"管理、服务、责任、利益、发展、智慧、防疫"七位一体共同体，为推动县域医疗卫生高质量发展增添新动能。

（二）问题与建议

1. 现存问题

（1）体制本身问题。医共体的关键是建立激励约束和利益分配机制，使联合体内的各级医疗机构各得利益和各取所需。随着医院逐利机制的改变，目前完善紧密的合作机制尚未形成，医联体内的各个机构分工、定位及考核评价制度等方案尚未完善，财政投入、医保支付、人事管理等方面的配套政策尚未完备。

（2）服务能力不强。县域医疗普遍不强。基层不强，主要表现为基础设施、医疗设备、医疗技术落后和人才队伍匮乏，基层医疗服务很难得到群众认可。县级医院医疗服务能力短板明显，治大病重病和急救能力不强。乡村医生队伍青黄不接现象严重，服务能力有限，进出机制不健全，待遇保障难落实。

（3）公共卫生服务体系问题突出。疾控专业技术人才十分短缺，缺编严重；疾控机构基础设施老化，投入不足；疾控机构能力不能满足新时代疾控工作要求。基层医疗机构应急处置设施不全，慢性病管理能力不足，医防融合机制未形成。

（4）现代医院管理制度落后。由于缺乏系统的医共体管理制度和运行机制，医共体无法打破行政管理架构的约束，开展医院之间的医疗协作和完整的医疗配合就实现不了。缺乏严谨的医疗管理制度上下协调，以及缺乏院际通畅的分级诊疗制度作为有效保障。政府办医体制不健全，投入补偿机制还不完善，医院债务负担重，运营较困难。

（5）政府投入不足，导致医院运营困难。医疗卫生重大基础设施建设、大型医疗设备配置、编外人员工资待遇投入严重不足，需要由医共体自行承担，增加运营困难。

2. 下一步建议

（1）加快公立医院综合改革步伐。完善顶层设计，让医联体真正"联住心"。改革医保支付方式，让三级医院"舍得放"。通过医保撬动"三医"联动，促使医疗行为本质化的改变，强势的医保政策引导下，分级诊疗模式快速落地，基层医疗机构收入流向、结构重组，促使医院管理方式、服务模式发生根本性改变，使各项政策落地。

（2）提升医疗服务水平，适应人民群众多层次的医疗卫生需求。加强学科建设，推进医院优质高效发展。建立县域紧密型医共体，对县域有限的医疗卫生资源进行整合、重组，完善利益共享机制，最大限度发挥分工协作功能，实现"以大带小"。

（3）加强基层网底建设。以"强基层"为改革重点，重新定位村卫生室功能，突出区域医疗卫生服务中心建设，切实提高基层的医疗服务能力，落实小病不出乡。加快推进县医院传染病救治能力建设。努力提升医疗服务水平，将县医院建成三级甲等综合医院。进一步提升县中医医院在中医药特色方面的龙头作用，实现县乡村中医药服务全覆盖。统一综合管理、学科发展、绩效分配、人才培养，提升文化认同，让基层人才"留得住"。

（4）推进现代医院管理制度试点，建立高效规范的公立医院运行机制。加强党委领导下的院长负责制，建立院长职业化制度。实现持续化、常态化运转，加强行政管理队伍建设。完善医院议事决策机制，完善医院章程。落实医院各项规章制度，加强内部管理。

（5）加强信息化建设，让信息互联互通"跑起来"。通过加强信息化建设，建设"医疗卫生机构区域信息平台"，集成区域基本医疗、基本公卫、慢性病管理、医疗质量管理、绩效考核和大健康产业平台，建设医疗卫生健康大数据中心，实现医共体内管理、人员、目标、任务、信息、绩效、医防"信息七融合"，做到信息平台、监管、调度、运行、数据"五统一"。

（6）政府加强资金投入，带动医共体发展。加大公立医院重大基础设施建设、大型医疗设备配置、编外人员工资待遇等投入，减轻公立医院运营负担。逐年化解公立医院历史债务，确保医共体可持续高质量发展。

（云南省临沧市云县卫生健康局）

县域医共体改革
蹚出大漠戈壁健康治理路径
——新疆维吾尔自治区阿克苏地区拜城县县域医共体

在新疆南疆区域，作为三区三州深度贫困地区的拜城县，医疗卫生事业发展相对滞后，群众"看病贵、看病难、看病远"的"痛点"与基层医疗卫生机构"看不了、看不好、看不廉"的"堵点"长期困扰县域医疗卫生事业发展。县委、县政府站在习近平总书记"人民至上、生命至上"的高度，聚焦聚力新疆工作总目标，深度期待医改工作能够为群众医疗健康谋实惠，为全县医疗事业谋发展。面对群众意见大、呼声高、心头堵，医务人员留不住、没干劲、没激情的现实困境，下决心改变，后进先行，2018年果断拉开改革"大幕"，紧紧围绕"打破利益壁垒、回归价值取向、理性看病就医、溢出社会效应"的改革思路，着力构建"县、乡、村"三级贯通，"医疗、医药、医保"三医联动，"人、财、物"高度统一，"检查、检验、结果"共建共享的县域医共体运行体系。四年来，以不甘落后、敢为人先的政治勇气，推动这场改革走得早、走得实、走得远。

一、 改革背景

新疆拜城县地处祖国边疆少数民族偏远地区，医疗卫生条件相对滞后，由于体制机制不畅、思想认识不到位，导致"权力下放难、服务承接难、供给平衡难、资源利用难"的改革现实困境，部分医务人员难以走出"以药养医、小病大医"的既得利益"怪圈"。经统计：2016年县外转诊率21%，基层医疗机构急门诊占比33.6%，门诊药占比70%以上，住院药占比60%以上。基层医疗卫生机构人员素质不高，人才缺乏，服务能力无法得到有效发挥，导致县级医院

"吃不消"、一床难求、人满为患，群众不满意；乡镇卫生院"吃不饱"，资源闲置、人员闲散，医者不满意，呈现出青黄不接的现象。人才激励机制面临着"推动"和"拉动"的矛盾，无序竞争、患者无序就医，出现"虹吸效应"，以致县级医院医生超负荷工作，接诊时间短、服务态度欠佳，群众意见大，而乡镇卫生院门可罗雀，医务人员认为干多干少一个样，干好干坏一个样，资源浪费，存在坐等患者、情绪性诊疗等现象，医务人员收入低，人心思动。

按照"县强、乡活、村稳、上下联、信息通、模式化"的要求，把"破除旧思想、树立新观念，打破旧格局、探索新路子"作为医改的"第一步"，摒弃条块利益、部门利益，举全县之力、集全民之智，纵深推进县域综合医药卫生体制改革，加快医共体总医院建设进度，促进县域内医疗资源优化配置、医共体内人才正常流动、基层医疗服务能力明显提升、就医秩序更加合理规范，实现了资源共享、人才共享、技术共享、信息共享，城乡医院发展和效益共赢，形成了人民群众得实惠、医务人员受鼓舞、党委政府获口碑、医共体总医院得发展的新格局。

二、 主要做法

（一）政治勇气"闯"出医改新路径

1. 主官领衔，啃下利益调整"硬骨头"。

县委、县政府召集四套班子及相关责任部门负责人研讨医改事宜。医改工作牵涉到方方面面的利益，面对乡镇卫生院院长难舍手中"小权力"，部分医务人员难以走出"以药养医和小病大医"的既得利益"怪圈"，拜城县域医共体改革首先从利益调整入手，县党政一把手主动担任领导小组"双组长"，强力推动县域卫生综合改革。面对个别人员推进改革不力、精力不足、能力不够，及时调整了5名乡镇卫生院院长，劝退2名县级医疗机构副职，办退9名到龄医生，传递出强力攻坚、势在必赢的改革强音。

2. 高位推动，顶层规划改革"路线图"。

县委主要领导多次带队赴各医疗机构和基层一线调研，听取医务人员、基层群众意见建议，盘清家底。同时，派出多个考察组赴疆外"取经"，摸清路径。在县域实际与其他地区先进经验充分碰撞的基础上，县委、县政府一班人经过反复论证、多方求证，进行顶层设计，科学制定改革方案，出台配套制度，并在三年实践中不断修订完善，构建三级贯通、三医联动、人财物统一、信息共建共享的医共体运行体系，形成了"管理、服务、利益、责任、发展"五位一体的县域医疗服务新模式。

（二）机制变革"托"起运行新秩序

1. 改革管理模式，实行清单式管理。

成立医共体管理委员会（以下简称"医管委"），县党政主要领导直接出任医管委"双主任"，将卫健、医保、财政、人社、编办等相关职能部门全部纳入县医管委组织框架内。选优配强医共体总医院管理班子，制定权责"清单"，明确医管委、卫健委、医共体管理范围、权力边界，实现"管办分离、放管结合、政府办医、专家管院"，达到思想高度统一、政令高度统一、步伐高度统一，形成叠加效应，激发医共体内生活力。

2. 建立健全医共体内部管理机制。

拜城县将县域内人民医院、中医医院、疾病预防控制中心、妇幼保健院、乡镇卫生院整合组建为一个独立法人的医共体总医院，实行县卫生健康委党委书记兼任总医院党委第一书记，县卫生健康委主任兼任书记，"双书记"负责制。医共体总医院以县人民医院、县中医医院为牵头单位，以"1 + 12""1 + 3"模式对 15 个乡镇卫生院全面托管，县内 2 个牵头医院有效串联 15 个乡镇卫生院和 146 个村（社区）卫生室，实现了机构和资源的整合。医共体总医院成立了综合管理、党群服务管理、人力资源管理、财务管理等"十大管理中心"，加大对县域医共体分院人、财、物监管。

3. 构建信息共享机制，打通服务链条。

拜城县委、县政府坚持少算经济账、多算民心账，通过信息化手段推动资源、技术贯通，为医疗卫生事业赋能。在辖区群众健康档案、健康信息平台的构建上加大投入，共计投入 5 400 余万元，构建"互联网 +"健康信息平台、远程会诊系统，推动信息融合与共享，为群众就近诊疗、未病防治和基层医疗机构能力建设、技术优化提供了强有力支撑。

（三）激励创新"激"发内生动力

1. 构建一体化考核机制，催生共生动力。

县委坚持以公益性为导向，制定医共体绩效考核方案，突出职责履行、医疗质量、费用控制、运行绩效、财务管理、人才培养、医德医风和群众满意度等考核指标，加大县级医院对乡镇分院帮扶考核，包院科室与所包干的分院实行捆绑考核，一荣俱荣、一损俱损，倒逼县级医院与乡镇分院形成合力。

2. 完善薪酬分配制度，调动医务人员积极性。

出台《拜城县乡镇卫生院绩效考核办法》文件，按照落实"两个允许"要求，突出职责履行、医疗质量、费用控制、医德医风和社会满意度等考核指标，合理确定公立医院薪酬结构，强化医务人员长期激励，调动医务人员积极性。牵头医院派驻下沉人员在原绩效工资不变的基础上，同时享受所在分院绩效分配，多劳多得、优绩优酬。2018—2021年在岗医务人员年薪平均提高了20%。

3. 建立统一人事制度，推动"县招乡用、乡管村用、县乡畅流"。

人才"向基层流得动、在基层留得住"是改革的关键和难点。拜城县盘活用好医疗卫生机构现有编制，实现医共体内人员统一调配，做到"县管乡用、乡管村用"，采取柔性引导和推动优质医疗资源和患者向基层"双下沉"模式，切实增强基层活力，稳定基层力量。

4. 提升乡村医生薪酬待遇。

拜城县将50%基本公共卫生服务项目和补助经费交给村卫生室，乡村医生年收入达到4万元以上。对符合条件的乡村医生，"五险"（企业职工养老保险）中除个人缴纳部分以外的，其余由财政全部缴纳，提高乡村医生工作积极性，筑牢基层网底。

（四）制度重塑"建"起诊疗新格局

1. 制定与能力相对应病种目录，推动分级诊疗落地。

拜城县为真正发挥县乡诊疗的优势，制定了县乡村分级诊疗病种、常见病出入院标准、双向转诊标准和转诊程序等文件及规章制度，明确功能定位，规范医疗机构和医生行为。

2. 建立以"科包院"制度，推动"捆绑下沉、技术跑路、能力提升"。

拜城县建立"以科包院"制度，牵头医院下派 28 名科室主任、护士长下沉一线，任各分院行政院长、副院长，每周至少在分院工作 2 天。针对各乡镇分院短板，县级医院科室选派 1~2 名医生、1~2 名护士到分院轮岗排班，重点对内科、外科、妇科、儿科、医技、检验等进行精准帮扶，落实全日制坐诊、巡回指导、就地培训等任务。2021 年县级派驻骨干人员开展教学查房患者 1 325 人次，会诊疑难患者 412 次，开展健康教育共培训 7 826 人次，开展新项目 20 例、新技术 215 例，群众就近以分院收费标准享受县级医疗服务，实现了县级医疗机构"技术跑路"、基层医疗卫生机构"能力提升"、基层群众就医"负担减轻"。

3. 建立"总额打包付费制度"，推动"医药分离、小病精治、大病廉医"。

拜城县建立医保总额打包付费制度，按照"总额控制、按季拨付、超支不补、结余留用"原则，激励医疗机构"被动监管向主动控费"转变，加快县域内公立医疗机构的深度融合，进一步规范诊疗服务行为，提升医疗服务质量和水平，从而惠及各族群众。2020 年公立医院基本医疗保险城镇职工统筹基金支出 1 769.95 万元，较 2019 年同比下降 2.6%；城乡居民统筹基金支出 8 557.75 万元，较 2019 年同比下降 7.1%。2020 年拜城县医保基金当期结余 3 437 万元，县医保局向县人民医院及托管的"1 + 12"乡镇卫生院共计分配 2 799 万元，向县中医医院及托管的"1 + 3"乡镇卫生院共计分配 704 万元。结余留用部分主要用于医疗技术人才培养和引进、医疗科研建设、医疗设备配备以及基层医务人员绩效等。2021 年全面实施按病种分值付费（DIP）、项目付费等多种付费方式相结合的医保支付方式改革，以"疾病诊断 + 治疗方式"对诊疗数据进行客观分类，合理进行医保结算。拜城县医共体总医院 2021 年度医保基金共 7 651.39 万元，其中城镇职工医保统筹基金 1 753.06 万元，城乡居民医保统筹基金 5 898.33 万元。通过狠抓医疗质量管理，规范诊疗行为，有效规范了医疗服务行为，控制医疗费用不合理增长。

三、 主要成效

（一）县外就诊回流、县内基层首诊幅度"双增长"

2021 年县内就医患者数达到 98.02%，乡镇分院就诊率为 58%，较改革前增长 107%，群众"看病远"问题得到有效解决。

（二）群众、医护人员满意度"双提高"

县内医务人员绩效收入从 2018 年的 1 200 元提高到目前的 2 300 元，较改革前增长 91.7%，群众"看病难""看病贵"的"痛点"得以消解，对县委政府满意度达到 94%。

（三）县级、基层医疗卫生机构服务能力"双提升"

乡镇卫生院诊治病种数由 31 种增加至 92 种，县级医疗机构医疗水平持续提升，县级医院"吃不下"、乡镇卫生院"吃不饱"的局面得到根本性扭转。

（四）人才队伍建设和医疗服务质量提升"双加强"

引进各层次医技人员 34 人，人才流失率由改革前的 20% 下降为 18%，群众对各级医疗机构服务质量满意度达到 93.4%。

（五）医疗费用增幅和医保基金支出"双下降"

县级医院前 50 种疾病住院患者人均费用由改革前的 3 689.9 元下降为 3 102.8 元，县级医保基金支出较改革前下降 30%。

四、 启示与建议

拜城县在推进县乡医疗卫生机构一体化发展进程中，积极优化县域内医疗资源配置、提升基层卫生服务能力、激发基层运行活力，不断彰显医疗卫生公益性，调动医务人员积极性，保证医保基金可持续性，促进县域内医疗卫生资源配置更加科学，医疗、医保、医药"三医联动"改革更加顺畅，有效形成了县乡村三级医疗机构责任、管理、服务、利益共同体。

（一）亮点与启示

1. 坚持高位推动，领导重视到位。

开展县域医共体建设，是深化综合医改，整合县域医疗资源，提升基层服务能力，完善医疗服务体系的重要举措。拜城县始终将深化医改摆在全县经济社会发展的重要位置，坚持刀刃向内，突破体制障碍，摒弃条块利益、部门利益，集中整合部门管医、办医职责。医共体管理委员会代表政府履行领导责任、保障责任、管理责任和监督责任。医管办指导总医院制定医共体章程，明确各单位的责任、权利和义务，压实片区领导责任，建立以"服务质量、患者满意、职工认可、费用控制、成本控制"等为核心的考核指标体系，将技术带动、医疗资源下沉、群众健康改善等作为重要指标，加强行业监管与绩效考核，通过体制的破旧立新和机制的重塑再造，医疗卫生资源配置更加科学、顺畅，服务能力、效率和活力大幅度提升。

2. 创新人事管理，激发人才发展活力。

坚持需求引领，以解决供需矛盾为着力点和突破口，充分释放潜力和活力，促进人才、资金、技术等要素合理流动，按照"用好现有人才、规划未来人才"的强医思路，制定符合拜城实际的用人机制，建立医疗事业单位"编制池"制度，县域内医疗机构编制交由医共体统一调配使用，实行编制岗位"县招乡用、乡管村用"，破除城乡编制岗位使用壁垒，采取柔性引导和推动优质医疗资源和患者向基层"双下沉"模式，鼓励人才向基层流动。对医共体内急需的人才，放权由医共体自主招聘，实行与编内人员同等待遇，消除医务人员"身份顾虑"。同时，扩大医共体人事任免自主权，医共体内医院各科室、各乡镇分院领导由医共体研究报县卫生健康委党委备案后任免。

3. 完善内部分配，激活发展引擎。

推行公立医院薪酬制度改革，落实"两个允许"要求，以公益性质和运行绩效为核心，突出职责履行、医疗质量、费用控制、医德医风和社会满意度等考核指标，合理确定公立医院薪酬结构，注重医务人员长期激励，调动医务人员积极性。通过把奖励性绩效考核作为撬动基层医疗机构工作规范运行和激发工作活力的杠杆，落实"医疗服务收入扣除成本提取基金后主要用于人员奖励"政策。坚持以岗位职责为考核依据，以服务质量、数量、效果为重点，以服务对象满意度为基础，向关键岗位、业务骨干和做出突出贡献的工作人员倾斜，做到每月一督查一通报一兑现。将绩效考核结果与内部分配机制有效结合。通过将绩效考核结果与内部分配机制有效结合，建立通过增加和改善服务获得合理报酬的机制，使多劳多得、优绩优酬的分配理念得到实现，充分调动了广大基层医疗卫生工作者的积极性。

4. 患者双向转诊，区域实现资源共享。

严格落实分级诊疗制度，严格外转审批，逐步形成了患者"无序就医"向"有序就医"转变。乡镇卫生院分院恢复外科手术，发展特色科室，通过"县促乡、乡抓村"，2021 年县级医院上转患者 2 686 人次，下转 9 130 人次。县域内基层医疗卫生机构门（急）诊占比为 53.68%；县域住院人次占比为 91.43%；基层医疗服务收入占医疗收入的比例为 59.8%，牵头医院人员经费占业务支出比例达 41.4%。为进一步提升医共体管理水平和服务能力，积极推进"互联网＋医疗"建设，实现了 15 个乡镇卫生院远程医疗服务 100% 全覆盖。积极打造区域智慧医疗服务平台，实现县乡村医疗信息网络互联互通，实现医疗资源、健康档案、签约服务、分级诊疗等数据共享共用。通过人脸识别系统，实时对基层家庭医生签约、慢性病及孕产妇随访管理落实绩效；依托"互联网＋智慧医疗"，实现"互联网＋大数据诊断"，有效缓解了基层医疗机构人员短缺和服务能力弱的困境，实现了让信息多跑路、多流通，群众看病少跑腿、少花钱、都受益的良好局面。2021 年以来，医共体牵头医院开展远程影像242 388 例，远程心电 528 例，远程会诊 244 例，远程教学 1 232 例，基本实现了"乡检查、县诊断、乡治疗"。

5. 实行合约管理，发挥工作潜能。

坚持"精、准、细、严"，通过"以科包院、专家治院、远程互动"方式，做到优势资源流转。一是制定了 89 种下转疾病标准及 115 种常见病、多发病诊疗规范，制定相应医疗质量管理指标，提升了卫生院医疗质量水平，通过优化服务流程，实现了流程透明化；制定和完善人才培养机制，提升骨干、专科医生医疗服务能力，固化 6S 精细化管理，完善院感措施，落实"优质服务基层行"创建标准，大力实施远程医疗，实现了服务精细化。二是针对群众看病难，看病远的问题，对卫生院进行提升改造，新建标准化手术室，同时，县医共体总医院改变过去的"零星"选派、"单兵"作战，通过对医共体分院"组团"选派，"集体"作战的模式，组建移动式手术团队，以县域内中心乡镇卫生院为辐射点，扩面辐射周边乡镇卫生院。2018 年以来，累计完成 3 896 例手术，实现了资源下沉、专家往下走、小病往下转、费用往下降的目标。三是充分发挥中医药"简、便、廉、验"治未病的主导和重大疾病治疗的协同作用，借势用力，开展冬病夏治、慢性病康复、体质辨识等多渠道服务，引导各乡镇卫生院做强专科、做优特色，帕雪雅、科玛特、孜马地疗法及药物熏洗、阿必赞治疗等 20 项维吾尔医适宜技术在临床实际运用疗效明显。中医服务量、治疗率同比实现了双增长，群众对中医的服务满意度显著提升。

6. 加快创新发展，推进医防融合新模式。

按照改革路线图，在完善防、治、管、教"四位一体"的慢性病综合防治机制、推进公共卫生体系建设转型上持续用力，以高血压、糖尿病健康管理为突破口，以县、乡、村一体化信息系统为支撑，以家庭医生签约服务为抓手，依托综合监管和绩效考核，通过"职责、服务、绩效、信息"融合，实现了家庭医生统揽医疗和公共卫生服务，形成了医疗与慢性病管理互促共进融合发展局面。一是推动县域资源共享。医共体牵头医院承担成员单位开展的检查检验项目，医共体内检查检验结果互认，医保报销按基层卫生院标准执行。县级医院按照病种清单，向疑难疾病重点拓展，增强治疗"大病"能力，使疑难疾病去县外就医的患者逐步回转。牵头医院通过到乡镇卫生院开展以科包院、驻点医师带教、示教等方式，规范乡镇卫生院医生对一般病、常见病的诊疗，增强乡镇卫生院"看小病"的能力，使群众看病更加方便。二是赋能基层医疗服务。通过全科医生辅助诊疗机器人、人工智能赋能基层，村级服务能力大幅度提升；通过利用高血压、糖尿病辅助诊疗系统，评估并开展分级管理，供治疗康复规划，大大提高了诊疗和管理能力；通过家庭医生签约与公共卫生系统融合，与院内信息系统融合，流程无缝对接，实现了诊间签约、履约、随访。三是实行综合管理考核。将家庭医生签约服务费纳入基层医疗卫生机构业务收入统一核算，设定项目服务数量、质量、规范化管理、签约、履约、知晓率及满意度，同时考核服务数量与质量，并与医保支付、基本公共卫生服务经费拨付以及团队和个人全年考评分配挂钩。利用考核、通报、问责等手段，将考核结果与单位评比和个人绩效挂钩，严格执行奖优罚劣，确保慢性病防控政策真正落地起到实效。四是提升医防融合发展。组建家庭医生团队，开展下乡入村巡诊活动。帮助村医提高技能、规范服务，提升了群众信任度和满意度，扩大了服务群众范围，推动医共体人才资源下沉。推动线上＋线下融合的互联网慢性病管理方式，改变以治疗为主的医疗模式，转而形成以预防、控制、治疗、服务为中心，通过疾病预防、健康教育、信息整合、远程监测、随访等方式，实现慢性病人群健康全周期、全流程的跟踪与服务。目前，高血压患者健康管理17 149 人、规范管理率 81.78%，糖尿病患者健康管理 5 832 人、规范管理率78.67%，达到了规范管理率 62% 目标要求。

（二）问题与建议

紧密型县域医共体实施以来，各乡镇卫生院综合服务能力得到有效改善，通过着力在补短板上下功夫，体制的破旧立新和机制的重塑再造，不同程度上缓解了基层医疗机构人才短缺、投入不足、能力不强、难以满足群众健康需求的突出问题。但人才短板仍是当前及今后制约拜城县乡镇卫生院发展的突出问题。通过总院"以科包院""专家治院"等机制实施，未能缓解医技人员不足现状，虽不定期开展对口支医、驻派帮扶等措施，短期内提质成效不明显。信息化建设未能真正实现互联互通，未能做到"乡检查、县诊断"新模式。分级诊疗制度仍不完善，存在县级医院下转手术恢复期、康复期、慢性病患者接不住的困境。

1. 坚持政府主导，持续深化改革。

落实党委和政府对医共体总医院的领导责任、保障责任、管理责任、监督责任。建立"五会"工作机制（医共体党委会、医共体协调会、医共体调度会、医共体例会、医共体业务工作培训会）。加强公益性、医疗服务质量安全、公共卫生服务、人事、财务运行等监管。坚持统一组织领导，统一标准规范，统一绩效考核，促进县域医疗服务与公共卫生服务深度融合。把党的领导融入医院治理各环节，以党建为引领，全面加强医院文化建设、廉政建设。

2. 理顺运行机制，提升发展空间。

全面理顺县域紧密型医共体内部管理机制。一是完善管理中心和业务中心、总医院与分院管理和业务功能划分清单。医共体总医院要发挥好"传帮带"作用，通过重点对内科、外科、妇科、儿科、医技、检验等进行精准帮扶，落实全日制坐诊、巡回指导、就地培训等职责任务，带动各分院提升服务质量、服务水平。建立对下派人员的日常考核机制并与奖励性绩效工资相挂钩，扎实开展作风整治专项行动，通过视频调度、查验考勤以及分院整体业务能力、业务水平等方面对包院人员进行考核，切实做好多劳多得、优绩优酬的分配方式。二是完善"县级统筹、重点保障、动态调整"的编制池制度，落实"县招、乡管、村用"政策，编制总量由医共体统筹使用，医共体党委对紧缺卫生专业人才采取面试、直接考察等方式公开招聘。医共体人员实行全员岗位管理，实现合理轮岗、有序流动、统筹使用。优先保证基层用人需要，在薪酬、职称评聘和职业发展等方面，优先向基层倾斜。

3. 打通关键路径，提升整体服务。

实施医共体框架下全生命周期健康管理新理念，不断推进资源整合、人才聚合和服务融合，制定完善防、治、管、教"四位一体"的慢性病综合防治管理机制，按照"一兼、两管、三统一"的原则，深化艾滋病、地方病、慢性"四病"（高血压、糖尿病、肺结核、严重精神障碍患者）管控成效，建立集筛查监测、诊断救治、健康管理为一体的医防融合管理模式。通过打通县域信息孤岛，依托"互联网＋医疗健康"平台，构建全县统一的居民全生命周期健康管理服务体系，实现"全域融合、实时监管、智慧共享"。

（新疆维吾尔自治区阿克苏地区拜城县卫生健康委）

第三部分

专科联盟

以胸痛中心建设为抓手
大力推进胸痛专科联盟建设
——天津市胸科医院胸痛专科联盟

在天津市卫生计生委的主导下，由天津市胸科医院（简称"胸科医院"）牵头于2015年起建立天津市胸痛专科联盟。该专科联盟将各医疗机构胸痛中心作为基本单元、以天津市胸科医院为核心，分配该院不同病区分别对接联盟内签约医疗机构，通过开展心电鉴别诊断培训、建设远程医疗云平台系统（远程心电监测、远程血压监测和远程会诊）、规范急救抢救工作流程并嵌入远程心电监护系统，发挥天津市胸科医院专科技术的辐射与带动作用，实现优质医疗资源下沉基层医疗机构。同时，以天津市胸科医院为牵头单位，制定医疗质量控制与检查指标，并通过信息化手段加以落实，提高胸痛相关疾病的同质化诊疗服务水平。此外，在联盟内，天津市胸科医院还负责向其他医疗机构提供心血管疾病防控的线上课程和远程培训，并向居民开展慢性病防治和健康宣教工作。通过建设胸痛专科联盟，显著提升了天津市急性胸痛疾病救治水平，加强了基层胸痛专科服务能力，促进了胸痛专科分级诊疗的形成，逐步建立了心血管疾病的防控体系。

一、 改革背景

《中国心血管健康与疾病报告2019》显示，中国心血管疾病患者人数高达3.3亿。天津所在的华北地区是心血管疾病的高发区和"重灾区"，心血管疾病发病率逐年上升且患者愈发年轻化，严重威胁人民健康。在心血管疾病中，胸痛是最常见的临床综合征，具体包括胸闷、憋气等，且急性胸痛性疾病（以急性心肌梗死为主）是患者死亡的重要原因。急性胸痛救治有很强的时效性，该类疾病中的急性心肌梗死发病 3 小时内接受治疗效果最佳，溶栓治疗则最好在 30 分钟之内（从入院到接受溶栓治疗的时间）完成。

然而，在天津市既往的胸痛诊断和救治过程中，存在诊疗流程规范性不佳、基层能力较弱、区域协作水平和信息化建设水平有限等问题，加之急性胸痛的救治本身具有很强的时效性，严重影响了胸痛的救治效果。以其中的急性心肌梗死为例，其死亡率逐年上升，并在 2013 年升至最高点 110.62/10 万。

因此，为了提升胸痛患者的救治水平，天津市胸科医院作为天津市具有代表性的以治疗胸痛疾病为特色的三甲专科医院，在 2014 年 10 月正式建立天津市首家胸痛中心。在胸痛中心建立的一年内，天津市胸科医院所收治的急性心肌梗死患者院内死亡率下降了 50%，患者救治效果显著提升。此外，该中心还分别于 2015 年通过了中国胸痛中心认证，于 2016 年获评"中国胸痛中心首批国家级示范基地"。

为了进一步扩大胸痛中心建设成果，整体提升天津市乃至周边地区的胸痛救治水平，天津市规划建立胸痛专科联盟来打造"国家级示范胸痛中心 - 达到中国胸痛中心认证标准的胸痛中心 - 达到中国基层胸痛中心认证标准的胸痛中心"的三级分级诊疗体系。在天津市卫生计生委的主导下，由天津市胸科医院牵头，于 2015 年启动胸痛专科联盟建设；与此同时，天津市委、市政府和天津市卫生计生委也将胸痛中心的建设列入 2016 年 20 项民心工程，进行重点推动，鼓励有条件、有能力、有意愿的医疗机构都参与其中。

天津市胸痛专科联盟的建立以胸痛中心建设为基础，构建了天津市胸痛救治网络，旨在进一步完善胸痛疾病的急症救治和慢性病管理的规范与流程，提升天津市胸痛相关疾病的整体诊疗水平，进一步降低居民胸痛相关死亡率。

二、 主要做法

（一）组织管理与合作形式

自 2015 年起，天津市胸科医院陆续与 160 家各级医疗卫生机构签订协议建立胸痛专科联盟，其中包括天津市医疗机构 153 家（三级 11 家、二级 21

家、一级 121 家），河北省医疗机构 6 家（三级 2 家、二级 4 家），湖北省医疗机构 1 家（三级），初步形成覆盖天津、推广河北、辐射华北的胸痛专科联盟格局。

胸科医院作为该联盟内的核心机构，分配本院不同病区分别对接联盟内签约医疗机构（以下简称"联盟签约机构"），如，天津市胸科医院心内科一病区对接天津市和平区和河北区内的签约医疗机构，并负责联盟内的医疗技术指导（远程会诊）、急危重症患者接收与救治、组织健康宣教等工作；联盟签约机构则主要负责按照规范化救治流程救治患者、建立上下转诊机制、开展健康宣教等工作。在市卫生健康委的牵头下，天津市胸科医院确定各病区联系人（主诊医师以上），并与所对接的各行政区内的联盟签约医疗机构的负责人建立微信群，以便及时与签约医疗机构沟通。对于河北省 6 家联盟签约医疗机构，主要由天津市胸科医院的心外科三病区进行对接，定期派出诊疗专家参与并指导病例会诊，同时负责承办两地区间的学习交流活动。

目前，该胸痛专科联盟内共包含 3 种合作类型：第 1 类为紧密型，主要面向天津市河西医院（简称"河西医院"）心血管科室。由市卫生健康委和区卫生健康委牵头，天津市胸科医院心脏重症监护中心病区通过人员长期派驻（医疗、护理）开展医疗业务指导（门诊出诊、介入技术发展）、带教与培训，并进行诊疗设备、科室管理、信息化等硬件和软件资源的共享，助力河西医院心血管科室的建设与完善。此外，还通过建立双向转诊绿色通道与紧密型成员单位内实现了互联互通，2019 年 3 月至 2021 年 7 月底，经双向转诊通道，与紧密型成员单位共计上转患者 201 人次、下转患者 895 人次。第 2 类为合作型，主要面向二级或以上医疗机构，以及天津市部分社区卫生服务中心。以天津市外围区域的二级医疗机构为例，胸科医院通过定期派驻人员、与患者和医务人员进行面对面沟通以及远程会诊等方式，帮助该机构医务人员提高诊疗能力。第 3 类为一般型，涵盖大部分二级医疗机构及社区医疗卫生服务中心。由区卫生健康委牵头签订合作协议，具体是通过远程心电系统和远程会诊系统，向社区医疗机构患者出具胸科医院心电报告、进行远程门诊及会诊服务，并建立转诊机制以实现危重症患者的及时转诊与救治。转诊过程中，既可以转诊至胸科医院，也可以就近转诊至级别较高、专业能力较强的二级或三级医院（如天津市第四中心医院等）。

（二）牵头医院技术辐射带动作用的发挥

作为天津市胸痛专科联盟的核心单位，天津市胸科医院通过一系列具体举措来发挥牵头医院的技术辐射带动作用。

1. 开展心电培训，提升基层鉴别诊断能力。

心电图判读是胸痛诊疗的基础技术。天津市胸科医院从心电图技术开始，向联盟内的基层医疗机构开展专业培训，提高相关医务人员的心电图理论知识和胸痛诊疗水平。此外，胸科医院心内科专家还不定期深入基层医疗机构进行现场指导，协助基层医务人员解决实际诊疗中出现的难题，提高业务水平。

2. 建设远程医疗云平台系统，推进胸痛专科分级诊疗。

天津市胸科医院通过建设远程医疗云平台系统，来推进胸痛专科分级诊疗的落地，该系统具体包括：一是远程心电监护系统。联盟内的基层医疗机构为患者佩戴移动终端来实时采集患者的相关信息（包括 24 小时动态心电图以及血压、呼吸率、心率等），并通过移动网络实时传输至胸科医院。胸科医院将进行初步筛查，正常情况保持监测，一旦出现异常心电信号，将马上示警并由胸科医院心功能科医师判读；在医师判读后，平台根据情况分别将患者病情通知患者本人、家属和其移动端所属医疗机构来指导诊疗过程；危重患者可通过联盟内的绿色转诊通道（优先就诊，且无须进行重复的检查检验项目）及时上转抢救。二是远程动态血压管理平台。对心血管疾病患者血压进行长期有效的管理及监测，从而指导医务人员为患者做出更精准的用药决策。远程心电监测和远程血压监测的设备均由第三方设备服务商免费提供，基层医疗机构为患者提供以上两项服务的收费标准分别为 360 元 / 次和 204 元 / 次（两项远程医疗服务均可以被医保报销），所得收入在胸科医院、基层医疗机构和设备服务提供商间按 86 元、164 元、110 元（远程心电监测）和 27 元、102 元、75 元（远程血压监测）进行分配。三是远程会诊平台，让患者在就近的联盟基层医院就可以享受到胸科医院心血管领域专家的优质诊疗服务，该项服务的收费标准为 100 元 / 次，所得收入全部归基层医院所有。

3. 将远程心电监护功能延伸至急救抢救工作中，实现各级医疗机构急性胸痛疾病的高效、规范化救治。

天津市胸科医院把远程心电网络融入院前告知系统（即急救抢救信息联络系统），由急救医生通知医院在患者到达前完成术前准备工作，部分救护车配备有远程心电监测终端，如有发病患者通过救护车入院，医院可实时观测患者的心电数据，帮助医务人员在患者到院前即做好接诊和针对性抢救准备工作。

（三）联盟内医疗质量管理加强和同质化服务水平提升

由天津市卫生健康委牵头，成立了天津市心血管质控中心胸痛质控小组，负责每年度联盟内胸痛中心及胸痛救治单元的常态化质控工作。胸痛质控小组根据中国胸痛中心工作要求，制定详细的评分细则，生成年度质控报告，反馈市卫生健康委，由市卫生健康委系统内通报。不合格的单位给予督导并再次评估；连续不达标的单位反馈给中国胸痛中心联盟，予以摘牌。天津市胸科医院作为联盟主席单位，负责对各胸痛中心在胸痛中心数据填报平台上上报的所有胸痛患者救治信息进行实时监督，对未达标（胸科医院通过参考胸痛中心认证体系和业务工作指南等相关质控标准，制定了一系列的质控指标，如院内死亡率，急性冠状动脉综合征患者出院后 1 个月、3 个月、6 个月和 12 个月的随访率，以及急性冠状动脉综合征患者进行癌症超灵敏检测后 24 小时内接受他汀类药物治疗的比例等）的数据实时反馈，督促流程整改。每年度至少组织一次覆盖全市各胸痛中心的循环质控活动，包括现场核查与暗访，以发现各胸痛中心在常态化运行中的各项问题（如急诊科胸痛流程、数据库管理等方面的不足）。

天津市胸科医院还对联盟内的医疗机构开展同质化服务及配套管理教学，具体措施包括：对联盟内各级医疗机构的心血管专科提供技术支持和人员培训；协助具有相关资质的三级医疗机构进行心血管内科、心脏大血管外科的学科建设；为联盟内的二级及基层医疗机构培训医务人员，提高心血管疾病及相关呼吸疾病的诊疗能力；协助联盟内的基层医疗机构开展胸痛救治单元（未达到胸痛中心建设标准，但具备快速接诊、初步鉴别、进行规范化基础救治能力的一级医疗机构）的建设；为胸痛专科联盟内全部协作医疗机构提供优先到院学习、进修机会；以多种形式（会诊、远程会诊、门诊预约、电话、微信）为胸痛专科联盟内医疗机构的心血管疾病患者诊疗工作提供支持；为联盟内全部医疗机构提供患者上下转诊的通道。

（四）以慢性病防治构筑天津市心血管疾病防控体系

在完善高危患者救治流程的基础上，天津市胸痛专科联盟将心血管疾病防控纳入胸痛管理体系，即：以天津市胸科医院为核心，对基层医师进行心血管疾病预防和管理的线上培训和远程指导，在救治中心的基础上打造天津市心血管疾病的防控体系。此外，胸痛专科联盟共计组织专题讲座超过百场，派出副主任及以上医师开展讲座超过 100 次，累计为超过万名社区居民进行第一线的心血管疾病相关的健康宣传与教育。

三、 主要成效

（一）基层专科服务能力稳步提升

通过不断加强建设，天津市已建成 29 家胸痛中心，且 47 家基层医疗卫生机构启动胸痛救治单元建设。目前全市平均每五千米就有一家胸痛中心，数量和密度均居全国前列。

（二）急性胸痛疾病诊疗流程得以规范

为急性心肌梗死患者开通了绿色通道，实行"先救治、后付费"模式，以保证患者生命为首位；设立了专业胸痛中心团队，进行急诊介入及溶栓手术工作，实现全天候救治急性心肌梗死患者的"零时差"；针对性提出了急诊经皮冠状动脉介入治疗救治包。通过对急性胸痛疾病诊疗流程的规范，联盟内各胸痛中心急性心肌梗死患者从进门至球囊扩张（DTB）时间，从改革前的平均 120 多分钟降至 80.1 分钟，远低于不超过 90 分钟的国际标准。

（三）急危重症救治水平和能力明显提高

自改革以来，天津市急性心肌梗死死亡率持续下降，现已由 2014 年的 98.72/10 万降至 2019 年的 48.86/10 万（图 1）。

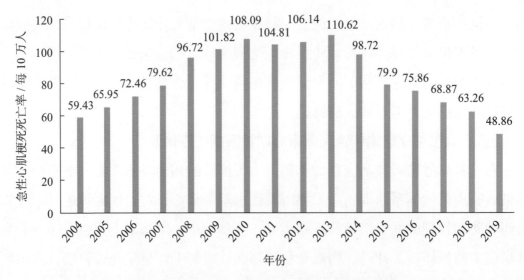

图 1 2004—2019 年天津急性心肌梗死死亡率

（四）心血管疾病防控体系逐步建成

自 2019 年起，胸痛专科联盟在天津市所有区域的基层医疗机构进行"心脑血管疾病高危人群筛查及管理"，截至 2021 年，累计筛查及直接获益居民 70 余万，筛查出的高危人群已被纳入高血压、糖尿病等慢性病管理及家庭医生重点管理人群范围。

（五）增强了人民群众的获得感，获得了国家相关部门的认可

自改革以来，天津市胸痛专科联盟有效改善了患者的就医体验，增强了人民群众的获得感，其工作成果得到了国家相关部门的肯定。2016 年，天津市胸科医院"胸痛中心"诊疗模式成为全国年度改善医疗服务"十大亮点"之一，并获得"全国改善服务示范医院""优秀管理者"等奖项。2017 年，"胸痛远程医疗服务"被评为"2017 年全国医疗物联网应用十大突出贡献奖"。2018 年，天津市胸痛专科联盟被推举为当年国家推进医改、服务百姓健康十大新举措。2020 年，天津市胸科医院获得"优秀省级胸痛中心联盟"荣誉称号。2021 年，国家卫生健康委办公厅通报表扬 2018—2020 年改善医疗服务先进典型，其中包括天津市胸科医院"以医联体为载体，提供连续医疗服务"。

四、 启示与建议

（一）亮点与启示

1. 核心单位可以通过分配院内不同病区分别对接联盟内签约机构来落实联盟建设的各项工作。

天津市胸痛专科联盟内的成员单位较多，因此通过核心单位天津市胸科医院分配院内不同病区分别对接联盟内签约机构，并具体负责对该签约机构的医疗技术指导（远程会诊）、急危重症患者接收与救治、健康宣教等工作，可为其他专科联盟建设工作的落地提供经验借鉴。

2. 核心单位依托信息化建设可以实现对基层医疗机构的专科技术辐射与带动作用。

在该联盟内，胸科医院依托远程医疗云平台系统进行远程心电监测、远程血压监测和远程会诊，实现了该院对基层医疗机构的专科技术辐射与带动作用，可为其他专科联盟加强基层专科能力建设的落实提供经验借鉴。

3. 核心单位将远程心电监护功能延伸至急救抢救工作中可以实现对急性胸痛疾病的高效、规范化救治。

核心单位借助信息化手段建立远程心电监护系统，除了用于对患者的日常监护外，还将远程心电监护功能延伸至急救抢救工作中，实现各级医疗机构急性胸痛疾病的高效、规范化救治，可为其他区域胸痛专科联盟提高急救抢救成功率提供经验借鉴。

4. 核心单位通过搭建质控指标体系和信息化监测可以实现对联盟内医疗质量的控制与提升。

天津市胸科医院负责牵头联盟内的医疗质量控制工作，通过制定质控指标，并借助信息化手段实现具体的监测与预警，提升了联盟内其他医疗机构的医疗质量，可为其他胸痛专科联盟开展质控工作提供经验借鉴。

5. 从"单纯控制院内救治时间"向"发病全过程干预"转变，打造心血管疾病防控体系。

天津市胸科医院在完善高危患者救治流程的基础上，对基层医师进行心血管疾病预防和管理的线上培训和远程指导，可为其他区域通过胸痛专科联盟打造心血管疾病防控体系提供经验借鉴。

总体而言，天津市胸痛专科联盟完善了天津市胸痛疾病的急症救治和慢性病管理的规范与流程，提升了天津市胸痛相关疾病的整体诊疗水平，进一步降低了居民胸痛相关死亡率。

（二）问题与建议

该联盟建设目前也存在一些不足，有待进一步完善。一是由于硬件设施等条件制约，联盟内医疗机构的同质化管理还有待进一步规范。二是转诊标准有待统一，且由于医疗资源分布相对不均衡，基层机构业务能力和梯队建设问题亦较突出，部分慢性病患者和手术后的康复患者向下转诊的依从性有待提高。三是信息化分割，目前专科联盟内信息化建设多为远程领域，内部流程管理、双向转诊联动系统建设、数据采集及共享机制尚需完善，以进一步提升实际工作效率。

（吴晶，邵荣杰　天津大学药物科学与技术学院）

建立预防诊治体系
提升区域肿瘤诊疗水平

——中国医科大学附属第一医院肿瘤专科联盟

中国医科大学附属第一医院（简称"中国医大一院"）是我国首批国家肿瘤区域医疗中心，为解决辽宁省医疗资源发展不平衡、恶性肿瘤早诊率低的问题，在辽宁省政府引导、部门指导下，开展肿瘤专科联盟工作，规范联盟单位肿瘤疾病的筛查与诊治，提升基层医疗机构肿瘤疾病的诊疗水平，促进优质医疗资源下沉，降低恶性肿瘤造成的破坏性影响，在辽宁省范围内建立了多发恶性肿瘤的早期筛查网络与疾病预防诊治联合体系，极大地提升了区域肿瘤诊疗水平和诊疗质量。

一、 改革背景

（一）恶性肿瘤早诊率低，医疗资源发展不平衡

2018 年 12 月，辽宁省卫生健康委员会发布了《辽宁省卫生计生与人群健康状况报告》，报告显示辽宁省城市居民恶性肿瘤粗发病率为 388.98/10 万。自 2012 年以来，辽宁省城市男性恶性肿瘤粗发病率年均上升 4.19%，女性年均上升 3.77%。恶性肿瘤的早诊率低、医疗资源发展不平衡已成为辽宁省肿瘤防治工作中面临的主要问题。加快建设高水平肿瘤专科联盟，推动优质医疗资源下沉，促进医疗资源均衡发展势在必行。

（二）政府引导优质资源下沉，建设国家区域医疗中心

2019 年 9 月，辽宁省人民政府与国家卫生健康委员会签署了国家首批委省共建国家区域医疗中心协议。委省共建国家区域医疗中心是深入贯彻落实党的十九大和全国卫生与健康大会精神的具体举措，是卫生健康领域供给侧结构性

改革的重要内容，是减少患者异地就医、跨区域流动的关键措施。辽宁省人民政府为解决区域内群众急需、医疗资源短缺和异地就医最突出的专科医疗需求问题，推动国家区域医疗中心建设。中国医大一院成为首批国家肿瘤区域医疗中心，医院充分发挥肿瘤专科优势，致力于建设区域、省域医学高地，促进优质医疗资源的均衡合理分布，全力推动卫生健康事业高质量发展，减少患者的跨区域流动，助推分级诊疗制度建设。

（三）部门指导示范应用，开展"互联网＋医疗健康"

2020 年 5 月，辽宁省卫生健康委员会组织开展"互联网＋医疗健康"示范项目，要求省属（管）医疗机构在智慧医院领域开展示范项目，形成"示范应用 - 总结提升 - 辐射推广"的良性循环，提高各省属（管）医疗机构信息化水平，提高医疗机构服务效率，改善群众看病就医体验。中国医大一院根据医院远程医学中心建设和运营实际情况以及临床科室开展专科联盟业务的实际情况，决定建设分级诊疗平台，以肿瘤专科联盟为纽带，发挥成员单位的辐射带动作用，促进优质医疗资源下沉，助力辽宁省肿瘤医疗资源的均衡发展。

二、　主要做法

（一）集中优势专科，搭建联盟网络

1. 整合单一合作。

中国医大一院肿瘤专科联盟是 2020 年由胃肠肿瘤外科、胸外科、神经外科、肿瘤内科四个科室的专科联盟整合而成，由过去以临床科室为主导开展的专科单一合作，转变为医院与医院间开展的广泛的专科联盟合作，合作双方在签署协议明确权责的基础上，探索开展紧密型专科联盟业务合作。胃肠肿瘤外科专科联盟于 2011 年成立，有 4 个成员单位；胸外科专科联盟于 2020 年成立，有 1 个成员单位；神经外科专科联盟于 2020 年成立，有 12 个成员单位；肿瘤内科专科联盟于 2011 年成立，有 38 个成员单位。截至目前肿瘤专科联盟有 43 个成员单位。在此基础上，2020 年中国医大一院选择抚顺市中心医院、丹东市第一医院、本溪市中心医院、朝阳市中心医院四家成员单位签署《中国医科大

学附属第一医院〈分级诊疗平台〉示范项目合作协议》，进行数据互联互通，探索开展紧密型专科联盟业务合作。

2. 优势学科集中发力。

中国医大一院胃肠肿瘤外科创建于 1958 年，从 20 世纪 70 年代起在国内最早开展了胃癌根治术和扩大根治术，并在全国推广应用；开创新理念，开展多项新疗法、新技术，使胃癌根治术后 5 年生存率由 1964 年的 19.6%，上升到目前的 63.8%。胸外科成立于 20 世纪 50 年代，90 年代率先开展肺癌纵隔淋巴结系统廓清，为最早开展胸腔镜手术单位之一，并与国际肺癌研究会（IASLC）合作多次召开 IASLC 中国会议，目前微创技术取得巨大发展。神经科学领域拥有一支以长江学者特聘教授、中组部国家高层次人才特殊支持计划（万人计划）领军人才等国家级人才为代表的医疗、教学、科研队伍，建有科技部神经肿瘤领域唯一的重点领域创新团队、辽宁省神经肿瘤领域唯一的重点领域创新团队、辽宁省神经系统疾病大数据重点实验室，是国内一流的神经系统疾病诊治、培训及研究转化中心。肿瘤内科创建于 2002 年，聚焦乳腺癌、肺癌、消化系统肿瘤、淋巴瘤与软组织肿瘤等常见肿瘤，坚持规范化治疗，建立了具有特色的常见肿瘤的治疗规范，对于疑难病例定期组织多学科诊疗（MDT）讨论，由全院各学科肿瘤相关顶级专家共同参与为患者制定个体化治疗方案。

（二）完善组织管理，建立合作机制

中国医大一院肿瘤专科联盟完善组织管理与合作制度，规范肿瘤筛查与诊治。

1. 建章立制，规范运行机制。

制定《肿瘤专科联盟章程》，明确机构设置与职能。完善联盟各专科的建设规划和工作方案，制定《工作例会制度》《统一诊断评价制度》《分级诊疗制度》等组织管理制度与合作机制。

2. 确定病种，规范诊疗标准。

确定并规范 17 个病种的诊疗标准，在现有疑难患者远程会诊业务基础上开展肿瘤筛查、肿瘤标准化诊疗等工作。

3. 线上评估，指导双向转诊。

根据"基层首诊、双向转诊、急慢分治、上下联动"原则，利用中国医大一院分级诊疗平台，通过线上会诊对转诊病例进行评估，指导专科联盟内双向转诊工作。

（三）数据互联互通，实现远程协作

1. 医疗数据互联互通。

中国医大一院通过分级诊疗平台，与联盟成员医院 PACS、HIS、EMR、LIS 系统进行数据对接，实现专科联盟中国医大一院与联盟成员单位间医疗数据的互联互通，便于专科联盟内转诊患者的病历、影像、检查检验信息一键上传，联盟分级诊疗平台的患者信息一体化示图展现。

2. 线上线下业务联动。

在医疗数据互联互通的基础上，实现线上实时业务指导、疑难重症患者线上会诊、疑难重症患者线下转诊的合作模式，建立科室间转诊绿色通道，使重症患者得到及时有效的救治。

3. 移动端远程会诊。

中国医大一院肿瘤专科联盟建设移动远程会诊软件模块，用于支持远程移动端，实现手机与 PC 端数据同步交互，支持在移动端查看远程会诊信息，调阅病历、检验、影像、病理等资料，支持在移动端撰写会诊报告和召开音视频会议，开展远程会诊、MDT。

（四）优势病种技术辐射，推广新技术应用

1. 聚焦协作病种，发挥技术辐射。

中国医大一院为了在联盟内充分发挥医院自身优势病种的技术辐射作用，结合成员单位的需求和全省肿瘤发病情况，聚焦多发肿瘤以及相关疾病作为协作病种。例如胃肠肿瘤外科以胃癌、结直肠癌为主，胸外科以肺癌、食管肿瘤、纵隔肿瘤、胸外科少见的疑难病例为主，神经外科以胶质瘤、垂体瘤、颅脑损伤、脑出血、蛛网膜下腔出血为主，肿瘤内科以胃、肠、食管、肺、乳腺、肝、胆囊、胰等恶性肿瘤为主。

2. 开展新技术，引领新应用。

中国医大一院积极发挥牵头单位带头作用，指导成员单位开展新技术。例如胃肠肿瘤外科开展了胃癌腹腔镜辅助根治手术和直肠癌经自然腔道取标本手术（NOSES），胸外科开展了胸腔镜下肺段、肺联合亚段切除和胸腔镜下袖式切除术，神经外科开展了机器人病理活检、机器人颅内血肿清除、神经内镜下进行鞍区病损切除、颈动脉内膜剥脱术，肿瘤内科开展了 NGS 基因检测和 Ommaya 囊技术等。

（五）提升医疗质量管理，促进同质化服务

1. 联盟教学，手术演示。

中国医大一院各牵头科室在了解成员单位开展新技术、新项目需求的基础上，应用联盟分级诊疗平台积极开展远程会诊、远程教育、远程手术指导等多种形式的线上指导，同时定期下派医生进行教学讲课，手术演示。

2. 检查检验，结果互认。

肿瘤专科联盟内，牵头科室与成员单位间实现了患者信息共享互联互通，实现了患者检查检验结果的互认。

3. 远程会诊，答疑解惑。

中国医大一院联盟各专科每月组织一次辽宁省内 MDT 远程会诊，每周组织一次常规互联网远程会诊，解答成员单位诊治疑问。成员单位医院或医生可以远程向指定医生发起咨询，针对疑难病例、疑难问题讨论交流。

4. 课程培训，提升能力。

联盟内部分专科录制肿瘤专科培训课程，指导基层医院规范诊疗指南，助力提升基层医生救治能力；除了通过培训课程外，专家到成员单位进行现场示教，实地指导基层医院医生掌握规范诊疗，提升医疗服务能力。

5. 指南巡讲，同质服务。

中国医大一院各专科利用分级诊疗平台为专科联盟各专业组医生培训疾病诊疗规范和指南，规范肿瘤的筛查、诊断、治疗流程；每年下派医生定期组织指南巡讲，以促进专科联盟医院的规范诊疗和专科联盟内部医疗质量同质化。

6. 建立体系，提高"三早"。

中国医大一院肿瘤专科联盟通过建设分级诊疗平台实现"联系密切、上下通达、稳定可行、便捷高效"的联盟协作模式，在辽宁省范围内建立肺小结节、胃癌、神经系统疾病等的早期筛查网络与疾病预防诊治联合体系，提高基层医疗机构的诊治水平，方便百姓在专科联盟内有序就医，上下转诊，提高辽宁省多发恶性肿瘤的早发现、早诊断、早治疗，降低恶性肿瘤造成的破坏性影响，提升诊疗水平和诊疗质量。

（六）围绕肿瘤学科，开展健康科普

1. 开展肿瘤科普宣传工作。

中国医大一院各牵头科室每年利用科普宣传日、基层义诊等渠道和形式，针对基层医疗服务机构制订肿瘤科普宣传工作计划，指导基层医疗机构加强宣传，提高基层医务人员和辖区居民对多发肿瘤的认知以及对肿瘤诊疗的理解和认识。

2. 开展患者健康指导。

以胃肠肿瘤专科联盟为例，于 2019 年 9 月起（"疫情"期间暂停半年）每周二早 7：00—8：00 定期开展胃肠肿瘤相关专题直播讲座。截至 2020 年 12 月，已经累计开展 20 余场次，累计收看（回放收看）5 000 余人次。

3. 开展专题讲座。

胸外科、神经外科、肿瘤内科也相继开展如"肺结节到底是怎么一回事？""肿瘤防治系列科普讲座"等针对人民群众的肿瘤防治科普教育讲座。

三、 主要成效

（一）建立了省市县肿瘤防治网络

中国医大一院发挥优势学科的学术带头作用，建设分级诊疗平台，支持胃肠肿瘤外科、胸外科、神经外科、肿瘤内科开展专科联盟业务，逐步规划建立符合辽宁省实际情况的省、市、县肿瘤防治网络，推动省内恶性肿瘤筛查与早诊服务的质量均质化，逐步缩小地区间卫生服务水平的巨大差异。牵头单位与成员单位间每月会诊量平均为 55 例，近两年专科联盟开展 MDT 会诊 600 余

例，自成立以来累计开展 MDT 会诊例数达 3 000 余例。结合中国医大一院每周一至周四 MDT 会诊工作，邀请专科联盟成员单位以及重点帮扶单位（包括省内县医院和青海省大通县人民医院、贵州省水城县人民医院）的医务人员上线分享。

（二）提高了成员单位肿瘤诊疗水平

中国医大一院肿瘤专科联盟确定并规范 17 个病种的诊疗标准，向成员单位推广了 12 项新技术、新项目，规范肿瘤诊疗标准，提升肿瘤治疗水平。根据专科联盟成员单位业务开展情况问卷调研结果显示：①胃肠肿瘤外科开展了胃癌腹腔镜辅助根治手术、直肠癌 NOSES 手术 2 项新技术，四级手术占比由 14.2% 提升至 15.7%；围术期死亡率由 0.52% 降低至 0.45%；②胸外科开展了胸腔镜下肺段、肺联合亚段切除，胸腔镜下袖式切除术，胸腹腔镜食管癌根治术 3 项新技术，四级手术占比由 60% 提升至 65%；③神经外科开展了机器人病理活检、机器人颅内血肿清除、神经内镜下进行鞍区病变切除、颈动脉内膜剥脱术 4 项新技术，四级手术占比由 35% 提升至 40%，围术期死亡率由 2.5% 下降至 2.1%；④肿瘤内科联盟中多家医院开展 NGS 基因检测、Ommaya 囊技术 2 项新技术，为广大患者提供精准诊治，为脑膜转移癌患者实施鞘内注射，解除病痛，提高生存质量。专科联盟内多家医院开展肿瘤患者 MDT 会诊，为广大患者提供个性化诊疗，带动辽宁省整体医疗水平的提高。

（三）促进了联盟内医疗质量同质化

中国医大一院肿瘤专科联盟充分发挥医院肿瘤领域专家的人才和技术优势，按照不同肿瘤诊疗方法的业务特点和具体需求，以多发、常见肿瘤规范化诊疗为内容，在各专科联盟内形成对接协作关系，通过专家指导、远程查房、病例讨论、现场带教、课程培训、指南巡讲等方式，推动联盟内医疗机构恶性肿瘤筛查与早诊服务的质量均质化，逐步缩小地区间卫生服务水平的巨大差异。使百姓足不出市即享受到大医院的医疗服务。带动联盟内医疗机构整体医疗水平的提高，有效改善肿瘤患者的生存质量，降低患者医疗负担。

（四）提高了肿瘤患者的诊疗效率

中国医大一院肿瘤专科联盟通过联盟分级诊疗平台的数据互联互通，实现会诊患者医疗数据一键上传以及患者信息一体化示图展现。通过远程移动端实现与 PC 端数据同步交互，采集包括病历、检验、影像、病理等资料，实现实时临床远程会诊、远程会诊申请、远程会诊信息查看调阅、会诊报告撰写、音视频会议，大幅度提高了肿瘤患者的诊疗效率。彻底解决了以往传统远程会诊通常在医院远程会诊中心开展、需要会诊专家及远程会诊中心工作人员进行工作对接和准备、采用预约制、准备环节多会诊效率低的问题。

（五）提升了临床研究的协作机制

中国医大一院注重带动专科联盟内成员单位合力开展临床研究，助推肿瘤防治水平提升。例如肿瘤内科牵头省内 20 余家单位，通过自主发起的沙利度胺预防高致吐化疗药所致恶心、呕吐的Ⅲ期临床研究，首次证实沙利度胺在化疗止吐中的强大作用，建立了适合中国人群的高效、低成本的止吐方案，改善了患者化疗依从性，提高了化疗完成度。相关研究成果发表在 *Journal of Clinical Oncology*（IF:44.544）后，被中国临床肿瘤学会（CSCO）与《中国医学论坛报》评为 2017 年中国临床肿瘤十大进展之一，并写入 CSCO 止吐指南。

四、 启示与建议

（一）亮点与启示

1. 政府引导部门指导做好资源布局，为肿瘤专科联盟提供保障。

在辽宁省人民政府、国家卫生健康委员会、辽宁省卫生健康委员会等政府引导部门指导下，促进卫生健康领域供给侧结构性改革，做好资源布局，促进优质资源均衡合理分布，提升区域内医疗机构服务能力，提高服务效率，改善群众看病就医体验，从而减少患者异地就医、跨区域流动，解决区域内群众急需、医疗资源短缺和异地就医最突出的专科医疗需求问题。

2. 医疗数据互联互通做实专科联盟，实现将患者留在基层医疗机构治疗。

中国医大一院肿瘤专科联盟，根据配合意愿度、业务量、服务患者人数三个维度选择有示范效应的基层医疗机构，进行数据接口打通，实现数据互联互通，实现专科联盟内转诊患者的病历、影像、检查检验信息一键上传，真正做实肿瘤专科联盟，有利于真正实现将患者留在基层医疗机构治疗，降低大型三甲医院的常规诊疗压力，提高疑难重症服务能力。

3. 肿瘤诊疗质量控制做强专科联盟，提高联盟成员单位疾病诊疗规范化水平。

中国医大一院肿瘤专科联盟注重专科联盟内肿瘤诊疗质控工作。按照不同肿瘤诊疗方法的业务特点和具体需求，以多发、常见肿瘤规范化诊疗为内容，在联盟内形成对接协作关系，通过专家指导、远程查房、病例讨论、带教、培训等方式，推广胃癌及结直肠癌、脑瘤、脑出血、肺癌以及肿瘤内科相关疾病的诊疗路径与标准，提升专科联盟内协作肿瘤规范化诊疗业务水平。

4. 专科联盟引领带动搭建肿瘤防治体系，增进居民健康福祉。

中国医大一院肿瘤专科联盟，积极发挥引领带动作用，不断提升区域医疗服务水平，提高区域疑难重症诊疗能力，搭建以肿瘤防治为中心、以增强社会公众和基层医务人员的肿瘤防范意识为目的，"基层全覆盖，康复回基层"的常见、多发恶性肿瘤的防治体系，实现分级诊疗，增进居民健康福祉。

（二）问题与建议

1. 建立专科联盟业务实时响应机制。

跨医院间的业务协同能力是影响专科联盟业务开展质量的重要影响因素，会诊需求随时可能发生，如何做到及时响应是值得思考的问题。建议在深入推进专科联盟建设中探索更加科学的响应方式和机制，如：制作和远程会诊系统一体化的提醒设备，智能化的远程医疗服务自动接收系统等等，以提高工作效率，降低人力成本。

2. 利用人工智能技术拓宽远程医疗服务领域。

随着通讯技术的发展，5G 时代已经来临，远程医疗已经不仅仅停留在会诊的层面，利用 5G 技术已经实现远程机器人手术，远程超声检查等。建议随着人工智能技术的飞速发展，探索通过 5G 条件下的远程机器人手术、智能查房和处置系统，解决肿瘤诊疗中的地域和空间问题，进一步提升肿瘤诊疗的标准化水平，为肿瘤专科联盟注入新的服务内容。

3. 建立专科联盟长效共赢的利益共享机制。

目前专科联盟建设多以牵头大医院担当社会责任和奉献精神为主，中国医大一院肿瘤专科联盟也是如此，存在利益共享机制不够的问题。建议探索建立长效共赢的利益共享机制，推进专科联盟长久持续发展。

（苏玉宏　辽宁省卫生健康服务中心）

组建专科联盟　共享医疗资源
打造区域儿科分级诊疗新体系

——上海市复旦大学附属儿科医院儿科专科联盟

儿童健康事关家庭幸福和民族未来。为补齐儿科资源紧缺短板，助力儿科分级诊疗建设，国家儿童医学中心复旦大学附属儿科医院通过组建多层级区域儿科专科联盟、向成员单位派驻学术主任、搭建规范化培训平台、推动专病下沉基层医疗机构、拓展诊疗服务链等举措，从技术端、服务端、管理端提高儿童健康及医疗服务水平，将优质医疗资源辐射至区域内综合医院及基层医疗机构，从患者追着服务跑，变为服务围着患者转，为上海市儿童分级诊疗提供了样板，为国家探索有效的儿科分级诊疗方案提供了有益尝试。上海市主要特点与启示：一是贯彻新理念新策略，提升区域儿科服务能级；二是落实儿科分级诊疗制度，优化健康服务资源配置；三是夯实儿科基层医疗队伍，提升医务人员专业素质。

一、改革背景

（一）儿科发展面临困境，提升医疗服务质量迫在眉睫

我国儿童人口位居世界第二，截至 2018 年，我国 0～15 岁儿童 2.48 亿，占全国总人口数的 17.8%。儿童健康是实现"健康中国"战略的基础，随着全面二孩政策的实施，三孩政策的出台，儿童健康服务需求持续增长导致儿科服务资源不足，儿科资源配置结构不合理导致资源利用不均衡。我国儿科发展正面临瓶颈和挑战，一方面是儿童专科医院常见病、多发病聚集，抢占了儿科疑难危重症诊疗资源；而另一方面是众多综合医院儿科面临萎缩状态、社区医院儿科诊治能力普遍不足。2020 年新冠肺炎疫情发生后，儿童疾病谱发生明显变

化。全国儿科业务受到冲击，综合医院及社区基层医疗机构业务量明显下降，提升儿科发展内涵建设成为后疫情时代儿科学科发展的重中之重。

（二）推进分级诊疗，促进医疗资源下沉势在必行

为缓解儿科发展困境，解决儿科"看病难"问题，国家卫生计生委等六部委于2016年发布《关于印发加强儿童医疗卫生服务改革与发展意见的通知》（国卫医发〔2016〕21号）中指出：推动形成儿童医疗服务网络，结合推进分级诊疗制度建设，明确各级医疗卫生机构服务功能定位；推进优质儿童医疗资源下沉，通过组建医院集团、医疗联合体、对口支援等方式，促进优质儿童医疗资源下沉。

（三）立足上海服务全国，满足儿童健康需求义不容辞

复旦大学附属儿科医院于2014年成立儿科专科联盟（简称"复旦儿科专科联盟"），在全国率先探索和推进区域儿科专科联盟建设，持续推进"共建共享、全民健康"战略主题，通过"四步走"发展建设，以"三平移、四统一"为发展策略，实现同质化服务的区域儿科专科联盟，提升综合医院及基层儿科服务能级，探索建立儿科分级诊疗模式，搭建全国儿科规范化培训平台，推进儿科专科联盟高质量发展。

二、 主要做法

（一）贯彻新发展理念，构建多层级区域儿科专科联盟

复旦大学附属儿科医院贯彻新发展理念，牵头整合儿科资源，完善儿科服务网络，于2014年成立复旦儿科专科联盟，逐步构建多层级区域儿科专科联盟。

1. 组织架构。

复旦儿科专科联盟成立管理委员会，作为医联体领导层，由复旦大学附属儿科医院院长、复旦大学上海医学院医院管理处处长、各区卫生健康委主任组成。下设复旦儿科专科联盟办公室，挂靠复旦大学附属儿科医院医联体办公室。同时成立医联体培训管理、医疗服务、儿童保健、信息管理4个工作小

组，负责落实医联体具体工作。

2. 发展阶段。

复旦儿科专科联盟通过"四步走"构建多层级区域儿科专科联盟：①由复旦大学附属医院中提供儿科及新生儿科服务的 10 家医院，以学科为纽带组建横向儿科专科联盟。②在成功运行的基础上，2016 年成立覆盖闵行区所有 3 家综合医院及 13 家社区卫生服务中心的区域儿科专科联盟模式。③该模式获得上海市政府肯定，并在全市全面推广。2016 年上海市卫生计生委等部委联合印发《上海市儿童健康服务能力建设专项规划（2016—2020 年）》，明确指出："在全市构建东南西北中五大区域儿科联合团队……在南部形成复旦大学附属儿科医院与徐汇、闵行、金山、松江、青浦的儿科联合团队。"截至 2020 年底，复旦儿科专科联盟成员单位共 88 家，其中三级医院 11 家，二级医院 12 家，社区卫生服务中心 63 家，民营医院 2 家。④复旦儿科专科联盟模式在全国推广，该模式复制并推广到厦门市儿童医院、海南省儿童医院等医疗机构。

3. 发展策略。

复旦儿科专科联盟以"三平移"（管理平移、技术平移、品牌平移）和"四统一"（统一医疗安全和质量要求、统一医疗服务模式、统一学科发展规划、统一信息化共享系统）为发展策略，构建多层级区域儿科专科联盟，优化儿童健康资源配置，推进区域儿科协同发展，探索儿童分级诊疗路径。

（二）构建新发展格局，优化儿童健康资源配置

1. 促进儿科人才柔性流动。

人力资源是医联体的发展之本。复旦儿科专科联盟作为儿科人才流动的平台，每年派驻 10 位学术主任每周赴综合医院开展门诊、查房、教学等工作，同时鼓励成员综合医院儿科医生到儿科医院看门诊，营造"大儿科"氛围。以学术主任为桥梁，将复旦大学附属儿科医院优质资源平移至医联体成员单位，合作推广适宜技术、开展新技术、开设专科专病、申报科研项目，提升综合医院儿科学科内涵建设，优化儿科队伍资源配置。

2. 提升区域儿科服务能级。

结合区域儿科发展需求，复旦儿科专科联盟建设标准化社区儿科门诊，推动综合医院标准化儿科门急诊建设，开设社区护士儿科技能培训课程，制定个性化社区全科医生儿科培养方案，出版《社区儿科常见疾病诊治指南》（复旦大学出版社）系列教材作为社区全科医生的儿科诊疗工具书，提升区域儿科服务能级。复旦儿科专科联盟为综合医院及社区全科医生提供儿科继续教育培训，开设"优质儿科资源零距离"远程培训课程，每年设置课程100节，并根据临床需要开展每年10余次的专题培训，如新冠肺炎疫情救治及防控等培训，将儿科培训融入日常工作。

3. 搭建全国儿科规范化培训平台。

以复旦儿科专科联盟基层培训为模板，2019年由国家卫生健康委员会作为指导单位，国家卫生健康委人才交流服务中心与复旦大学附属儿科医院共同主办，上海医疗质量研究中心承办，成立"国家基层儿科医护人员培训项目"。计划通过五年时间培养全国两万名基层儿科医护人员。以国家基地及区域基地为平台，对全国基层医护人员开展规范化儿科知识技能培训、考核、认证，夯实全国基层儿科队伍，提升全国基层儿科诊疗能力及严重疾病早期识别能力，真正发挥儿童健康基层"守门人"职责。

（三）坚持高质量发展，推进区域儿科协同共进

1. 增强区域儿科同质化服务能力。

深入开展儿科疾病分级诊疗工作。2019年1月，复旦大学附属儿科医院与中国卫生经济学会合作启动"儿科专科联盟儿童疾病分级诊疗项目"，在复旦儿科专科联盟内开展儿童疾病分级诊疗试点实践效果评价，以儿童专病为抓手，选择诊断简单、治疗方案易掌握、患病率高的儿童常见病下沉到基层医疗机构，探索儿童康复、孤独症、多动症等首批8个专病的分级诊疗路径。依托该分级诊疗项目先后成立复旦儿科专科联盟影像中心、康复协作网、儿童生长发育异常管理联盟等项目，形成"十四纵十横"管理课题。探索建立基于互联网的儿童疾病分级诊疗体系，配套医联体内信息互联互通系统，在社区卫生服务中心医生工作站可提前14天预约复旦大学附属儿科医院所有专科号源，复旦大学附属儿科医院医生工作站也可调阅患儿在医联体单位的电子病历，为双向转诊提供信息支持，促进区域儿科同质化服务，引导儿童按需有序就医。

2. 提供儿童健康全流程服务。

2018 年起推进复旦儿科健康联合体建设，将儿童健康科普深入到社区邻里中心；医教结合，在学校进行近视眼、脊柱侧弯、肥胖、贫血等疾病筛查。儿童患病后的诊疗服务拓展至儿童疾病预防及保健，主动为儿童健康提供全流程服务。

三、 主要成效

（一）新发展理念推动新制度建设

复旦儿科专科联盟模式获得上海市政府肯定，成功转化为政策并在全市全面推广。2016 年上海市卫生计生委、上海市发展改革委等七部委联合印发《上海市儿童健康服务能力建设专项规划（2016—2020 年）》，明确指出："树立创新、协调、绿色、开放、共享的发展理念，坚持儿童优先基本原则，以保障儿童生存和健康发展权利为宗旨，全面深化改革发展，落实健康中国建设战略。……创新运行机制，推进区域协同发展。……在全市构建东南西北中五大区域儿科联合团队。……以品牌、技术为纽带，发挥学科引领和技术辐射作用，建立有效合作和管理运行构架。"同时，复旦儿科专科联盟制定管理章程、学术主任制度实施办法、双向转诊管理办法等多项医联体管理制度，为医联体建设提供可复制、可持续、可推广的制度成果。

（二）高质量发展构建新发展格局

1. 区域儿科服务能级大幅提升。

经过 7 年建设，区域儿科医疗资源结构正在逐步优化，服务能力获得大幅提升。截至 2020 年底，复旦儿科专科联盟内共 8 家综合医院获批上海市综合医院儿科门（急）诊标准化建设项目，每项获 500 万元经费支持，大幅提升综合医院儿科场地布局、硬件配置及人才培养。截至 2021 年 7 月，全市有 246 家社区卫生服务中心，其中 178 家开设儿科诊疗服务，全市有五个区所有社区均开设儿科诊疗服务，其中四个区属于复旦儿科专科联盟（闵行、松江、金山、青浦）。

2. 儿科分级诊疗雏形正逐步形成。

区域内儿科分级诊疗成效初步显现。闵行区所有 13 家社区卫生服务中心均开设儿科门诊服务，2019 年就诊人次较 2014 年上涨 53%，同时，2014—2019 年闵行区儿童到儿科医院就诊人数从 10.95 万人次下降至 8.12 万人次，下降 26%。复旦儿科专科联盟孤独症社区早期筛查项目，通过社区筛查确诊的孤独症平均诊断年龄是 24 个月，而孤独症平均诊断年龄是 40 个月，整整提前 16 个月，为孤独症儿童争取到黄金治疗时间。复旦大学附属儿科医院与 20 余家基层医疗机构合作开展联合儿科康复基地建设，每年下转 1 000 余名患儿，实现"家门口"的儿童康复服务。

3. 提升全国基层儿科医护人员素质。

"国家基层儿科医护人员培训项目"为全国基层儿科培训提供标准化、规范化、可衡量的培训平台。国家基层儿科医护人员培训系统于 2020 年 5 月正式上线，设置在线理论培训课程 54 节（医生课程 29 节，护士课程 25 节），均向全国免费开放。2021 年 1 月，国家卫生健康委医政医管局复函同意复旦大学附属儿科医院设立该培训项目。截至 2021 年 7 月，全国共建设培训基地 36 个（国家级培训基地 1 个，区域培训基地 35 个），全国超 2.9 万名医护人员参加线上培训，已达到既定培训目标。

（三）成效凸显，获得党和政府高度评价

党的十九大前夕，新华社《夯实中华民族伟大复兴的健康之基——以习近平同志为核心的党中央加快推进健康中国建设纪实》指出："在上海，推进分级诊疗与加强儿童医疗卫生服务改革结合而成的儿科医疗联合体，给不少家庭带来了好消息：家门口的社区医院儿科有了复旦大学附属儿科医院的'金字招牌'，用药、诊疗、培训标准化，小病社区处理、疑难重症上转，不必为了头疼脑热的小问题'舍近求远'去大医院了。"复旦儿科专科联盟 2017 年获"中国医院协会医院科技创新奖"和"上海市医疗服务品牌"，2018 年获首届"上海医改十大创新举措"，2019 年获"进一步改善医疗服务推进会"竞演二等奖，2020 年入选"新时代健康上海"示范案例、获"进一步改善医疗服务行动计划"全国医院擂台赛铜奖。

四、 启示与建议

复旦儿科专科联盟通过制度建设，固化行之有效的经验做法，细化各项工作方案，形成可复制、可持续、可推广的儿科专科联盟建设方案，并成功转化为上海市儿童健康服务能力发展政策。

（一）贯彻新理念新策略，提升区域儿科服务能级

以"三平移"（管理平移、技术平移、品牌平移）和"四统一"（统一医疗安全和质量要求、统一医疗服务模式、统一学科发展规划、统一信息化共享系统）为发展策略，充分发挥医联体单位间的资源优势，将"国家级"优质儿科资源辐射至综合医院及基层医疗机构，促进区域儿科同质化服务，提升区域儿科服务能级。

（二）落实儿科分级诊疗制度，优化健康服务资源配置

深入开展儿科疾病分级诊疗工作，形成儿童专科管理网络，开展儿童专病双向转诊，并建立分级诊疗互联网信息系统，引导儿童就近按需就诊，为国家探索有效的儿科分级诊疗方案提供有益尝试。构建多层级区域儿科专科联盟，优化儿童健康资源配置，推进区域儿科协同发展。

（三）夯实儿科基层医疗队伍，提升医务人员专业素质

复旦儿科专科联盟以服务儿童健康为核心，搭建全国儿科规范化培训平台，探索形成基层儿科医护人员规范化培训方案，夯实全国基层儿科医疗服务，为全国儿科提供优质儿童健康服务。

（张维斌　重庆医科大学附属儿童医院）

提升区域服务同质化
优化伤口护理管理

——上海市杨浦区中心医院专科联盟

为了满足基层慢性伤口护理的需求,上海市杨浦区中心医院于2017年8月联合区内10家社区卫生服务中心和护理院打造专科联盟,以慢性伤口护理同质化为抓手,探索区域内慢性伤口护理同质化管理联动模式,并取得显著成效。

该专科联盟在运行过程中,采取延伸路径、创新培训模式、建立转诊会诊机制,在区域范围内构建伤口护理联动模式。一方面,发挥区域内造口治疗师的作用,创新培训模式,开展基于翻转课堂的混合式教学模式,将先进的伤口护理知识和技能共享促进同质化服务。另一方面,借助软件平台建立区域护理会诊及双向转诊平台,依托"伤口记录册"小程序为基层医疗机构提供线上、线下技术支持,将优质护理资源延伸至社区。

一、 改革背景

随着人口老龄化加剧及疾病谱变化,慢性伤口的发生率越来越高,慢性伤口护理的需求与日俱增。慢性伤口是指愈合时限延长、不能正常自愈而需要借助外力才能愈合的伤口,主要处理者为造口治疗师(stomal therapist)。慢性伤口患者出院后通常需要居家护理,以减少不良反应的发生。但一般患者缺乏护理知识,不能正确地实现居家护理,因此社区患者对于就近进行慢性伤口处置的需求与日俱增。然而,目前我国的造口治疗师多分布在二级及以上医院,基层护理人员获取专业培训的途径较少,伤口护理水平与二三级医院存在较大差距。由于基层医疗机构服务能力不足、区域护理人员服务同质化程度较差,导致慢性伤口患者在基层无法得到优质的护理服务，患者康复回社区难以落实。

2016年，原国家卫生计生委印发《全国护理事业发展规划（2016—2020年）》，要求医疗机构拓展护理服务领域，将护理服务延伸到家庭和社区。国际医疗卫生机构认证联合委员会在同质化管理认证标准中提出，患者在不同级别医疗机构应享有同质化的医疗服务。2017年，《国务院办公厅关于推进医疗联合体建设和发展的指导意见》（国办发〔2017〕32号）要求组成多种形式的医联体组织模式。因此，三级医院有必要积极开展延伸服务，依托三级医院优质专科资源推动区域内专科技术协同发展。

2016年11月，上海市杨浦区中心医院伤口造口护理团队依托市级课题，探索慢性伤口护理区域同质化联动模式。2017年8月，进一步成立专科联盟，由杨浦区中心医院护理部牵头，与区内10家社区卫生服务中心和护理院建立技术帮扶，通过护理专家定期授课、坐诊指导和双向转诊等形式建立区域内护理技术协同发展机制。

二、 主要做法

2019年12月，杨浦区卫生健康委印发《关于开展杨浦区城市医疗联合体建设试点实施方案的通知》（杨卫健委〔2019〕118号），提出通过对区域内医疗资源的整合、扶持，优化医疗资源结构和布局，建立了区域性医联体、专科医联体等多种形式的医疗联合体。杨浦区成立了新华医院 - 杨浦区区域医疗联合体、肺科医院 - 杨浦区专科医疗联合体、杨浦区中医专科医联体联盟，在医联体内有序开展分级诊疗及双向转诊工作，患者按照病情在医联体内进行转诊，明确各级医疗机构功能定位，并统筹医联体内医疗服务资源，提升了区属医疗机构的整体实力。其中，杨浦区中心医院依托优势专科资源，在护理服务方面深化探索，将优质护理资源下沉到基层医疗机构。

（一）完善信息化支撑，搭建信息共享平台

1. 区域伤口协作诊疗管理系统。

"区域伤口协作诊疗管理系统" APP软件系统专利号：2016SR104126，设

有网络学习平台、疑难讨论平台、双向转诊平台、随访管理平台，以满足区域协同发展的培训需求。由杨浦区中心医院伤口造口团队秘书及软件开发工程师2人负责该平台的维护，确保软件正常运行，及时处理系统问题。2017年1—6月APP平台运行数据显示，疑难讨论界面共讨论问题98次，疑难伤口数据库共收集案例136例，双向转诊平台中由基层向杨浦区中心医院转诊25人次，由杨浦区中心医院向基层转诊46人次。

2. 伤口记录册小程序。

伤口记录册小程序包含线上远程会诊、提交现场会诊和转诊申请的功能，并对10家专科联盟成员单位开放该微信小程序的使用权限，由基层医疗机构护理部指定人员使用该伤口记录册小程序，为患者享受专业的技术服务提供了方便。

（1）需开展远程会诊时，由该名护理人员在小程序界面中录入患者相关信息，包括既往疾病史、创面大小、渗液情况、创面照片等，并添加杨浦区中心医院造口治疗师为技术支持人，提交会诊申请。被添加者即可在小程序界面查看到患者信息，并在线提供会诊意见。

（2）现场会诊为辅。当基层护理人员碰到无资质或无能力处理的伤口时，可在小程序中的"会诊"界面提出会诊申请，由杨浦区中心医院造口治疗师提供现场会诊服务。伤口记录册小程序的运行数据显示，平台共上传会诊申请156次，收集经典案例7个，提供会诊53次。

（二）依托专科联盟平台，促进医疗服务同质化

上海市杨浦区中心医院以专科护理特色品牌为技术抓手，依托专科联盟平台，制定专科联盟筹建方案，联合区内10家社区卫生服务中心和护理院构建慢性伤口护理管理协同发展联动模式。杨浦区中心医院协助专科联盟合作单位组建伤口联合诊治病房、开设专家带教门诊、提供会诊转诊服务，常态化为其提供伤口专科护理技术支持。该专科联盟项目的实施路径详见图1。

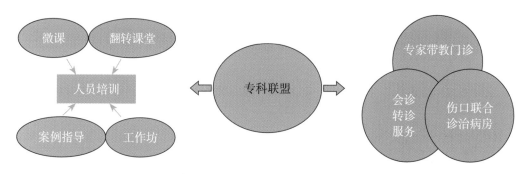

图 1　专科联盟专科特色技术延伸项目开展路径

该专科联盟通过创新培训模式提升基层护理人员的理论和实操能力，依托信息化平台为基层提供线上、线下技术支持，促使区域内伤口护理能力实现同质化发展。

1. 创新培训模式。

由杨浦区中心医院选派 2 名专科护士对专科联盟成员单位的护理人员开展培训。2 名专科护士均具有国际造口治疗师资质、创面治疗师资质，并在上海市该专科领域内具有一定的知名度。由这 2 名专科护士对专科联盟成员单位的护理人员进行伤口护理专项培训，包括理论培训和操作培训。

培训内容包括：伤口护理的湿性愈合理论、各种敷料的特性及使用方法、压力性损伤的护理、下肢溃疡的护理、糖尿病足的护理等。培训模式包括微课、翻转课堂、工作坊等形式，建立基于翻转课堂的混合式教学模式（图 2）。此外，分批次安排接受培训的护理人员至杨浦区中心医院伤口护理专病门诊进行跟岗实训。培训后对其进行理论及操作考核，考核合格后方可安排至伤口病房从事临床伤口护理工作。

其中，基于翻转课堂的混合式教学具体开展形式如下：①参加培训的护理人员课前在"区域伤口协作诊疗管理系统"APP 上获取微课学习课件，并根据自身情况自行安排课件学习时间；②借助该 APP 上的疑难讨论平台，基层护士可反馈学习过程中的疑难问题，由造口治疗师负责疑难问题的解答；③每月由造口治疗师汇总疑难问题，并结合案例制作课件，以翻转课堂的形式组织 1 次现场培训，由造口治疗师引导讨论以解决临床实际问题；④课后授课造口治疗师在 APP 上上传案例分析题，鼓励培训对象运用所学知识开展工作，不断积累伤口护理经验。

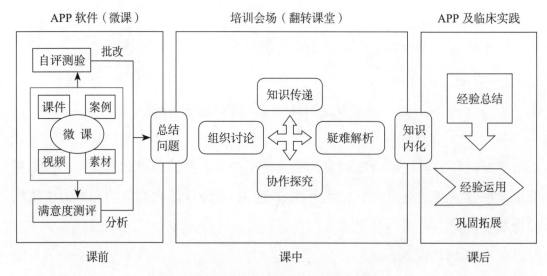

图 2 基于翻转图 2 课堂的混合式教学模式

注： 1. 微课由简短的视频及配套资源组成，教师利用其作为授课素材，学生可通过微课进行预习、复习等，实现自主学习；2. 翻转课堂是利用信息技术手段，构建信息化教学环境，重新规划课前、课内、课后学习内容，通过知识传递、知识内化、知识巩固的颠倒安排，达到对传统课堂教学模式革新的教学设计方法。

2. 开设专家带教门诊。

由杨浦区中心医院在试点护理院成立专家工作室，开设伤口护理专家带教门诊，实行一对一专科带教。由杨浦区中心医院项目组的 1 名专家护士坐诊，护理院从参加培训的人员中择优选择 1 名跟诊护士。专家带教门诊每周三下午开诊，由伤口护理专家和护理院跟诊的专职护士共同为慢性伤口患者提供专业的技术服务。

3. 开展联合诊治病房。

杨浦区中心医院协助试点护理院开设伤口联合诊治病房，在环境布局、人员配备，制度流程制定等方面给予指导意见。该病房的护士配备从参加培训的护士中选取，作为伤口联合诊治病房的护理人员。伤口联合诊治病房开设后，杨浦区中心医院专家每周提供 3 次专家查房；对疑难病例开展讨论分析、拟定治疗方案；对疑难复杂伤口提供换药服务。在此过程中联合病房所有护理人员均全程参与，以进一步提升专科认知。

（三）建立转诊流程和标准，推进分级诊疗

在大量培训及技术支持的基础上，该专科联盟同时建立了针对慢性伤口患者的上下转诊流程和标准，探索专科护理在区域卫生协同发展中的路径：①向社区、护理院转诊：伤口情况趋于稳定，按常规护理即可，一段时间内无特殊情况下无须更换治疗方案的患者。②向杨浦区中心医院转诊：伤口护理2周后仍未见好转或护理过程中伤口创面恶化的患者；伤口继发感染，出现高热等其他症状，病情在社区、护理院无法得到很好控制等情况；社区、护理院因技术或设备、敷料限制无法诊治；存在其他较为复杂的诊疗等问题。

为确保双向转诊畅通无阻，该专科联盟组建了由基层护士、基层医生，杨浦区中心医院社会服务部、医生和伤口专科护士构成的联动小组，对符合转诊标准的患者做好对接工作，以确保同质化护理方案在转诊患者中顺利落实。

（四）强化配套政策支持，鼓励多点执医

1. 开展护理人员多点执业备案。

相关伤口护理专家由杨浦区中心医院向区卫生健康委进行资质备案，允许在该专科联盟涉及的机构内从事护理工作、开设护理门诊。

2. 建立筹资激励机制。

为激发护理人员的工作积极性，项目中提供多点执业的专科护士（均为主管护师），由杨浦区卫生健康委根据职称给予坐诊补贴。其中中级职称200元/半天，副高级职称300元/半天，正高级职称400元/半天。此外，项目运行所需的经费主要来源于杨浦区中心医院课题经费、特色项目经费、区重点学科（护理部）建设经费。

三、 主要成效

在基于专科联盟协同发展的管理模式下，基层护理人员的技能得到提升，辖区内慢性伤口患者获益。

（一）护理人员理论和实践能力显著提升

2017 年 7—9 月开展的考核中，接受专科培训的社区护士专科护理理论平均分从培训前的 54.32 分提升到 91.93 分，专科操作平均分从原来的 52.10 分提升到 91.67 分。此外，接受专科培训的社区护士在理论知识和操作考核方面的得分与三级医院专科团队的得分差异无统计学意义（$P > 0.05$）。说明通过同质化培训，缩小了社区护士与三级医院护士之间的能力差异，两组专科护理能力和水平趋于同质化（图 3）。

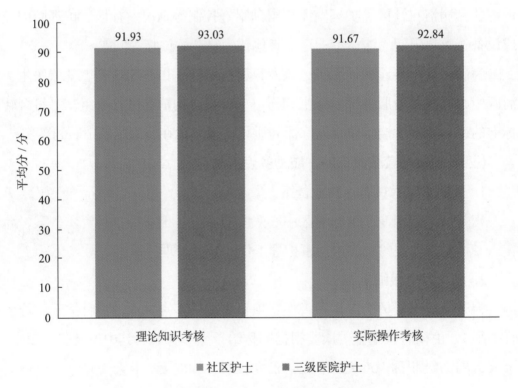

图 3　社区和三级医院护士理论和实操考核情况

2017 年 7—9 月开展的专项质量检查中，社区卫生服务中心护士和三级医院护士的临床护理能力得分差异无统计学意义（$P > 0.05$）。说明通过专科联盟建设，社区护士的临床护理能力大幅提升（图 4）。

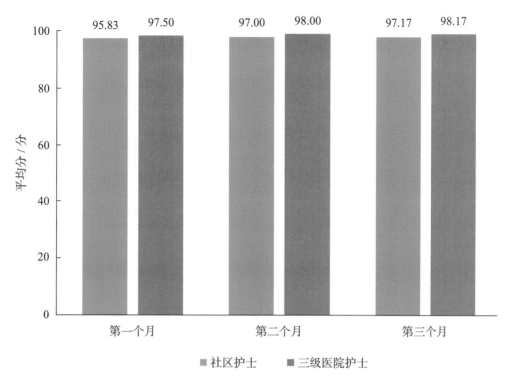

图 4　社区和三级医院护士临床护理能力评估情况

（二）患者临床效果和健康水平显著提升

对专科联盟内某护理院的数据进行分析，构建慢性伤口护理管理联动模式后该护理院院内患者压力性损伤的发生率从 2.23% 下降到 0.86%，下降 1.37 个百分点。对该护理院实施专科联盟前后的患者伤口转归情况进行分析，该院收治的不同类型慢性伤口患者的愈合好转率均显著提高：其中 3 期压力性损伤患者的愈合好转率从 23.07% 提升到 50.00%；4 期压力性损伤患者的愈合好转率从 0.00% 上升到 70.00%；对于伤口不可分期的患者，其愈合好转率从 0.00% 提升到 47.83%；深部组织损伤患者的愈合好转率从 22.22% 提升到 50.00%（图 5）。

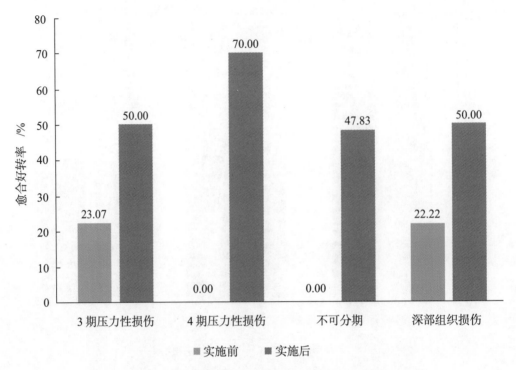

图 5 实施专科联盟前后试点护理院患者伤口愈合情况对比

四、 启示与建议

（一）亮点与启示

本案例在医联体思想指导下在上海市范围内率先开展专科护理联合体，由杨浦区中心医院护理部牵头，与区内 10 家社区卫生服务中心和护理院建立技术帮扶，协助专科联盟合作单位组建伤口联合诊治病房、开设专家带教门诊、提供会诊转诊服务，常态化为其提供伤口专科护理技术支持。同时，创新培训模式，研发 APP 和小程序提供线上、线下技术支持，形成了慢性伤口护理管理协同发展联动模式。该模式运行后，基层医疗机构专科护理技能大幅提升，基层收治的慢性伤口患者临床结果和健康水平显著提升，提升了患者满意度，有效规避了医疗纠纷。

1. 创新人员培训，促进医疗服务同质化。

杨浦区中心医院以专科护理特色品牌为技术抓手，旨在构建区域范围内同质化的慢性伤口护理联动模式。充分发挥区域内造口治疗师的作用，借助 APP 软件及基于翻转课堂的混合式教学模式，将先进的伤口护理知识和技能共享，提高基层护理人员伤口专科护理能力。基于翻转课堂的混合式教学模式融合微课、翻转课堂、工作坊等培训方式于一体，促进了专科知识和技能向基层延伸。该模式适用于区域内的大范围培训，且融入了多种现下前沿的培训方式（微课、翻转课堂、工作坊），可规避传统培训模式时间和内涵方面的局限性，最大程度地激发学习者的学习潜能。

2. 双向联动平台，实现优质护理资源下沉。

该专科联盟借助"区域伤口协作诊疗管理系统"APP，开展网络学习、疑难问题讨论，以满足区域协同发展的培训需求。依托伤口记录册小程序开展区域护理会诊及双向转诊，为基层医疗机构提供线上技术支持，将优质护理资源延伸至社区卫生服务中心和护理院，促进区域内伤口护理水平同质化。此外，该小程序通过收集经典案例，为后续教学和科研工作提供了案例数据库。

（二）问题与建议

1. 进一步完善专科联盟组织架构。

目前，杨浦区专科联盟未将养老机构纳入组建范畴，仅聚焦基层医疗机构。鉴于杨浦区中心医院目前收治的患者中，压力性损伤患者有很大一部分来源于养老院。因此，下一步应进一步拓展医养结合模式，将专科护理特色资源下沉至养老机构，更精准地回应社会需求，为患者提供更为连续的护理服务。

2. 优化卫生信息平台建设顶层设计。

目前，杨浦区专科联盟开发了"区域伤口协作诊疗管理系统"APP 和伤口记录册小程序，两者功能既有区别又有所重复，例如两个信息化平台都设置了转诊功能。主要原因在于两者开发主体不同，因此功能诉求也有所不同。建议进一步优化顶层设计，整合不同平台功能，避免重复建设，提升医务人员使用便利性。

3. 构建更加可持续的筹资激励机制。

目前杨浦区专科联盟的建设尚未形成长期、常态化的投入机制，主要是以项目为依托，依赖医院课题经费、重点学科建设经费等来开展。建议政府层面可通过建立专科联盟财政专项的形式来落实保障经费，用于补偿专科联盟日常运营、信息化建设和人员培训等。同时为使资金使用更高效更公平，可建立监管机制，以及以成本 - 效果为核心的绩效评价机制。

（金春林，李芬，朱碧帆　上海市卫生和健康发展研究中心

上海市医学科学技术情报研究所）

组建联盟　赋能基层
推动优质资源下沉与共享

——江苏省无锡市儿科专科联盟

如何在儿科诊疗资源不足背景下建立儿科分级诊疗制度是各地医改工作者普遍关注的重要问题。无锡市坚持问题导向、需求导向，通过组建三级医院牵头的儿科专科联盟，加强财政支持，强化技术辐射、赋能基层、开展实践培训、推广儿科适宜技术和区域内同质化诊疗服务等手段，逐步实现区域内基层儿科诊疗能力提升、儿科医疗资源配置优化、儿童危重症救治能力有所提升和儿童健康状况改善。无锡市主要特点与启示如下：一是赋能基层，是无锡市儿科分级诊疗制度成功的关键；二是理论与实践并重，循序渐进推广儿科适宜技术是赋能基层的重要路径；三是加强专科医院的技术辐射，有助于缓解儿科诊疗服务的供需矛盾。

一、　改革背景

儿科诊疗资源不足，儿科医护人员短缺、分布不均衡是我国面临的普遍性问题。在资源不足背景下，如何建立儿科的分级诊疗制度，是各地医改工作者普遍关注的重要问题。

为缓解无锡市儿科资源不足、分布不均等问题，无锡市于 2018 年起优化儿科医疗资源结构布局，整合全市儿科医疗资源，提升儿科诊疗技术水平，促进医疗卫生工作重心下移和资源下沉，推进儿科分级诊疗体系建设，致力于构建"基层首诊、双向转诊、急慢分治、上下联动"的儿科分级诊疗模式。2018年，无锡市儿童医院作为无锡市唯一的三级儿童专科医院，与无锡市 9 家三级医院、5 家二级医院和 2 家社区卫生服务中心相关部门、科室沟通协调后，联合成立无锡市儿科专科联盟，后期又增补 4 家医疗机构为联盟内新成员单位。

无锡市儿科专科联盟成立旨在通过省市重点专科学帮带，充分发挥无锡市儿科医院的龙头作用，主要开展儿科双向转诊、远程会诊、业务培训、技术指导等工作，提升无锡市儿科医疗服务能力和管理水平，加强联盟内成员单位的人才队伍建设，帮助联盟内成员单位创建区域内的特色儿科，推进儿科分级诊疗体系建设，提高区域内儿科医疗服务能力和管理水平，最终实现无锡市儿科医疗服务的同质化。

二、 主要做法

（一）建章立制，强化联盟协作的持续性

1. 制定理事会章程，组建儿科专科联盟。

无锡市儿科专科联盟是以技术合作为核心，不影响各成员单位在原医联体内的隶属关系，是各成员单位以签订协议的形式建立的非实体组织，由各成员单位选举产生的理事会依据理事会研究制定的章程进行管理，规定无锡市儿科医院与联盟内其他医疗机构的责任、权利和义务，并制定了一系列医疗质量管理制度。

2. 实行理事会负责制，加强机构合作。

无锡市儿科专科联盟实行理事会负责制，理事长由无锡市儿童医院院长担任，副理事长由无锡市儿童医院及区卫生健康委医政处领导担任，常务理事及理事由联盟内各医疗机构负责人担任。联盟办公室设置在无锡市儿童医院医务处，负责协调联盟内各医疗单位合作项目的开展，以及联盟日常管理工作。

3. 划拨专项经费，加强内部激励考核。

无锡市卫生健康委每年向无锡市儿科专科联盟拨付 30 万元，向特色科室孵化中心拨付 3 万元，作为专项工作经费，用于学术交流、进修学习、医疗服务以及考核奖补等。基层医务工作人员实行绩效工资制，联盟派出帮扶的医务人员在基层工作时间可算对口支援时间，在职称晋升、个人评优、年终考核上实行优先考虑，并发放相应劳务费，这些所得不纳入原单位绩效工资总量。

（二）充分发挥牵头医院的技术辐射带动作用

无锡市儿童医院作为无锡市儿科专科联盟的核心单位，采取以"小联合体建设、促大联盟发展"的发展理念，依托无锡市儿科专科联盟平台，积极进取，主动作为，通过一系列具体举措来发挥牵头医院的技术辐射带动作用。

1. 推动优质医疗资源下沉。

无锡市儿童医院与2家社区卫生服务中心签订特色科室孵化中心合作协议书，通过专家定期坐诊、查房、会诊等形式带动联盟内部成员单位的协同发展，使群众在家门口享受到优质的儿童医疗服务。

2019年9月，无锡市儿童医院儿保科与梁溪区、滨湖区、新吴区妇幼健康服务中心签订协议，率先在城区成立儿童保健康复联合体，促进辖区儿童保健资源的大融合，提升区域儿童健康服务能力，进一步建立健全儿童康复联合体管理机制。此外，无锡市儿童医院还积极推进联盟内远程医疗服务，在院内设立远程会诊工作室，制定远程会诊流程及制度。

2. 加强医务人员理论学习和实践培训。

2018年6月，无锡市儿童医院成立无锡市儿科能力实训基地，在住院医师规范化培训和全科医师培训基础上，针对基层医疗机构医护人员，每年安排每期6个月的进修学习，内容为三基理论和临床实践培训，每期培训内容安排为12次系统性的三基理论培训课和每个月4小时的理论+实操培训，另有1~3个月的个性化临床带教实践。通过理论培训和实践操作培训，强化基层儿科及全科医生儿童疾病临床诊疗能力。无锡市卫生健康委承担儿科实训基地培训费用，每期安排专项经费16万元，主要用于专家授课费、带教培训费、学员餐费等支出。

3. 通过推广儿科适宜技术推进专科专病分级诊疗。

无锡市儿科专科联盟内部成立以呼吸、消化、儿保等科室为单位的专家指导小组，负责联盟单位专科的技术指导，通过每年开展适宜技术项目推广，制定专科专病分级诊疗规范。同时，在联盟内部建立双向转诊绿色通道和沟通机制，按照患者自愿、分级医疗、资源共享的原则开展双向转诊工作，为上转患者提供优先安排接诊、优先检查、优先住院等优惠措施。

2020年6月，无锡市儿童医院新生儿科与联盟内16家成员单位签约成立无锡市危重症新生儿救治联合体，并与无锡市 120 急救中心组成无锡市危重新生儿转运中心，构建区域新生儿转运网络。2021 年 6 月，无锡市儿童医院呼吸内科与联盟内 12 家成员单位签约成立无锡市儿科专科联盟呼吸协作组，加强基层儿科医生对于呼吸系统慢性疾病的管理及诊疗水平。

（三）推进联盟内医疗服务同质化

质量是医疗服务的生命线。作为儿科医疗联合体，无锡市儿科专科联盟通过制定诊疗规范、推进技术指导、加强业务培训等方式，加强对联盟内各医疗机构医疗质量管理，积极推动儿科医疗服务同质化。

三、 主要成效

（一）基层儿科诊疗能力明显提升

截至 2020 年 10 月，无锡市儿科能力实训基地共举办 2 批培训，每期 6 个月，共招收 40 名学员，其中医生 21 名，护士 19 名。两批学员均来自无锡市 8 个市（县）区所辖社区卫生服务中心。培训效果达到预期，全体学员结业理论考核合格率 100%，均获得由市卫生健康委颁发的结业证书。

医生在参加儿科能力实训基地培训后，均回到基层医疗卫生机构积极开展儿科诊疗工作。部分基层医疗卫生机构成功开设儿科门诊，儿科诊疗服务能力显著提升。以新吴区新安街道社区卫生服务中心为例，无锡市儿童医院下派高年资医师开设专家门诊并开展远程会诊服务。该社区有 1 医 1 护在无锡市儿科能力实训基地培训并结业。2018 年前无儿科，2019 年医院通过转岗培训 1 名儿科医生，2021 年外聘一名儿科医生，于 2021 年 4 月份开设儿科门诊。2018 年前无儿科患者；2019 年 1 月—2021 年 4 月，儿科专家门诊量每月 100 人次左右，2021 年 4 月以后每月约 400 余人次。2019 年 1 月开展儿童雾化吸入的诊疗项目，平均每月 60 人次左右。

（二）儿科医疗资源配置得以优化

在儿科专科联盟的技术辐射下，无锡市优质儿科资源逐步下沉，基层儿科医务人员的配置逐步提升，无锡市范围内的儿科资源配置逐步优化。无锡市儿童医院的儿科医生数量占全市儿科医生数量的比例从改革前的 37.1% 下降至 21.3%；全市开设儿科诊疗科目的医疗机构达 168 所，较改革前增加了 25 所。

（三）无锡市儿童危重症救治能力有所提升

通过组建儿科专科联盟，提升二级医院和基层医疗卫生机构儿科诊疗服务能力，提升了二级医院和基层医疗卫生机构儿童危急重症的识别能力，畅通了上转通道；同时也使无锡市儿童医院从大量的常见病门诊中逐步解放出来，有更多的精力聚焦于儿童危重症的救治。自儿科专科联盟成立以来，新生儿科累计接收联合体成员单位 31 名危重症患者，2020 年，一例 530 克的早产宝宝在无锡市儿童医院顺利出院，创造了无锡市最低体重早产儿救治成功记录，无锡市儿童危重症救治能力有所提升。

（四）无锡市儿童健康状况有所改善

随着联盟儿科优质资源辐射能力的增强，无锡市基层医疗卫生机构儿科诊疗资源配置得以加强，基层医疗卫生机构疫苗接种和儿童健康管理（基本公共卫生服务内容）服务的规范性有所提升，儿童健康状况有所改善。无锡市婴儿死亡率从改革前的 2.16‰ 下降至 2020 年 2.14‰，儿童健康状况位居江苏省前列。

四、 启示与建议

（一）亮点与启示

1. 赋能基层，是无锡市儿科分级诊疗制度成功的关键。

分级诊疗制度建设，关键在于基层是否具备分诊能力。无锡市组建儿科专科联盟，之所以能够推进儿科分级诊疗制度，关键是因为基层医疗卫生服务机构的儿科诊疗服务能力得到有效提升。无锡市通过赋能基层，提升基层医疗卫生机构的儿科诊疗服务能力，逐步实现儿科诊疗服务的基层首诊、双向转诊和上下联动。

2. 理论与实践并重，循序渐进推广儿科适宜技术是赋能基层的重要路径。

无锡市儿科专科联盟坚持理论与实践并重，通过建立儿科能力实训基地，加强理论培训和实践技能训练，在基层医疗卫生机构逐步推广儿童呼吸、消化、儿保和康复等适宜技术，循序渐进地提升基层医疗卫生机构儿科服务能力，并在有条件的社区卫生服务机构开展特色科室孵化中心，探索出了一条真正能够提升基层医疗卫生机构儿科诊疗服务能力的路径。

3. 加强专科医院的技术辐射，有助于缓解儿科诊疗服务的供需矛盾。

儿科医生紧缺，儿科诊疗服务的供需矛盾比较突出。无锡市通过推动儿童医院的优质资源下沉和技术辐射，加强对二级医院的专科技术帮扶，加强对基层医疗卫生机构全科医生的儿科专科能力培训，增强了区域内的儿科诊疗服务供给，优化了儿科资源的配置，缓解了儿科诊疗服务的供需矛盾。

（二）问题与建议

1. 联盟内的信息系统建设尚未形成，亟须建立联盟内的信息共享机制。

无锡市儿科专科联盟是以技术合作为核心的医疗联合体，主要在联盟内各单位之间开展技术帮扶与合作。各成员单位间的诊疗信息尚未实现有效互联互通，信息化建设较为薄弱，电子病历、信息共享、数据接口等方面都还存在制度性障碍和技术性壁垒，整体上看信息系统对医联体的支撑作用发挥尚不明显。建议无锡市儿科专科联盟借助无锡市卫生信息平台，打通联盟内部各医疗机构的儿童诊疗与健康管理信息，更好地为区域内儿童提供连续性、整合性医疗卫生服务。

2. 利益共享机制尚未建立，亟需建立利益共享机制促进联盟的可持续发展。

无锡市坚持需求导向，以技术辐射为纽带组建儿科专科联盟，但联盟内缺乏利益共享机制，不利于专科联盟的可持续发展。建议无锡市进一步探索在专科联盟内如何建立不同医疗机构的利益共享机制，增强儿科专科联盟发展的可持续性。基层儿科从业人员的激励机制有待完善，建议无锡市医保部门在调整医疗服务价格时对基层全科医生提供的儿科服务给予合理倾斜，基层医疗卫生机构在健全内部绩效考核体系时对从事儿科服务的全科医生给予相应的倾斜，进一步调动全科医生从事儿科服务的积极性，增强基层医疗卫生机构提供儿科诊疗服务的连续性和可持续性。

（朱坤，施文凯　中国财政科学研究院）

卒中防治专科联盟的
健康促进之路

——浙江省丽水市卒中专科联盟

针对原有医疗卫生条件难以满足急性脑卒中患者救治需要的问题，丽水市于2017年启动丽水市卒中专科联盟建设。通过明确三级卒中防治体系的组织架构，建立上下联动，构建区域卒中分级诊疗机制；充分发挥牵头医院引领作用，建立"市-县-乡-村"四级培训体系，提升基层医务人员的中风识别能力，不断推进丽水市卒中急救地图的完善；落实卒中专科联盟建设配套措施等举措，稳步推进卒中防治医联体建设的"丽水模式"。经过4年建设，丽水市已建成覆盖全市的三级卒中防治体系和分级诊疗协作机制，形成"政府主导、统筹规划、上下联动、分工协作、精准衔接"的卒中专科联盟丽水模式，全市溶栓工作成效显著，卒中防治的核心技术不断提升。

一、 改革背景

脑卒中已经成为我国居民的首位死因，具有高发病率、高致死率、高致残率、高复发率和高治疗费用等特点，严重影响人民群众健康。为推动建立多学科联合的卒中诊疗管理模式，提高卒中诊疗规范化水平，2021年国家卫生健康委等10部委联合制定了《加强脑卒中防治工作减少百万新发残疾工程综合方案》，明确有效预防和控制脑卒中高危因素、降低发病率、规范及时治疗脑卒中减少残疾发生。

丽水地处浙江省西南山区，是浙江省辖陆地面积最大的地级市，市域面积1.73万平方千米，全市共有9个县市、53个镇、90个乡、30个街道、126个居委会、2 725个村委会；丽水地势以中山、丘陵地貌为主，素有"九山半水半分田"之称，交通非常不便捷。丽水全市有卫生机构 1 694 个，其中医院 60 个，乡镇卫生院 186 个，社区卫生服务中心（站）46 个，诊所（卫生所、门诊部、医务室）599 个，村卫生室 762 个。医疗机构的规模、技术力量、设备等参差不齐。由于丽水市交通不便，医疗机构对病情复杂多变的急性脑卒中处理水平各异，探索如何早期快速识别卒中症状、及时准确转运到有溶栓取栓救治资质的医院，为良好预后赢得更多的宝贵时间显得尤为重要。

二、 主要做法

（一）政府主导，统筹卒中防治体系建设

1. 政府高度重视，以卒中专科联盟为切入点，构建区域卒中防治体系。

2017 年，丽水市卫生计生委先后出台《丽水市卫生和计划生育委员会关于开展丽水市卒中防治体系建设工作的通知》（丽卫〔2017〕300 号）、《关于推进全市卒中防治中心建设工作的通知》（丽卫〔2018〕307 号）等相关文件，确定了丽水市卒中三级防治体系，由已建成的国家高级卒中中心的丽水市中心医院作为卒中防治体系的牵头单位，各县级医院作为区域二级卒中中心成为防治体系的成员单位，下辖各基层医疗卫生机构作为卒中救治组。丽水市卒中防治体系建设领导小组由市卫生计生委副主任担任组长，成员包括市卫生计生委医政医管处和疾控监督处处长、市 120 急救指挥中心主任及各辖区卫计局分管局长，领导小组下设办公室，挂靠在丽水市国家高级卒中中心（丽水市中心医院），医院副院长任办公室主任。2018 年，丽水市卫生健康委先后印发《关于同意成立丽水市脑卒中专科联盟的批复》《医疗联盟章程》，并且每年组织进行考核。

通过持续推进卒中救治的资源整合，不断明确各级卒中救治单元的责任分工和协作机制，构建卒中救治单元的组织体系，丽水市卒中专科联盟逐步升级为组织体系完整、救治和预防并重、分工协作紧密的卒中专科联盟，构建形成区域卒中防治体系。

2. 成立丽水市卒中学术组织，搭建区域的卒中防治平台。

2016 年在中国卒中学会的支持下，丽水市卒中学会成立并挂靠丽水市中心

医院，之后相继成立了丽水市卒中学会神经内科分会、药学分会、神经重症分会，制定了学会的章程，每年举办省内乃至全国都有一定影响力的学术年会，定期开展卒中防治领域的临床研究活动，定期开展卒中专科医师培训工作，定期开展健康教育活动，宣传、普及卒中预防、治疗、康复知识等。

丽水市卒中学会团结组织卒中防治领域的相关专家，充分发扬学术民主，提高卒中防治医学科技工作者专业技术水平，促进卒中防治医学科学技术的繁荣和发展，促进卒中防治医学科技的普及与推广，充分发挥出为全体会员和相关领域医学科技工作者服务的作用。

3. 建立健全卒中专科联盟的考核体系，强化卒中医疗救治质量管理。

2012 年成立丽水市卒中质控中心，挂靠丽水市中心医院。市卫生行政部门依托市卒中质控中心每年定期考核督查，指导卒中防治中心现场考评工作；定期组织全市的脑卒中防治工作总结会议；协助体系办进行全市的病历检查，全市每一例溶栓病历的质控与随访；定期组织脑卒中相关临床诊疗技术进展的培训。

卒中质控中心在国家、省级脑卒中质控中心指导下，应用质量管理与控制的专业手段，通过建立信息资料数据库等方式，对医疗质量全过程实施动态控制与管理；逐步完善区域内脑卒中专业质控网络，拟定质控程序、标准和计划；定期向市卫生健康委通报考核方案、质控指标和考核结果，指导县级医疗质量控制机构开展工作；对医疗机构进行专业质量考核，向市卫生健康委报告医疗质量控制工作。

（二）以卒中专科联盟为载体，构建区域分级诊疗机制

1. 区域卒中专科联盟的组织架构。

丽水市脑卒中专科联盟成立专科联盟管理委员会（简称"管委会"），由市中心医院院领导及成员单位法人代表组成。专科联盟实行管委会主任负责制，建立以管委会为核心的管理架构，实行集体领导、民主集中、会议决定的组织原则。

管委会负责统一规划发展，开展综合考评；开展基层医务人员业务指导培训；开展医联体内人员的统一培训和考核；开展医联体内预约诊疗；开展检查结果互认服务创新；完善医联体内双向转诊制度，建立"快捷通道"；对接医疗信息，推进院际协作；理顺运行机制，制定激励机制；建立联盟内不同层次、不同类别的医疗机构分工协作机制。

专科联盟成员的主要职责包括：维护专科联盟的声誉和利益；执行管委会的决议，服从管委会的医疗业务管理，配合工作委员会开展各项工作；专科联盟成员之间实行双向转诊；团结合作，顾全大局，加强沟通。

2. 丽水区域卒中专科联盟分级诊疗模式。

推进基层卒中防治中心建设，将防治关口前移，在乡、村、社区建立前哨筛查点。市内培育"二级脑卒中防治中心"11 家；培育"脑卒中防治网络医院"22 家。

根据各级卒中中心基础条件及诊疗水平，明确各级脑卒中诊疗职责，制定双向转诊适应证及转诊流程。根据病情，针对需要转到国家高级卒中中心进一步治疗的卒中患者，在征得患者及家属同意后，基层卒中防治中心神经内科医生通过电子卒中登记系统填写患者基本情况并微信告知及签署转运知情同意书，确保转运路途中安全情况（如有特殊情况通过微信群上报），由高级卒中中心卒中护士联系高级卒中中心脑血管科值班医生，急诊室做好相关准备工作。而对于病情平稳且符合转出适应证的卒中患者，在征得双方主管医生及家属同意后，由卒中护士联系救护车并签署转诊知情同意书。由患者家属附带相关诊疗资料，将患者转送至卒中防治中心。患者的双向转诊通过当地 120 急救中心统一转运并做优先处理，卒中防治中心 -120 急救中心 - 高级卒中中心两两签订合作协议确保转诊机制有效运行。

（三）牵头医院引领，持续提升区域卒中防治能力

1. 牵头医院持续提升救治水平，打造区域卒中学术高地。

自 20 世纪 90 年代，丽水市中心医院不断提升脑卒中防治能力。1987 年成立丽水市心脑血管病防治办公室；2002 年成立丽水市中风急救康复中心及卒中单元；2010 年丽水市中心医院神经内科成为丽水市医学重点学科；2011 年入选卫生部脑卒中防治基地医院；2012 年成立丽水市脑卒中医疗质量控制中心，开始建设丽水市首批心脑血管病防治创新团队；2015 年成立急诊溶栓中心，成为浙中区域神经内科专病中心、中国卒中中心联盟第一批卒中中心；2016 年成为国家卫生计生委脑卒中防治工程委员会（简称"脑防委"）高级卒中中心单位；2017 年挂牌中国卒中中心联盟综合卒中中心，加入首批国家神经系统疾病专科联盟；2019 年通过国家卫生健康委脑防委高级卒中中心复评，成为浙江省唯一的中国卒中中心培训基地；2020 年成为"中国千县万镇中风识别及分级诊疗行动"丽水试点基地、浙江省颈动脉支架技术培训基地、中国脑卒中动脉取栓技术培训基地。先后承担卒中主题的国家级项目 50 余项，项目专项资金达 3 000 余万元。通过积极开展科研，紧跟国际、国内卒中救治的学术前沿，不断更新区域卒中的救治技术，引进先进救治理念，提高临床救治效果，为不断提升区域卒中救治能力提供有力支持。

2. 绿色通道结合急救 APP 推进卒中诊疗流程不断优化。

2015 年医院成立急诊溶栓中心，建立了一条 24 小时开放的急救绿色通道，采取"专用溶栓床位""先诊疗后付费""专用工具箱""专科医师陪护""建立卒中急救护士制度""CT 室直接溶栓""信息化数据抓取""专人数据审核质控"等多项举措，大大缩短了患者入院至实施静脉溶栓治疗时间（DNT），实现了患者从预检分诊、化验检查到静脉溶栓的"一站式服务"。建立"院间绿色通道"，区域内医疗机构紧密配合、提前预警、高效转诊，并让"绿色通道"向院前延伸。同时与地区 120 急救系统紧密合作，提高区域院前急救响应效率。

开发全市急救 APP，打造数字化卒中专科联盟，溶栓时间节点自动化抓取，勾画出每个脑卒中患者救治过程中实施关键措施的时间轴。实现卒中患者快速转诊、术后随访、高危人群筛查等电子化综合管理；实现全市的脑卒中专项数据库建立，数据互通、数据共享；实现院前 120、二级卒中中心的每月质控、每季度考核、持续质量改进。

（四）统全局，持续推进丽水市卒中急救地图建设

卒中急救地图连着患者、120 急救系统和各级医院卒中中心。通过卒中急救地图建设，不仅能充分利用信息化手段和大数据分析，准确把握卒中救治全程的重要时间节点，做好卒中风险识别和预防，还能通过卒中急救地图精准导航至有救治能力的医院，确保卒中患者的正确转运。卒中急救地图建设已成为卒中防治的重点工作。

2017年9月，丽水市卫生计生委发布丽水市首张卒中急救地图，明确提出打造急性脑卒中60分钟救治圈，规范流程，形成急性卒中三级救治网络的建设目标。2018年12月更新了2019版卒中急救地图，新版地图的辐射能力、分布区域、医院密度与合理性大大提高。2021年3月进一步升级发布丽水市2021版卒中急救地图，基本实现了全市基层医疗机构全覆盖，进一步提升区域协助能力、医媒协助能力，发挥信息化载体作用，扩大卒中急救地图的影响力。

（五）加强培训，提升基层医务人员的中风早期识别能力

医务人员培训全覆盖。2020年组建多层次多学科联合的千县万镇中风识别行动专家组。市级专家组由市区三甲综合医院的相关学科带头人任小组长，县级专家组由县人民医院学科带头人组成。将千县万镇中风识别行动及分级诊疗培训会纳入市级继续教育项目，统一市级高级卒中中心专家组作为培训师资力量，统一制作专题培训课件，地毯式培训县市区、乡镇街道村医、社区医生，基层骨干医务人员的培训率达85%。

通过加强培训，提高了基层医务工作者的脑卒中识别能力及脑卒中救治水平，提高了基层医院卒中急救的有效转运能力，为分级诊疗制度提供有力支撑。

（六）建立"市-县-乡-村"四级卒中专科联盟健康教育培训体系

围绕"早识别、强基层、建机制"的卒中防治目标，以"立足卒中中心、提高基层有效转运、扩大人群健康宣教"为重点，建立"市-县-乡-村"四级培训体系，对居民开展分层次、分人群的中风识别宣教。

充分利用大众媒体传播健康知识。组建专科团队，每周一次在医院内开设健康大讲堂。定期在《处州健康报》刊登科普文章。创办浙中脑血管微信公众号。开展电视健康专栏等大众媒体的健康教育。针对社区心脑血管疾病高危人群，给予免费血糖、血脂、血压和颈部血管超声等高危因素筛查。针对因病致贫的脑卒中瘫痪患者，党员专家与患者结成对子，定期上门慰问，给予科学的康复指导。将健康宣教走进校园、机关企事业单位，走进养老院、残疾之家等

特殊场所。针对"十里不同音",播放多种方言的脑卒中有声媒体视频健康宣教片。发放定制的宣教册及宣教模具,例如控油壶、限盐勺、计步器、印有健康知识的环保袋和纸巾盒等。全市每年举办宣教活动 40 余场,受益群众达 1万余人次,每年发放宣教册万余册。实现对区域内居民卒中防治宣教全覆盖,提高健康素养和卒中防治知识知晓率。

(七)落实卒中专科联盟建设保障措施

1. 制定卒中专科联盟(专科联盟)章程,明确各成员的权利和义务。

为了卒中专科联盟(专科联盟)有序运行、规范管理,管委会制定《丽水市卒中专科联盟章程》(简称《章程》),明确"互补互利、方便群众、共同发展"的发展主题,以"资源共享、优势互补、基层首诊、分级医疗、上下联动"为组建原则,"强基层,保基本,建机制"为目标。各成员单位按《章程》约定,履行相应权利和义务,共同推进丽水市卒中专科联盟的健康发展。目前,丽水市卒中专科联盟(专科联盟)以市中心医院为核心,依托其技术、人才和设备优势,以管理、技术和服务为纽带,体现了较好的规模效应。

2. 实施二级卒中中心建设的"一把手"工程。

卒中专科联盟各二级卒中中心建设由院长 / 书记亲自挂帅,参加区域脑卒中防控的各项考核评价及质控工作,打破学科壁垒,在各个单位皆打造了多专业、多学科组成的专家团队,建立修订多学科例会制度、溶栓中心定期例会制度、疑难病例会诊制度、脑卒中高危人群病历质控制度等十余项制度,并与牵头单位签订合作协议,推动医联体内脑卒中救治工作的开展。同时在单位人、财、物等方面给予支持,充分保障卒中中心建设工作的开展。

3. 强化卒中专科联盟信息化建设,促进各级卒中救治单元的信息互联互通。

丽水市统一开发了与医院系统兼容的脑卒中绿色通道信息系统,数据中心设在丽水市中心医院的心脑防治办公室,并由专人负责数据监测和管理。该信息系统具有数据自动抓取功能。所有急性脑卒中患者从入院预检分诊开始便进入绿色通道,信息系统自动抓取患者入院时间、检验检查时间、溶栓治疗时间等绿色通道全流程和各环节的数据,真实反映每一例卒中患者的救治过程。数据管理上，制定了脑卒中防治信息数据管理规范。规范明确了各成员单位每个月向市中心医院的心脑防治办公室上报数据报表的工作要求。办公室每周双人同时审核质控，多系统匹配核对，定期封锁数据反馈问题，并在每季度的院级相关会议上反馈讨论，实现数据登记、管理的规范化，确保数据真实性。

三、 主要成效

（一）形成卒中专科联盟"丽水模式"

在政府主导下，丽水不断提升卒中专科联盟的整合水平，其辐射影响力不断扩大，使原先的卒中专科联盟由科研平台升级为卒中防治平台，形成了具有代表性的"丽水模式"：实现了区域内基层医疗机构的全覆盖，并构建了三级卒中专科联盟的管理体制和运行机制；在全国较早地成立了由政府直接领导的卒中防治体系建设办公室、卒中学会、市卒中质控中心等机构，对全面深入推动全市的卒中防治工作起到关键作用；丽水市中心医院充分发挥牵头医院的辐射作用，引领区域的卒中救治和科研水平持续提升；各县医院积极落实卒中专科联盟的建设要求，履行二级卒中中心的职责，积极提升基层卒中救治能力。通过卒中救治绿色通道优化、全市卒中同质化管理等，形成"政府主导、统筹规划、上下联动、分工协作、精准衔接"的卒中专科联盟丽水模式。"一盘棋"专科联盟管理模式，有效提高了丽水区域的卒中救治效益，辐射面积7千多平方千米，受益群众3万余人次。

（二）牵头单位的卒中救治能力显著提升

丽水市中心医院作为区域卒中专科联盟的牵头医院和高级卒中中心，不断推进卒中绿色通道流程建设，持续质量改进，形成了院前、急诊、CT室、导管室快速直达模式，缩短了急性缺血性脑卒中的DNT、入院至股动脉穿刺时间（DPT），平均DNT缩短至40分钟内，最短18分钟。平均DPT缩短在100分钟左右（图1），显著提高了卒中救治效果。作为高级卒中中心，带领全市脑卒中防治核心技术如静脉溶栓、机械取栓、脑血管介入等技术快速发展（图2）。

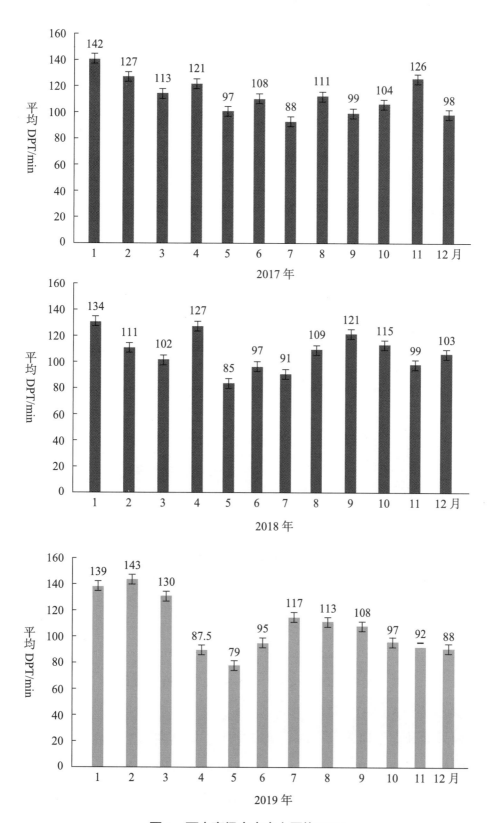

图 1 丽水高级卒中中心平均 DPT

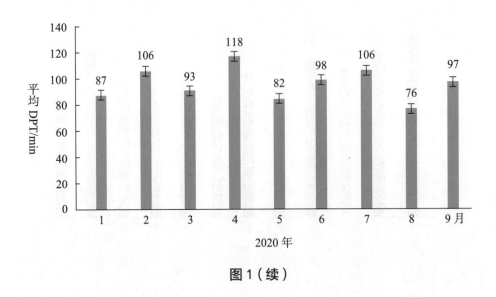

图1（续）

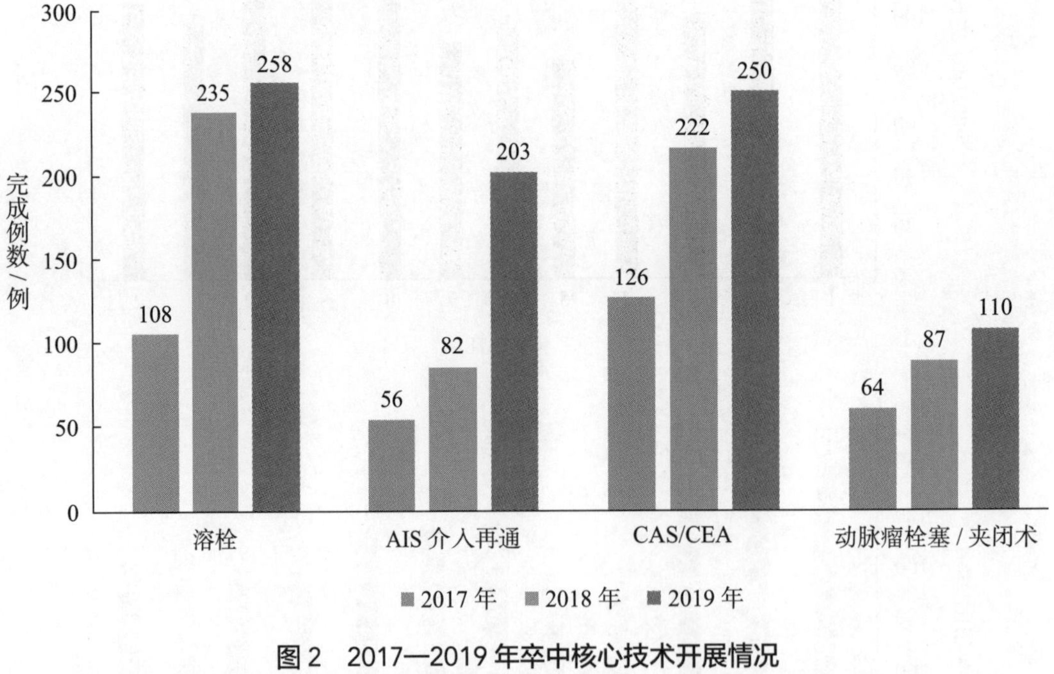

图2　2017—2019 年卒中核心技术开展情况

　　颅内外动脉支架植入术全国高级卒中中心排名在浙江省前列，已成功完成慢性颅内外闭塞开通 200 余例，患者血管闭塞的再通率大于 80%。颈动脉支架植入术（CAS）在国家脑防委发布的全国高级卒中中心排名常年位居浙江省第 1 位。在浙江省内率先开展颅内大动脉闭塞 ACE 导管抽吸取栓术。2019 年已完成急性缺血性脑卒中取栓治疗205例，在国家脑防委公布的全国高级卒中中心排名中，多次位列浙江省前三。作为中国脑卒中动脉取栓技术培训基地，多年来长期举办该领域高规格的国内国际交流培训会，这充分说明了丽水市中心医院国家高级卒中中心脑血管病核心诊治技术在业内的巨大影响力与号召力，对全面提高全市乃至全省的神经介入诊治水平和服务质量具有重要意义。

（三）二级卒中中心诊疗能力不断提升

全市范围内开展绿色通道建设，完善双向转诊（图3）。建立全市卒中急救规范流程，规范了二级卒中中心急性卒中静脉溶栓路径，二级卒中中心急性缺血性脑梗死患者的 DNT 明显缩短（图4）。在牵头医院积极帮扶下，2020年缙云县人民医院、青田县人民医院、景宁县人民医院3家二级卒中中心开展了脑血管造影。2021年青田县人民医院开展首例取栓手术。目前，6家县级医院建设成为国家卒中防治中心单位。

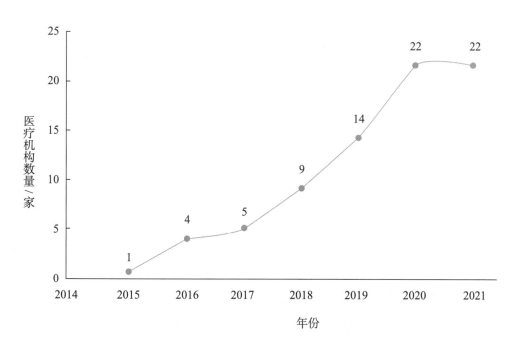

图3 建设标准二级卒中中心绿色通道的医疗机构数

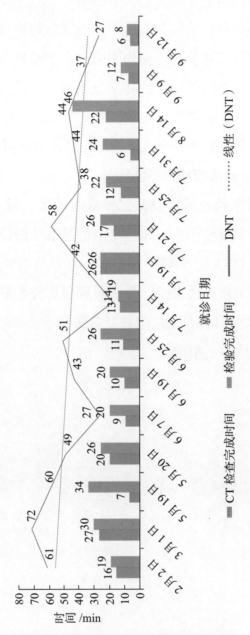

图 4　二级卒中中心急性缺血性脑梗死患者的 DNT

（四）区域整体卒中诊治能力提升

全市溶栓比例逐年增加，溶栓工作成效显著（图 5、图 6）。全市卒中防治的核心技术不断提升（图 7）。2020 年全市各家医院平均 DNT 远远短于国际标准（国际标准 ≤ 60 分钟），见图 8。

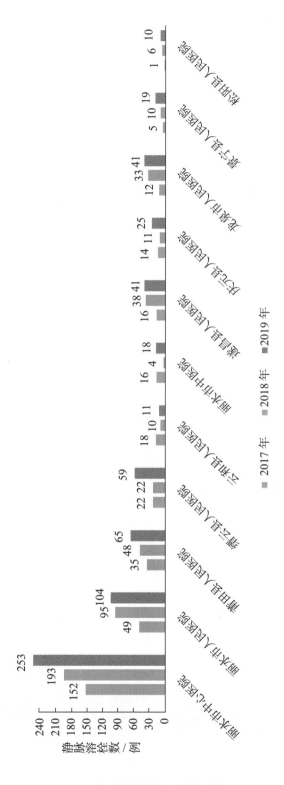

图 5　全市整体静脉溶栓例数

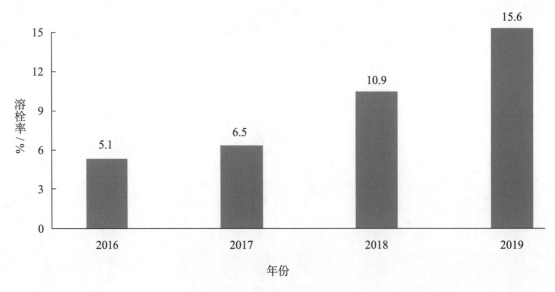

图 6　全市整体溶栓率

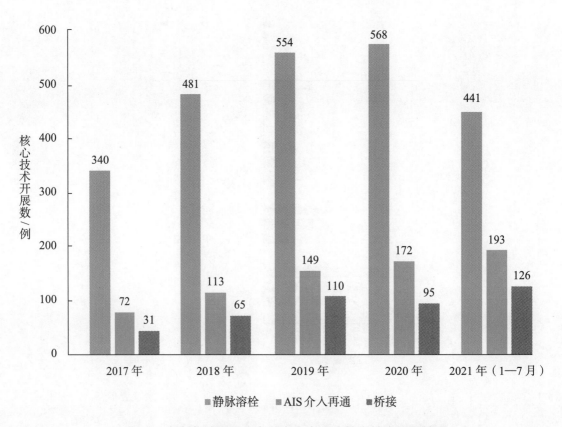

图 7　卒中专科联盟成立以来卒中防治核心技术运用情况

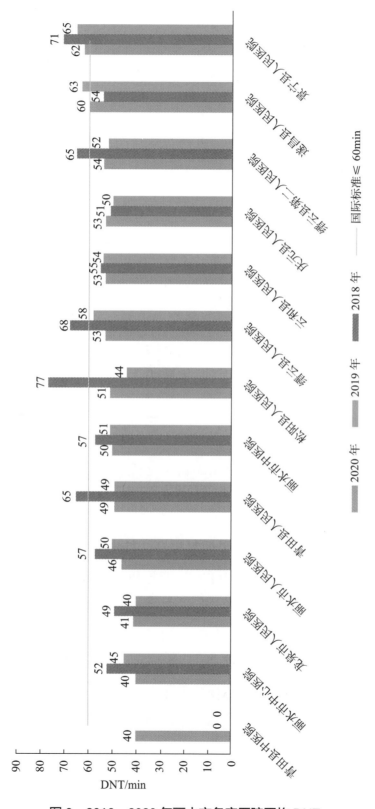

图 8 2018—2020 年丽水市各家医院平均 DNT

（五）区域卒中救治体系不断完善

卒中救治绿色通道从无到有，从各种关卡到真正畅通，持续质量改进，体系基本形成。丽水市目前通过国家验收有 2 家高级卒中中心，6 家卒中防治中心，14 家基层医疗机构建成标准的脑卒中急诊绿色通道。

2019 年至今，各基层医院脑卒中双向转诊人数 1 400 余人，较 2018 年同比增长了 15%（图 9）。

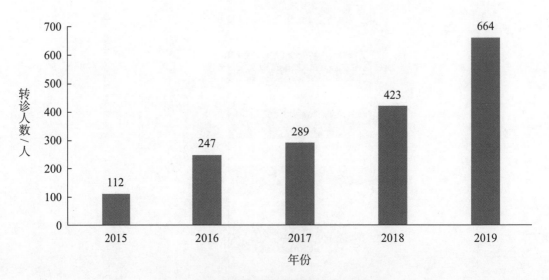

图 9　基层医院转至高级卒中中心患者数

随着脑卒中的诊断与抢救水平明显提高，其病死率大大降低，但致残率极高，约 80% 的存活者留有不同程度的功能障碍，严重影响患者的生活质量，给家庭和社会经济资源造成极大负担。脑卒中专科联盟将脑卒中康复纳入卒中中心管理模式，借助国家高级卒中中心的区域优势，实现人才培养、技术指导、双向转诊、资源共享与科研合作，带动社区脑卒中康复专科建设，助力脑卒中康复诊疗水平全面提升（图 10、图 11、图 12）。同时，协助构建社区康复医生 - 患者平台，让医疗资源分配更加合理，让更多老百姓拥有"一对一康复服务"。

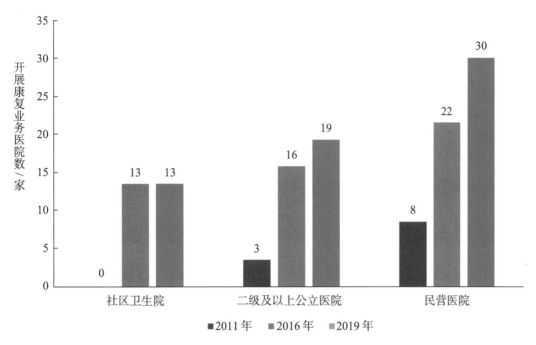

图 10 丽水市近年开展康复业务医院数

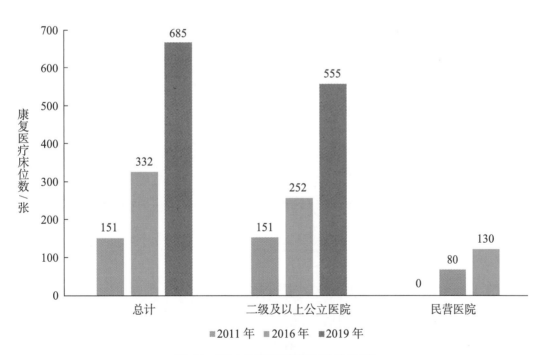

图 11 丽水市近年康复医疗床位数

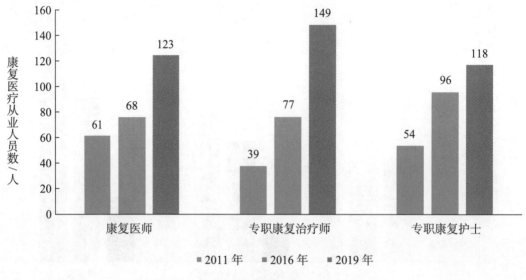

图 12　丽水市近年康复医疗从业人员数

四、　启示与建议

（一）政府统筹，加强区域卒中专科联盟建设

作为开展区域专病医疗体建设的重要推手，丽水市卫生健康行政部门大力支持区域卒中专科联盟建设工作，先后发布丽卫〔2017〕300号、丽卫函〔2018〕307号两份文件统筹并落实丽水市卒中防治体系建设具体工作。由卫生健康行政部门主管领导为组长成立卒中防治体系建设工作小组，并设立办公室，成立专家组定期考核、改进，每年组织召开区域脑卒中防治工作医疗质量控制会议及学术会议，并与医疗机构院领导的评级评优工作挂钩，使区域专科联盟建设有组织、有规划、有标准、有保障，大力提高各家单位创建卒中中心积极性，提升整体医疗服务质量。

（二）卒中救治绿道流程优化，提升救治效果

在CT室开始用溶栓药物后，灌注CT血管造影（CTA）或直达数字减影血管造影（DSA）取栓治疗，最大程度提速救治时间，跑出了联动急救新速度，为挽救患者的生命赢得了宝贵时间，为山区特殊环境下的医疗救援提供一种全新的解决方案（图13）。

目前，丽水市脑卒中救治流程从第一版改进到第四版，实现了 CT 室直接溶栓及直达导管室一站式取栓、时间节点自动化采集质控、高效率取栓技术等，形成了突出特色。

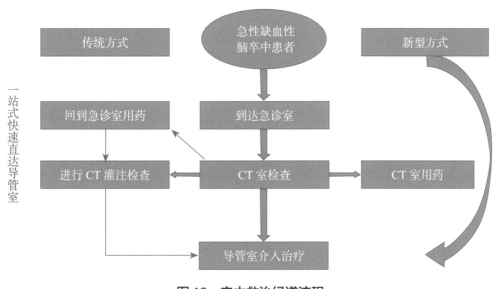

图 13 卒中救治绿道流程

（三）落实三级诊疗体系同质化管理

丽水市卒中专科联盟以重点推进"防治康管宣"多管齐下的区域一体化发展为目标，合理优化医疗资源、上下联动，有效建立三级诊疗网络，启动丽水市卒中防治体系建设工程，成立区域卒中防治体系工作领导小组，制定了工程实施的重点目标及实施步骤，规划每年工作方案，实现全市脑卒中防控同质化管理。考核具体内容包括各单位医疗设备基础条件改善、组织管理优化方式、区域卒中防治工作开展情况、培训会议举办情况、脑卒中患者随访管理和宣教情况以及相关临床医技科室的技术水平和脑卒中急救绿色通道建设等。同时鼓励联盟各单位在考核标准基础上因地制宜，优化亮点工程，通过考核 - 改进 - 评优促进区域卒中防控工作同质化、标准化。截至目前，全市 22 家医疗机构建设脑卒中绿色通道，5 家单位成功创建浙江省卒中防治中心、1 家为浙江省卒中防治中心建设单位，6 家为丽水市卒中防治中心，并有 3 家县二级医院相关学科成为丽水市卫生健康委认定县级龙头学科，使大量卒中患者能及时得到优质的医疗服务，降低全市脑卒中患者病死率及致残率。

（四）开展各种形式的基层医务人员培训，显著提升卒中的基层风险识别能力

丽水市卒中学会、丽水市心脑防治中心联合统筹全市各基层医院心脑血管疾病社区宣教、院后随访等同防同治。强化急诊科医师及院前医师规范化同质化培训，将绿色通道向院前延伸。建立脑卒中防治相关医务人员分层培训机制，制作统一模板的标准化培训课件，针对院前急救人员、县二级医院医务人员、社区卫生院医务人员等不同脑卒中防治工作者，采用一对一帮扶模式，利用技术指导、学术讲座、远程教学、进修学习等多种方式推动各层次医务人员脑卒中症状识别及诊治水平的提高，最大化实现分级诊疗效果，有效解决基层医院脑血管专科医生不足造成的卒中救治难题。2019 年启动的历时 10 个月的"健康丽水、卒中行动"全市巡讲活动，向基层医务人员传授卒中救治技能，培训基层医务人员近 2 000 人次。

（方鹏骞　华中科技大学健康政策与管理研究院

张霄艳　湖北大学公共管理学院

田翀　华中科技大学同济医学院）

资源下沉　精准帮扶
优势互补　共同发展

——福建省龙岩市第一医院专科联盟

龙岩市位于福建省西部，地处闽粤赣三省交界，是全国著名革命老区。由于龙岩市地处山区，基层医疗机构人才匮乏、技术水平偏低，不能满足群众的就医需求。为了有效提升基层医疗服务水平，解决群众看病难的问题，福建省龙岩市第一医院作为全市唯一一所三甲综合医院，充分发挥公立医院的牵头引领作用，从2018年6月开始与5个县（市、区）共9家市、县级医疗卫生单位建立医疗联合体专科联盟，通过实施医疗资源下沉，对医联体成员单位进行精准帮扶和技术指导，达到基层医疗单位整体服务能力提高的目的。

一、　改革背景

随着近几年医疗市场逐步开放，作为城乡医疗服务体系的枢纽和农村医疗服务网的龙头，县级医院却面临着卫生人才流失、医疗技术水平及服务能力不能满足群众日益增长的健康医疗需求的问题。部分医院虽配备了DSA、腹腔镜、超声刀等先进的仪器设备，但缺乏相应人才，使得一些常用的微创诊疗技术无法开展。基层诊疗技术水平和救治能力的局限性，使得群众基层首诊与双向转诊制度无法得到有效落实，给群众就医看病带来极大不便。据统计，2017年龙岩市辖区常住人口中住院患者和门诊患者县域外就诊率分别达到31.74%、15.92%，群众看病舍近求远，不仅奔波劳累增加群众费用负担，有的患者还贻误了治疗最佳时机。

二、主要做法

（一）政策先行，责权分明

为有效解决群众看病难这一重大民生问题，龙岩市人民政府分别于2016年下发了《关于印发龙岩市推进分级诊疗制度建设实施方案的通知》和2017年下发《关于印发龙岩市推进医疗联合体建设实施方案的通知》，明确提出推进医疗联合体建设总体要求、工作目标、建设模式、管理体系及相关配套政策。龙岩市第一医院作为龙岩市唯一一家三级甲等公立综合性医院，积极响应政府号召和群众健康就医需求，以非紧密型医疗协作联合体模式，与新罗、武平、漳平、长汀、永定等县（市、区）的医疗保健机构相应专科组建跨区域专科联盟，签订医联体专科联盟协议书，明确专科联盟建设目标、双方权利义务、绩效激励措施等。通过建立医疗联合体专科联盟帮扶协作，推动医联体内部资源共享、业务协作、人才培养、双向转诊等共同发展模式，促进医疗卫生资源下沉，合理引导群众基层首诊与双向转诊。

（二）精准帮扶，以点带面

龙岩市第一医院针对各医联体专科联盟成员单位的医疗技术弱点和当地常见病、多发病的诊疗需求，通过"一院一策"，实现精准帮扶。以开展专病诊治为突破口，制订有针对性的、个性化的帮扶计划和措施，逐步有序地实施多种形式的帮扶工作。如针对漳平市区域内消化道肿瘤患病率相对较高的特点，重点指导帮扶漳平市医院消化内科、外科，提高消化道肿瘤早期筛查及规范化诊疗能力；在武平县医院重点帮扶指导开展冠状动脉造影＋经皮冠脉介入术（PCI）；在福建省汀州医院重点帮扶指导开展了泌尿系结石微创手术治疗和妊娠糖尿病规范化诊疗管理；在永定区医院重点帮扶指导开展妇科肿瘤腹腔镜微创手术技术和新生儿医疗救治及新生儿病室的规范管理。通过有针对性地对各医联体成员单位专病诊治的精准帮扶指导，逐步提升基层医院专科诊治能力。

（三）由专到全，促进提升

针对医联体成员单位中基础相对较薄弱的长汀县妇幼保健院和武平县妇幼保健院，龙岩市第一医院除医疗技术方面帮扶指导外，还对基建、信息、总务等行政后勤管理方面给予综合性帮扶指导。由龙岩市第一医院针对妇幼保健机构服务对象，安排了妇科、产科、新生儿科、麻醉科、甲乳外科等各学科专家团队定期到长汀县妇幼保健院，进行疑难病例会诊、教学查房、手术示教、业务培训等医联体帮扶合作活动，当地群众对这种"在家门口就能享受大医院优质的医疗服务"赞不绝口。产科、超声科、甲乳外科团队，定期到武平县妇幼保健院进行多学科的技术帮扶指导等。通过专科到全科、技术到管理的全方位帮扶工作，提升了基层医院管理及服务水平，为解决基层卫生人才不足的问题发挥了重要的作用。

（四）"输血"同时重在"造血"

龙岩市第一医院借助自身资源优势，充分利用专家，不仅深入基层开展坐诊、床边查房带教、疑难病例讨论、手术示教等，还到医联体成员单位定期举办专题业务学习培训和学术讲座。如龙岩市第一医院安排神经内科、康复科、神经外科的专家，每周一次到龙岩市中医院进行教学查房，专家们不厌其烦地详细讲解分析每位住院患者的病情情况、治疗方案，还定期安排业务培训和学术讲座，毫无保留地传授适宜技术和前沿技术。在医联体建设中，龙岩市第一医院更加注重提升医联体成员单位的"造血"功能，定期组织医疗管理专家、相关科室科主任到医联体专科联盟单位进行业务及管理指导，协助其完善医疗管理、医疗安全、医疗服务等方面的工作制度与流程，指导其做好医护人员的培训与管理工作，加快提升联盟专科医疗团队建设。此外，龙岩市第一医院还免费接收医联体成员单位医务人员前来脱产进修学习，所有医院举办的业务学术活动和培训班均对医联体专科联盟成员单位医务人员免费开放，基层医务人员的学习热情高涨。仅仅两年时间，龙岩市第一医院共派驻专家到医联体成员单位进行教学查房、手术指导和门诊坐诊450余次；举办业务、科普讲座190余次；免费接收医联体成员单位医务人员进修培训50余人次；指导医联体成员单位开展适宜新技术新项目32项。

（五）远程医疗惠及基层

自2014年龙岩市第一医院与中国人民解放军总医院建立远程会诊平台，经多年运行，现已建成一个综合性"多位一体"远程医学中心，让更多的闽西患者不出龙岩即享受了北京专家的医疗服务。从 2016 年起龙岩市第一医院又出资 150 万元建立覆盖全市七个县（市、区）的中国人民解放军总医院 - 龙岩市第一医院 - 县医院三级远程会诊网络平台。作为该平台的中心，龙岩市第一医院与 7 个县级综合医院签署远程会诊协议，与 30 家乡镇卫生院建立了远程会诊机制，其功能包括疑难病例会诊、危重患者救治，心电中心、影像中心及病理切片等的远程会诊。免费为基层医院提供远程医疗会诊和教学培训服务，在不增加患者任何费用负担的情况下，让基层患者在"家门口"就可享受北京及龙岩市第一医院专家的优质医疗资源。截至目前已为农村疑难重症患者免费远程网络会诊达 1 550 多人次。

三、 主要成效

自 2018 年 6 月实施医联体专科联盟建设以来，龙岩市第一医院紧紧抓住解决基层首诊和上下联动问题的关键，积极探索、创新医联体专科合作模式，以促进医疗卫生资源下沉、提升基层医疗服务能力为目标，推进分级诊疗制度实施，给老百姓送去实实在在的实惠。

（一）基层医疗服务能力得到提升

通过三年来医联体专科联盟帮扶建设，有力地推动了基层医联体成员单位的专科化建设，一些先进的、常用的适宜技术得到开展，常见病的诊疗更加规范，有效提升了基层医疗单位医疗技术水平。如武平县医院已独立开展冠状动脉造影和心脏介入手术 300 多台；福建省汀州医院已能独立开展肾穿刺造瘘术、经皮肾镜钬激光碎石取石术、膀胱肿瘤电切术等当地常见病的治疗技术，全院胰岛素泵使用、血糖管理得到规范实施；永定区医院妇科肿瘤腹腔镜微创手术也在逐步独立开展。

（二）基层首诊制度更加有效实施

在医联体专科联盟建设启动后的三年时间里，龙岩市第一医院专家在联盟单位的门诊量近 7 000 人次，参加或指导手术 220 台，疑难急危重病现场会诊 450 余人次。在专科技术服务能力提升带动下，群众的信任度及满意度逐年增加，各成员单位医疗业务量明显提升。2019 年，各医联体成员单位门诊人次平均增幅为 10.48%，经过龙岩市第一医院帮扶的专科门诊人次平均增幅高达 15.8%。2020 年，因新冠肺炎疫情影响，各医联体成员单位出院人次同比均出现下降，但各联盟单位专科患者出院人次不降反升，平均增幅达 14.39%。特别是福建省汀州医院全院出院量降幅达 10.78%，而帮扶的泌尿外科同比出院量增幅高达 56.8%。其他所帮扶的基层医联体专科联盟的专科手术量，如武平县医院心内科手术量，也明显增加。

（三）县级医院"龙头"作用更加显现

龙岩市第一医院通过加大对县级医联体专科联盟成员单位的技术指导、适宜技术推广、人才培养及管理知识培训力度，以点带面，定期派出专家下沉到基层医疗单位参与坐诊、手术、培训管理，通过信息化手段，资源共享，变"输血"为"造血"，不断提升县级医院管理和医疗技术服务水平，有效提高当地群众对基层医疗单位的认可度，县级医院的"龙头"作用更加显现，所帮扶县（市、区）常住人口医保患者县域外就诊率均有下降。据统计，2019 年龙岩市医保住院患者县域外就诊率为 29.86%，比 2017 年下降 1.88 个百分点，其中长汀县常住人口医保住院患者县域外就诊率 16.25%，比 2017 年下降了 1.86 个百点，武平县常住人口医保住院患者县域外就诊率 19.26%，比 2017 年下降 2.47 个百分点。

四、 启示与建议

（一）亮点与启示

"让医联体合作见成效，让老百姓真正得实惠"是龙岩市第一医院医联体专科联盟建设的最终目标，通过发挥龙岩市第一医院在人才、技术、设备、信息和管理等方面优势，实现医联体成员单位内部资源共享、业务协作、人才培养、双向转诊等共同发展，提升医联体成员单位"造血"能力，合理引导群众基层首诊，有效解决老百姓看病就医难的问题。

1. 提升基层服务能力是关键。

群众看病难，关键在于基层的医疗服务能力和服务水平得不到群众的认可，不能满足广大群众看病就医需求。龙岩市第一医院在医联体建设中，把提升医联体成员单位的整体服务能力作为工作总目标，制定了各医联体专科联盟成员单位的医疗业务增长、服务群众满意、重点专科建设、新技术新项目推广等指标要求，明确帮扶目标任务，建立有效的考核和激励机制精准施策，各专科制订符合当地特色的个性化帮扶指导和技术培训计划。

2. 找准薄弱精准帮扶寻突破。

为确实提高医联体帮扶工作的针对性和有效性，根据各基层医联体成员单位发展目标和实际需要，以及农村百姓迫切需要解决的常见病、多发病诊疗需求问题，以开展专病诊治为突破口，通过对医联体成员单位专病诊治的帮扶指导，从基层医疗机构最薄弱、群众最需要医疗技术服务入手，精准帮扶，以点带面，逐步提升基层专科诊治能力。

3. 完善双向转诊细则保安全。

实施双向转诊，难点在于下转难。为保障向下转诊患者后续康复治疗持续有效和安全性，龙岩市第一医院结合医联体成员单位的专科诊疗护理水平和接收患者能力，与相关医联体成员单位专科联盟共同制定《龙岩市第一医院医联体专科联盟下转病人病种及病情评估标准》，确定下转诊治病种目录，为下转患者转诊畅通提供有效安全保障。

4. 医保政策支持改善"下转难"。

龙岩市第一医院在医联体双向转诊机制建设中，重点以畅通慢性疾病和恢复期患者下转通道，在医联体成员单位龙岩市中医院和龙岩市博爱医院建立"联合病房"，并通过医保政策支持，对符合下转到"联合病房"的住院患者实行连续计算起付线（取消二次起付费）、建立绿色转诊通道，做好转诊患者随访，派专家定期到"联合病房"进行查房指导，协助"联合病房"做好患者后续治疗康复工作，增加了下转患者的接受度，也为患者接受连续性治疗提供了保障，确实改善患者"下转难"的问题。

（二）问题与建议

为人民群众提供安全、有效、优质、价廉、连续的基本医疗服务，解决老百姓看病就医难问题，需要不断提升医疗资源配置和使用效率，不断提高基层医疗机构服务能力，合理引导群众基层首诊与双向转诊，需要建立长期"紧密合作，互惠互利，资源共享，共同发展"的城市与基层医疗联合体模式，促进优质医疗资源下沉，不断完善分级诊疗制度，推进分级诊疗体系建设。建议：

1. 加快医联体专科联盟建设架构的顶层设计，完善医联体专科联盟各成员单位间资源共享、质量均等、互利共赢的运行管理制度体系，明确联盟内部各成员单位的责权。细化各医联体联盟内专科建设目标，并与各成员单位绩效考核挂钩。

2. 政府主导，建立联盟单位信息平台，使信息系统互联互通，资源共享，完善医联体专科联盟内双向转诊医保支付比例的政策支持，为进一步推动双向转诊的实施提供支持。

3. 进一步完善三医联动政策和相关制度，健全医联体专科联盟建设绩效考核机制和财政补偿机制，对专科联盟建设取得成效的单位经考核给予政策奖励。要建立健全医联体专科联盟建设的长效机制，使医联体专科联盟建设可持续推进，助力龙岩地区卫生健康事业高质量发展。

（鲍鹰　浙江省湖州市第一人民医院医疗保健集团）

第四部分

远程医疗协作网

远程医疗支撑专科
协同汇聚新动能

——中日友好医院远程医疗协作网

远程医疗协作网是分级诊疗四大医联体模式之一，是新一轮医改的一项重大制度。当前，医疗资源发展不充分、不均衡、碎片化、非同质等现象仍然存在，制约了分级诊疗的落实。互联网应用为加强优质资源纵向流动、下沉基层提供了新路径、新模式。中日友好医院在这些方面做了大量先行探索，在国家远程医疗与互联网医学中心、国家卫生健康委远程医疗管理培训中心、国家卫生健康委基层远程医疗发展指导中心（以下简称"三个国家远程中心"）的建设过程中，充分发挥远程医疗协作网的作用，构建有序的分级诊疗格局，解决患者看病难问题，整合资源促进基层能力提升。

一、 改革背景

近年来，国家出台了一系列政策，旨在推动并规范远程医疗的发展。2017年4月，《国务院办公厅关于推进医疗联合体建设和发展的指导意见》鼓励公立医院建设远程医疗协作网。2018年4月，《国务院办公厅关于促进"互联网＋医疗健康"发展的意见》提出要从发展"互联网＋"医疗服务等方面健全"互联网＋医疗健康"服务体系。

中日友好医院作为国家卫生健康委直属大型综合医院，响应国家医改先行先试号召，率先开展"互联网＋医疗"实践，并推动践行分级诊疗制度。自1998年启动第一批远程医疗试点以来，陆续建立了三个国家远程中心。2016年正式建立远程医疗协作网。医院以国家远程医疗与互联网医学中心建设为引领，以提升基层医疗能力建设和信息便民惠民为宗旨，借助"互联网＋医疗健康"和智慧医院建设的驱动力,发挥国家呼吸医学中心、中西医结合医疗中心和国家临床重点专科群的领衔优势,向基层医疗卫生机构提供远程医疗、远程教学、远程培训等服务,提高了优质医疗资源可及性和医疗服务整体效率。5年来,依托远程医疗协作网和医疗联合体,开展疑难重症远程会诊3万余例,开展国家医疗标准宣贯、临床专业远程培训讲座等200余期次/年,累计培训卫生技术人员超过700余万人次。2021年,中日友好医院互联网医院正式启动,把互联网诊疗与远程医疗协作网的优势进一步结合起来,提质增效,纳入医院高质量发展试点工作。

二、 主要做法和成效

按照国家布局、基层需要、医院优势的原则,借助互联网技术加快推进分级诊疗,中日友好医院牵头远程医疗协作网建设主要采取三方面措施。

(一)远程医疗助力高质量发展新体系

1. 远程医疗协同网呈现广覆盖、全周期、技术新的特点。

(1)广覆盖。目前通过各省级远程医疗中心和17个专科医联体,已经能够连通全国6 000余家医疗机构,以市县为主,实现省、市、县、乡、村、医养结合机构六级覆盖。依托国家远程医疗与互联网医学中心,组建22个专病专家工作委员会,已注册36 000余名医师,覆盖所有临床专科领域。

(2)全周期。建立互联网医院接互联网药房,为在线复诊患者全病程管理,并将处方药品及时配送到家。在互联网医院打通医、养、康、防、药的闭环业务全周期。建立国家老龄健康医养结合远程协同体系,支持基层慢性病管理和医养结合。指导基层远程医疗规范化智能化服务体系建设,建立从健康管理"治未病",到妇幼急救、急危重症会诊,再到社区康复、慢性病管理、居家养老,覆盖居民全生命期的远程医疗协同网络。

(3)技术新。领衔区块链技术医疗应用试点项目,指导基层建立全生命周期居民医疗健康档案和全业务链条数据智能授权管理体系,促进居民医疗数据在远程医疗协作网中授权共享。应用5G技术开展远程术中会诊,把超声介入、术中快速冰冻病理诊断等高新技术应用于基层。近 5 年来，累计为危重症患者远程会诊 3 万余例，双向转诊患者 8 000 余例。

2. 解决基层临床难题，实现大病不出县。

中日友好医院与安徽省金寨县建立对口帮扶关系。金寨县一位五保户与年迈父亲相依为命，2021 年 3 月，一场大病险些夺走他的生命，当地医院面对复杂病情缺乏经验，治疗效果不佳，病情一度恶化，当地医生立即通过国家远程医疗与互联网医学中心平台申请远程会诊。借助 5G 技术，中日友好医院内分泌科专家为患者进行实时远程会诊，呼吸科专家通过利用 5G 数字听诊设备实时获取患者肺部听诊音，通过人工智能分析，发现患者还存在双下肺感染和损伤，确诊为重度低钠血症并发肺部感染。经过远程指导下的缓慢纠正低钠血症和抗感染治疗，患者病情很快有所好转，很快恢复了劳动力，还能照顾年迈卧床的父亲。

远程医疗协作网解决了基层患者看病就医中时间和空间的矛盾问题，专家不需要离开本职岗位就可以对基层医生进行远程指导，基层医疗机构能够在专家的指导下完成相对复杂的疾病诊治，让基层患者及时获得正确的医疗照护，节省了大量的时间和经济成本。

（二）培养基层人才强化分级诊疗新动能

1. 远程医疗融入专科医联体，提升基层专科诊疗能力。

截至 2022 年 1 月，中日友好医院已经组建了 17 个专科专病医联体，分别是：呼吸、疼痛、中西医结合肿瘤、护理、肛肠、毛发、上颈椎、儿童生长发育、肝病、介入超声、口腔医学、国际医疗、超声可视化针刀技术、泌尿、病理、肾脏病、微无创诊疗等，成员单位来自 31 个省（自治区、直辖市）3 100 余家医疗机构。中日友好医院以专科医联体作为组织形式，多渠道、多方式培养基层医务人员，借助远程医疗协作网开展疑难重症的远程会诊和双向转诊，举办专项技术培训班，组织学科骨干到国家医学中心进修、培训、实地参访，带动基层专科人才培养和专项技术下沉，推动基层医院开展专科体系规范化建设。

2. 远程培训提升基层人才队伍建设。

远程医疗协作网的在线培训具备三个特点：

（1）课堂教学讲精，通过互联网开放专科医师规范化培训课程，每年开设培训班和各类学术交流超过 200 场，近 3 年累计培训基层医务人员超过 600 万人次。

（2）实践教学讲课，专家与基层首诊医师开展远程联合门诊、远程教学查房和疑难病例讨论，在临床实践中帮助基层医生提升诊疗能力。接收基层呼吸专科医师来中日友好医院进修学习 1 500 余人次。

（3）人工智能辅助，研发人工智能临床决策辅助系统并用于临床（皮肤影像、放射影像、智能数字听诊、血管栓塞规范化救治等），为基层医师提供临床决策工具和远程会诊保障。

（三）开展政策示范与技术创新把握新趋势

中日友好医院积极参与国家相关政策的研究论证，在"互联网＋医疗"的执业准入、业务监管、5G 卫生标准、远程医疗物价和医保政策等领域开展了大量的实践探索，使中日友好医院对"互联网＋医疗"的管理更加科学、规范、精准，也为国家相关政策文件出台做出了一定贡献。

借助远程医疗的协同优势，中日友好医院牵头建立了北京市妇幼急危重症远程协作网、国家老龄健康与医养结合远程协同体系等。主持完成国家卫生健康委法规司关于"5G 技术在医疗卫生行业应用的标准需求研究"、国家 17 部委联合发布的区块链应用试点项目"基于区块链技术的医疗数据智能授权管理体系"项目。参与《远程医疗信息系统建设技术指南》《远程医疗信息系统技术规范》和《远程医疗质量控制规范》等国家级远程医疗标准的研制。开展各类专科技术创新，例如：远程联合门诊、远程教学查房、5G 可视化中医针刀超微创治疗技术体系、5G 实时超声联合诊断体系、5G 远程智能听诊体系、5G 实时术中病理会诊系统等，为推动远程医疗协作网发展提供新型生产力。

2020 年新冠肺炎疫情期间，中日友好医院依托远程医疗协同网开展在线复诊和互联网诊疗＋处方外配送药到家服务，患者在家就可接受专家的复诊指导，累计用户 16 160 人，有效降低人员交叉感染风险；建立"新冠肺炎患者重症与危重症国家级远程医疗平台"，远程会诊 160 余例，海外会诊 5 场，科普直播覆盖 3 700 万人次；开展数字听诊和多学科会诊，在武汉首次获取重症新冠肺炎患者数字化肺部听诊音，结合实时体征数据、图像数据，通过 5G 传输＋人工智能分析到达远程专家端，实现多学科实时会诊；国医大师晁恩祥教授远程指导武汉市中西医结合医院治疗重症新冠肺炎患者，国家呼吸医学中心专家远程指导新疆维吾尔自治区医院救治新冠肺炎重症患者，均取得很好的救治效果。

2021 年 6 月，《抗击新冠疫情 5G 应用解决方案》获得全球移动通信系统协会（GSMA）最高奖——"GOLOMO 全球移动最佳创新奖（GLOMO-Best Innovation）"，成为我国医疗界第一次获得移动通信领域最高国际大奖。

三、 问题及建议

（一）地方政策执行不到位

按照国家卫生健康委的管理规范，医院开展远程医疗的不需要独立的准入程序，执业医疗机构都可以开展远程医疗活动，但是部分省份由各级行政主管部门牵头远程医疗中心，平台是由政府招标采购搭建的，名义上是依法采购，实际上远离了医疗机构远程会诊的实际需求。另一方面，提交远程会诊申请需要层层审批，并以医保控费为由限制申请跨省远程会诊，这种超过国家级准入标准的管制行为限制了远程医疗协同网的规模化普及。地方卫生监督执法不力，部分不具备互联网医院资质的第三方机构，以远程医疗名义，脱离实体医疗机构开展在线诊疗，属于违规行为，严重干扰了正常的医疗秩序，破坏了远程医疗在公众中的认知，但是缺乏监督执法力度。

建议：切实落实国务院关于"放、管、服"的管理原则，地方政府需要深入学习国家级主管部门的政策文件，并落实实施。建议国家卫生健康委制定考核评估指标，实行专项督查，保障业界依法合规执业的公平性。

（二）收费和分配体系不健全

国家医保局关于远程医疗的物价制定原则和纳入医保补偿机制的相关文件都已经发布，但是各地执行措施千差万别，严重制约了跨域远程医疗的协同规模。例如：文件规定按照受邀方的物价政策向邀请方的患者收费，各地远程医疗合作单位不敢执行。部分地区确定远程医疗是特需项目或新增项目，采用备案制，但是采用的却是物价申报流程。部分地区作为基本医保纳入补偿机制，但是收费定价远远低于成本，更谈不上激励机制。不在医保局定价范畴内的非医疗核心项目，例如医学咨询费、技术服务费、信息服务费等，很多地方不允许医院收费。

建议：各医保统筹区应遵照国家部委相关政策的基本原则，及时调整"互联网＋医疗"相关物价趋向合理，结合实际情况，科学测算"互联网＋医疗"体系建设和运维成本，让定价既覆盖成本又能充分体现对医师劳动价值的尊重。针对"互联网＋非医疗"服务，有关部门应建立非营利性医疗机构开展医学咨询等非诊疗行为的定价机制，落实"放、管、服"政策，非诊疗服务行为交给服务提供方自主定价，并与医保部门和卫生监督管理部门协同一致。同时建议卫生行政部门与卫生物价监督部门加强协同，统一执法口径，保障医疗机构和医生的合法权益，推动远程医疗发展。

（三）技术融合不够

部分医疗机构的远程医疗技术和管理水平欠成熟，却不愿意接受其他医疗机构的平台；跨平台之间的病例数据互联互通还存在瓶颈；部分由行政主管部门牵头建设的远程医疗平台，缺乏实时更新机制，不能适应 5G 和 AI 等新技术发展的需求。

建议各医疗机构在采用新技术的初期，多做一些评估和调研，多做一些转化测验，避免被误导入技术陷阱。

（四）普及宣传不充分

基层医师对远程医疗的价值认识不足，对远程医疗的使用意愿不强。部分医生担心远程医疗请到专家与患者交流后，会被专家端医院虹吸患者；部分医师认为请专家会导致自己在患者面前很没面子；部分医师认为会诊比较贵，患者负担不起而不推荐远程会诊；常常有患者在外地需要专家会诊，患者主动找到当地医师请求会诊，却被医师直接拒绝，等等。患者方面也存在很多顾虑，一方面担心会诊专家不认真，担心与专家得不到有效沟通；另一方面，担心多花钱没达到预期效果，还担心即使在专家会诊后，当地医院依然质量技术不高耽误病情。

　　建议：加大正确运行方式的宣传力度，加强给基层医师和专家的规范化培训，引导正确认识观。加大考核制度，杜绝通过远程会诊虹吸患者，推行分级诊疗制度。

（卢清君　中日友好医院

国家远程医疗与互联网医学中心）

依托远程医疗
保障远洋渔民健康

——浙江省舟山市远程医疗协作网

为了切实解决离岛居民优质医疗服务获取难，远洋渔民缺乏医疗保障的特有问题，舟山市由政府牵头，以卫健管理部门为平台，舟山医院为核心服务单位，整合全市医疗资源，打造形成"舟山群岛网络医院"，通过信息化手段推进上级医院资源下沉，提高离岛医疗服务水平；借助北斗科技，将网络医院服务范围扩展到远洋渔船，建设远洋渔业海上医疗服务平台，保障远洋渔民健康。舟山群岛网络医院于 2015 年投入运行，累计提供各类远程医疗服务 158.75 万人次，每年为居民节约非医疗就医成本近 3 000 万元。2017年，舟山群岛网络医院获得国务院通报表扬。随着服务生态的不断完善，舟山群岛网络医院正逐步成为"互联网＋医疗"和远程医疗协作网的舟山样板。

一、 改革背景

舟山市是全国最大的以群岛设市的地级市，共有 1 390 个岛屿，一些偏远小岛远离陆地，岛民就医面临就医交通不便、时间成本高的"拦路虎"，遇上恶劣天气，只能被困岛上。舟山市还是全国最大的远洋渔业生产捕捞基地和首个国家远洋渔业基地，现有约 600 艘远洋渔船，占全国远洋渔船总数的 23%左右。远洋渔业船员长期在海上工作，健康风险高，医疗资源极为有限、就医不便是远洋渔业人员面临的重要风险。

由于特殊的地理环境，舟山市面临优质医疗资源共享性差、基层医疗卫生机构服务能力较弱，岛民就医不便且非医疗成本高等医疗卫生难题。习近平总书记提出的建设海洋强国，发展海洋经济的要求也对舟山这个渔业大市的远洋健康保障水平提出了新的要求。为了让岛民就医不再"乘风破浪"，让岛民足不出岛就能享受到优质服务，渔民出海不再"生死由命"，确保远洋渔民在海上也能获得及时有效的医疗救助，舟山市积极探索远程医疗协作网的优势，系统创新，建设形成舟山群岛网络医院。

二、 主要做法

舟山市自 2007 年起开始卫生信息化探索。2012 年，舟山地区实现了居民健康档案的实时互联互通。2013 年，舟山市卫计局、科技局主导的"舟山群岛网络医疗与网格化健康服务应用示范项目"获国家科技惠民项目立项。2015 年，舟山群岛网络医院的蓝图在全市铺开。

通过整合"市 - 县（区）- 乡镇 - 社区（村）"四级医疗资源，改造各级医疗机构内部业务流程，打通信息共享渠道，建设形成了平台统一、多家远程服务中心共享、基层远程服务站点全面覆盖的远程医疗协作网。舟山群岛网络医院初步建成时由 5 家三级医院作为远程医疗服务中心，下联 52 个基层远程医疗服务站点；开设 13 个远程专科门诊，100 多名副高级以上专家坐诊，1 600 多名基层医务人员参与；实现了远程急会诊、远程专家门诊、双向转诊、预约挂号、远程教学、在线疾病监测、远程放射诊断、远程心电诊断 8 项服务功能。

随着时间的推移，舟山群岛网络医院不断发展扩大，目前，已建成远程医疗服务中心（站）208 个，开设了 18 个远程专科，189 名副高级及以上职称专家和 1 600 余名基层医务人员在平台注册在线服务，并逐步增开大型设备基层预约、远程病理诊断、互联网护理、共享药房配送到家等多项服务。

（一）政府主导，政策协同

舟山市委、市政府高度重视网络医院建设，市政府文件明确将舟山群岛网络医院打造成为"互联网 + 医疗"和全国远程医疗协作网的舟山样板。先后于

2015 年、2016 年、2017 年和 2019 年，4 次将舟山群岛网络医院建设纳入市政府年度民生实事项目。为进一步深化网络医院建设，2018—2020 年，在全市范围内实施了"舟山群岛网络医院深化工程"。舟山群岛网络医院建设启动至今，已累计投入经费 6 000 余万元。

（二）部门联动，合力稳步推进

为保障远程医疗服务持续健康发展，舟山市卫生健康、发展改革、财政、社保等部门建立联动工作机制，完善相关配套政策。财政部门积极筹措资金，提供经费保障；卫生健康系统上下联动，形成市、县（区）卫生健康管理部门、各医疗机构之间全市"一盘棋"的合力；医保部门积极参与项目建设，完善医保报销政策，将符合规定的"网络医院"诊疗项目纳入医保报销范围。

（三）多中心网状布局，优化资源整合

与主流医联体的线性结构不同，舟山群岛网络医院采用多中心、多节点的网状结构。由卫健部门搭建平台，纳入市域所有二、三级公立医院作为远程医疗服务中心，基层医疗服务机构为远程医疗服务站，将全市所有政府办医疗机构整合，并向其他主体举办的医疗机构开放，力求最大程度优化市域医疗资源。平台内所有服务中心可接受各服务站以及其他服务中心提出的服务申请，服务站亦可以向任何服务中心申请远程服务（图 1）。

网络化的结构打破了医疗机构之间的壁垒，实现了全市范围内信息、设备和智力资源的整合，有利于在市域内调整优化医疗资源结构布局，推进医疗资源整合，建立合作共赢机制，提升医疗服务体系整体效能。

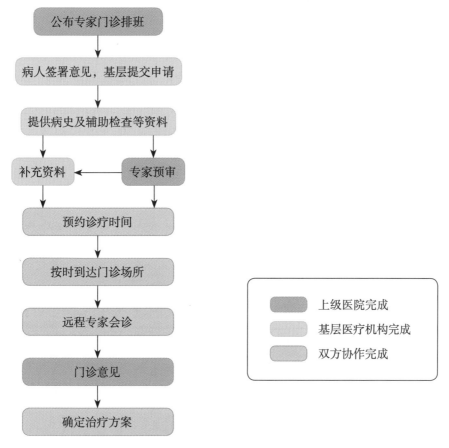

图1　舟山群岛网络医院远程专家门诊服务流程

（四）理顺机制，着眼可持续发展

为了实现可持续运行，舟山市卫生健康、发展改革、财政、医保等部门联合出台政策，构建长效运行机制。

1. 建立科学管理体制，完善运行机制。

舟山市成立舟山群岛网络医院管委会及办公室，负责远程医疗总体协调和运行管理。建立健全远程会诊、远程门诊、远程辅助诊断、远程教学等管理办法，规范业务流程，简化操作程序。市卫生健康委印发《舟山市远程医疗服务管理办法（试行）》，规范服务内容、机构设置、服务准入、服务规则、监管措施、风险防控等。同时，舟山市将远程医疗服务的质控融入到整个质控体系，实行常态化、同质化管理，保障远程医疗服务与现场医疗服务水平同质化。

舟山市中心医院作为核心服务单位建立远程医疗服务专家库，统筹协调远程医疗门诊上线专家的排班，负责远程会诊任务的调度、远程教学的组织以及其他远程医疗服务的督导和管理工作，负责与市内各远程医疗服务站及其他中心的联系工作，负责收集和保管远程医疗服务过程中产生的相关资料，定期整理、分析远程医疗服务的相关信息，并向医院和卫生健康部门提出工作意见和建议。

2. 多部门联动，形成纵向利益分配机制。

舟山市卫健、医保和财政等部门联动，出台《关于全面推进远程医疗服务工作意见》，规范远程医疗服务收费，完善远程医疗医保报销办法，建立远程医疗服务财政补助政策。

在远程医疗服务收费中，远程放射、心电诊断服务费用由基层医疗卫生机构按省定标准收取，与上级医疗机构按 70∶15∶15 比例分成；远程会诊按特需服务项目收费，远程门诊参照医院专家门诊收费，与上级医院按 2∶8 比例分成。

在医保政策中，将远程放射、心电服务医疗费用纳入医保报销范围，按收费医疗机构现行医保政策规定比例报销；远程门诊诊查费按现行医保政策报销。

在财政投入层面，政府对参与远程医疗服务的医务人员采用政府购买服务的方式给予补助。

3. 创新考核机制，提高医务人员积极性。

为了提高医务人员参与远程医疗服务的积极性，舟山市卫健部门将远程医疗服务工作纳入年度综合目标考核。远程医疗服务工作量、工作时间按一定比例计入医务人员下基层工作量和时间。要求各基层医疗机构结合单位内部绩效考核，合理设置远程医疗服务工作量计量倍数，纳入医务人员个人业务考核，提高基层医务人员工作积极性。

（五）北斗导航，服务远洋渔民

2007 年起，政府与国资企业统筹派遣生产指挥船，在东南太平洋公海定期巡航提供专业医治。为了更好为远洋渔业平安生产保驾护航，2020 年舟山市政府积极筹措资金，对生产指挥船进行升级换代，同时协调渔业主管部门、医院、远洋渔业企业，按照"民办公助、实效节俭"的原则，在东太平洋、中西太平洋、印度洋公海三艘大型渔船建立起远程医疗工作室，并接入北斗卫星导航通讯系统，充分利用高科技远程视频信息化手段，借助陆域舟山医院专家医疗团队力量，共建远洋渔业海上医疗服务平台，惠及全国在外广大远洋渔民。

（六）持续改进，不断完善线上医疗服务生态

在舟山群岛网络医院初步建成之后，舟山市持续关注民生需求，经过广泛调研，不断完善网络医院服务生态。2019 年，在全市各县（区）均建立检验、影像、心电、消毒供应等共享中心，实现全市放射诊断、心电诊断同质化；同年，建立全市统一的大型设备检查预约平台，使基层群众可以预约全市县级以上医院 CT、磁共振、B 超、胃肠镜等医学检查。2020 年，实现全域提供数字病理远程会诊服务，并启动全市统一的"共享药房"系统建设，大医院出具的处方药品能通过物流直接送到基层群众身边。

三、 主要成效

舟山群岛网络医院的建设，是舟山市医疗均衡发展的体现，正逐步成为"互联网＋医疗"和远程医疗协作网的样板。

（一）保基本，远程医疗协作网通达大小岛屿

舟山全市已建成 208 个远程医疗服务中心（站）。其中，包含 4 个市级和 4 个县（区）级远程医疗服务中心，200 个基层远程医疗服务站，实现县级以上医院和乡镇卫生院（社区卫生服务中心）全覆盖。开通了远程急会诊、远程专家门诊、双向转诊、预约挂号、远程教学、在线疾病监测、远程放射诊断、远程心电诊断、大型设备基层预约、远程病理诊断、互联网护理、共享药房配送到家等 10 余项服务功能。其中，远程专家门诊已开设了 18 个远程专科，189 名副高级及以上职称专家和 1 600 余名基层医务人员在平台注册在线服务。

在住人悬水小岛，推动"健康小屋"建设，重点改善 20 个偏远小岛村卫生室的就医环境和医疗服务能力，统一配置血压、血糖等自主检测设备及自动体外除颤器（AED）急救设备，开通远程会诊视频系统、电子医保系统等。

（二）强基层，远程医疗服务助力基层服务能级上台阶

1. 标准化建设提高基层医疗服务机构建设水平。

在舟山群岛网络医院的建设过程中，新建（改扩建）基层医疗卫生机构 8 家、海岛健康小屋 20 个，6 个万人以上重点海岛可提供住院服务。还为 85 家基层医疗机构增配数字 X 射线摄影（DR）系统和数字化多导联心电图仪，实现医疗服务同质化服务管理。基层医疗卫生机构服务条件显著改善，基本医疗卫生服务公平性和可及性明显提升。

2. 远程急诊会诊提升基层应急救治能力。

基层医疗卫生服务机构是国家健康应急管理体系的基础和建设重点。由于海岛交通不便，还容易受到台风等恶劣天气的影响，基层医疗卫生机构对于当地健康应急保障极为重要。远程医疗协作网的建设让基层医疗卫生机构能够在需要帮助的时候及时获得上级专家的诊断和治疗指导，有效提升了海岛基层医疗机构的应急救治能力。

3. 远程专家门诊、远程诊断提升基层医疗服务水平。

远程专家门诊除了方便患者，也使基层医务人员从中获益。基层医生参与远程专家门诊，相当于上级医院专家"手把手、一对一"的实战指导，有助于其开阔视野、丰富临床经验，提高自身诊疗能力。

依托信息化技术，实施检查检验结果共享调阅和互认机制，使不具备条件的基层医疗机构通过和县级医院与所在县（区）的诊断共享中心建立远程诊断审核的业务协同协作关系，完成了医学影像集中诊断和统一质控，填补了部分基层机构没有专科医生造成的服务空白。

基层医疗卫生机构通过提供远程专家门诊、远程诊断服务也增强了患者对基层医疗机构的信任程度，反过来促进自身服务能力和水平的增长。

4. 预约挂号、双向转诊、大型设备基层预约提升系统服务效率。

舟山全域已建立大型设备检查统一预约平台，创新实现县级以上医院大型设备检查基层预约，居民不出小岛就可预约县级以上医院专家号及大型设备检查，并能菜单式选择专家远程会诊，线上实现双向转诊。当前舟山市就医智慧预约率达 99.09%，单次服务可让民众少跑医院 2 次以上，外岛民众节约时间 2

天以上，节约交通、住宿等额外负担 300 元以上。

5. 共享药房、在线疾病监测、互联网护理将医疗服务延伸到家。

舟山市提供"共享药房、配送到家"服务，通过统一的共享药房平台，建立共享药房目录，基层海岛医疗卫生机构配备的药品从原来的 150 种拓展至 600～700 种。民众在基层就诊遇到当地没有的药品时，可通过"共享药房"直接刷卡结算，等待药品配送到家。目前舟山市已经实现了全市范围的在线疾病监测和互联网护理服务，居民可以在家获得专业人员的上门服务，将医疗服务成功地延伸到居民家庭。

（三）建机制，有效提升远程医疗便民惠民效率

舟山群岛网络医院的建设，极大地提高了舟山居民，尤其是偏远岛民和远洋渔民的就医体验，主要体现在：

1. 实现"全市域"专家护航。

通过远程专家会诊，岛民足不出岛就可以享受专家级诊疗服务；远洋渔民，即使远在公海上，也可以通过最近的巡航医疗船，获得专家的在线诊疗服务。

2. 实现"全时段"便民服务。

通过统筹全市医院的专家远程门诊资源，合理分配专家上线时段，并推出"预约"功能，实现全时段远程（急）会诊服务。

3. 实现"全环节"线上服务。

形成了"线上挂号 - 线上问诊 - 远程诊断 - 预约检查 - 双向转诊 - 药品配送 - 互联网＋护理"的完整服务链条，患者从问诊、检查、拿药到护理都可以实现线上服务。

据不完全统计，舟山群岛网络医院运行四年多来，已累计提供各类远程医疗服务 158.75 万人次。舟山居民看病排队至少减少 3 次，高峰期排队从 6.61 分钟压缩到 2.40 分钟。按目前年服务量，以离岛患者到本岛三级医院就诊为例，远程医疗能为海岛患者年节省支出 2 920 万元，其中减少非医疗支出 2 360 万元，直接医疗支出 560 万元。

（四）全覆盖，搭载北斗医疗船护航远洋渔民

不仅是海岛，舟山互联网诊疗和远程医疗已延伸至远洋渔船。借助北斗卫星导航通讯系统，以巡航医疗船为依托，建设远程医疗工作室，充分利用高科技远程视频信息化手段，借助陆域舟山医院专家医疗团队力量，共建远洋渔业海上医疗服务平台，形成服务区域更为广阔、救护形式更为丰富、设施条件更为精良、调度联系更为高效的远洋渔民海上医疗救助体系，为远洋远程医疗提供了可复制、可推广的有效经验。

四、 启示与建议

（一）聚焦问题，紧抓痛点难点

偏远岛民和远洋渔民优质医疗资源获取困难是舟山市政府的重要民生关切。舟山市紧抓现实痛点，充分发挥"互联网＋"技术优势，通过医疗卫生服务模式创新，各个击破。

1. 就医可及性。

通过舟山群岛网络医院远程门（会）诊，岛民足不出户，就可以享受上级医院专家诊疗，免除了舟车劳顿，渔民通过巡航医疗船的海上医疗服务平台，不上岸也可以获得三甲专家的在线服务。

2. 可负担性。

舟山市政府通过部门联动，将线上诊疗纳入医保范围；通过财政补贴和建设纵向利益机制提高医务人员远程服务积极性；通过政府投入、民办公助多种形式，增加医疗巡航密度，提高海上医疗服务能级，降低了就医直接和间接成本，切实解决岛民、渔民的后顾之忧。

3. 优质医疗资源可达性。

舟山市通过专家"人不在基层智慧下基层"的思路，通过将远程医疗服务工作纳入年度综合目标考核，将远程医疗服务工作量计入医务人员下基层工作量等管理创新，推进专家资源下沉到基层。

（二）以人民健康为中心，以科学顶层设计为出发点

1. 市级统筹打造平台。

舟山市远程医疗协作网采用市级统筹，网状设计，由政府牵头，以卫健管理部门为平台，舟山医院为核心服务单位，市内二级以上公立医院和基层医疗卫生服务机构全面接入统一线上诊疗服务平台，实现市域范围医疗资源的整合。

2. 硬件建设奠定基础。

为了推进全市范围医疗同质化水平，保障远程医疗服务与线下医疗服务实现同质化管理，舟山市政府投入资金，新建（改扩建）基层医疗卫生机构 8 家、海岛健康小屋 20 个，还为 85 家基层医疗机构增配数字 X 射线摄影（DR）系统和数字化多导联心电图仪，为远程医疗协作的推进奠定了良好的硬件基础。

3. 配套机制优化运行。

为了推进舟山群岛网络医院的有效运行，舟山市成立了舟山群岛网络医院管委会及办公室，出台了《舟山市远程医疗服务管理办法（试行）》，卫健、医保和财政等部门联动，出台《关于全面推进远程医疗服务工作意见》等多项配套政策。

4. 开放共享扩大覆盖。

舟山群岛网络医院是一个开放共享的平台，体现在多个方面。一是参与单位开放，不同性质、不同主体举办的医疗卫生服务机构都可以申请加入；二是服务范围开放，舟山群岛网络医院将服务范围扩展到了海上，不仅为中国的远洋渔船提供服务，也为国外的船只提供服务；三是服务体系开放，舟山群岛网络医院不局限于医疗系统，而是以健康为中心，向医养结合机构、康复机构、残联等不同体系延伸。

（三）坚持解放思想，健康资源整合

在远程医疗协作网络的建设过程中，舟山市坚持解放思想，以建设舟山群岛网络医院为突破口，打破城乡、区域、交通等限制，最大限度地实现优质医疗资源整合。在政府层面通过政府直接投入、医保协调、政府补助等多种形式保障舟山群岛网络医院的平台搭建、运行的顺利进行；在组织层面通过多中心的结构，纳入市域所有医疗机构，打破医疗机构之间的藩篱，使得机构之间更加密切，资源得以在全市的范围统筹利用。

（四）持续完善，优化医疗服务生态

持续完善是保障体系始终健康运行的重要条件。舟山市在舟山群岛网络医院取得阶段性成果的基础上，通过广泛深入调研不断完善"网络医院"服务生态，构建以舟山群岛网络医院为依托，多种"互联网＋医疗"服务为延伸的"远程医疗协作"新体系。

舟山群岛网络医院的建设和应用已成为远程医疗协作网在群岛地区、远洋渔业中的建设和应用样板。从短期来看，远程医疗协作网络建设需要依赖政府投入，但从长远来看，远程医疗协作网将成为推动分级诊疗工作、重构医疗服务体系的有效抓手和重要突破口。在后期的建设中，如何通过体制、机制建设，逐步降低对政府投入的依赖性，实现自身的良性运转，需要进一步探索。

（方鹏骞　华中科技大学健康政策与管理研究院

田翀　华中科技大学同济医学院）

以远程医疗推动优质医疗资源下沉
促进分级诊疗

——河南省郑州大学第一附属医院远程医疗协作网

郑州大学第一附属医院建设数据交换和视频会议双驱动的"省-市-县-乡-村"五级联动远程医疗协作网,搭建全省远程病理诊断网络,为县医院把好病理诊断关,率先在全国实现远程医疗规模化服务,打造"团队-学科-平台"相互支撑发展模式,最终实现优化患者结构、提升基层服务能力、落实机构服务功能、减轻基层患者疾病经济负担目标。

一、 改革背景

我国目前仍存在着医疗资源发展不充分、医疗资源分布不平衡的问题。如何提高患者对基层医院的信任、提升基层医疗机构卫生服务能力、在最大范围内实现优质医疗卫生资源共享,是我国医疗卫生改革领域的重大难题。

河南省作为农业大省,尽管近几年其基层医疗卫生机构数量有所增加、从业人员技术水平有所提升,但仍不能满足本省人民群众的健康服务要求。为缓解本省医疗资源分布不合理,改善患者就医体验,促进优质医疗资源下沉基层,河南省政府于2010年依托郑州大学第一附属医院(简称"郑大一附院")设置河南省远程医学中心,提升基层医疗机构的服务水平和服务能力,避免"小病大看"占用大医院资源;2014年,省政府将远程医疗科技惠民工程纳入十项重点民生工程,推动远程医疗发展;2018年,该中心被国家卫生健康委批准为国家级远程医疗中心。

郑大一附院远程协作网已在全国率先建成覆盖全省的"省-市-县-乡-村"五级远程医疗网络和开放共享远程医疗综合服务平台;与河南省内及新疆、山西、四川、山东、贵州等省（自治区）500余家基层医院建立了教学协作关系和远程会诊分中心，实现优质医疗资源的惠民共享；开展常态化、规模化远程医疗服务，有效推动优质医疗资源下沉，促进分级诊疗落地实施，优化大型医院患者结构，改善基层患者就医体验。

二、 主要做法

（一）建立管理规范章程，打下发展根基，强化持续发展

1. 注重顶层设计，科学组织人才队伍。

全局考虑推动分级诊疗、持续提升基层医疗机构诊疗水平、减少常见病到医院就诊。院领导班子高度重视远程医疗的作用，成立由医院主要领导挂帅的远程医疗工作领导小组，建立独立设置的远程医学中心，不断完善中心管理架构，构建了一批以博士、硕士为主的远程医疗专业技术和服务团队，开展规模化、科学化的远程医疗服务。

2. 制定管理制度，明确各级机构功能。

该医疗协作网与省内各地市远程医学分中心签订合作协议，提供资金和技术支持，帮助搭建各分中心远程医疗网络，制定远程医疗管理规范和中心管理员行为规范等，明确各级医疗机构的权利、义务与责任。各级医疗机构在河南省远程医学中心统一管理下运行，严格遵循全省"一个平台、一张网络、统一管理、分级协同"的基本原则。

3. 提供远程教育，确保远程医疗质量。

该医疗协作网设立录播中心，通过远程医学中心门户网站、国远教育APP、远程直播等平台定期组织远程医疗相关知识培训，提高各级医疗服务机构人员的业务能力；定期举行远程医疗技能竞赛，激发远程医疗从业人员的职业热情，提升其知识技能水平。郑大一附院通过制定规范、标准化的远程医疗业务服务流程和建设远程医疗服务质控体系，确保全省远程医疗服务的质量。

（二）建设远程医疗网络，提高远程医疗服务体系覆盖范围

1. 五级联动远程医疗协作网。

郑大一附院建设覆盖省级医院、市级医院、县级医院、乡镇卫生院和村卫生室 / 社区卫生服务中心，全国独具的"省 - 市 - 县 - 乡 - 村"五级联动、数据交换和视讯会议双驱动的远程医疗协作网。

远程医疗协作网覆盖省内 500 余家医疗机构、省外 60 余家医疗机构，实现与山东、新疆、山西、四川、福建等省（自治区）的远程医疗系统互联互通。建设中国 - 赞比亚国际远程会诊中心，并逐步与美国、俄罗斯、"一带一路"沿线国家等进行跨国远程医疗互通。其中省内虚拟专用网（VPN）以省、市、县三级体系为主，通过运营商的 VPN 连接，分中心与主中心之间带宽不低于 100Mbit/s，基层医疗机构通过公用互联网自建 VPN，跨省采用运营商专线互联，带宽不低于 10Mbit/s。

2. 搭建远程医疗综合服务平台。

该医疗协作网搭建全国首个集远程会诊、影像诊断、病理诊断、心电诊断、远程教育等于一身的开放共享远程医疗综合服务平台。联网医院可通过远程医学中心门户网站直接访问各子系统进行远程会诊申请和远程专科诊断申请，并可根据实际情况，预约相关专家；通过远程教育系统进行继续教育项目，参加最新医学会议研讨，观看精品专家课程，满足联网医院不同的学习需求。

该医疗协作网面向各级医疗机构，提供统一的转诊信息服务、医学专家资源、优质远程教育，实现基层卫生服务机构与大医院的医疗信息的交换与共享。

（三）构建辅助诊断网络，提升基层医疗机构卫生服务能力

2016 年，郑大一附院受河南省卫生计生委委托，牵头进行全省远程病理诊断系统建设工作。搭建全省远程病理诊断平台，实现郑大一附院病理科和全省 18 地市各市县级医院病理科的互联互通。投入 6 000 多万元向全省 108 个县各免费赠送一套价值 60 万元的数字病理扫描设备，使基层医院能够将病理切片扫描为图像，实现远程诊断。组织多期病理切片技能培训班，免费对基层医院病理诊断人员进行病理切片制作及切片上传技能培训。

省级搭建病理 - 影像 - 心电联合会诊中心，由知名专家坐诊，确保远程会诊的准确性；在市级远程中心建设远程影像诊断室、远程心电诊断室，通过云平台辅助诊断数据，实行统一管理、分级协同；县级采取免费铺设备、网络的方式建设 108 个县级远程分中心点；68 个示范性乡镇医疗机构建立远程医疗基层工作站示范点，部署软件终端和远程心电网络系统，开通远程影像诊断系统。实现与各个分中心区域的乡镇卫生院、社区卫生服务中心、村卫生室的互联互通，形成"村←→乡镇←→县←→郑大一附院"的医疗信息和患者流转通道，以远程医疗为导向的健康咨询在村、健康管理在乡镇、常见病治疗在县区、疑难杂症在省级医院的分级诊疗服务格局初步形成。

这些举措打通全省远程会诊与辅助诊断网络，实现病理、影像、心电专科分级诊疗，解决基层医院病理医师等人才匮乏和医务人员辅助诊断经验不足的问题，同时提高基层卫生机构对疾病诊断的准确性，使更多的常见病、多发病患者在当地完成诊疗。

（四）遵循医疗服务特殊性，率先在全国实现远程医疗规模化服务

遵循医疗服务的特殊性，建立基于平台化理念的远程医疗服务平台。为充分实现远程会诊中的医疗信息共享，郑大一附院在整合多种基础技术之上集成创新，形成基于私有云平台的远程医疗系统构建技术，构建具有自主知识产权的基于私有云平台的远程医疗服务系统，建立以数据交换平台为主的远程医疗交互模式，实现多源异构医疗信息的对接和交互。

医院坚持公益先行原则，向 108 个县免费配备远程会诊设备和链路，面向全省基层医疗机构免费提供常态化、规模化的远程综合会诊、远程专科诊断、远程教育、电子图书资源共享等各项远程医疗业务。专家会诊费、专家讲课费、电子图书使用费、能源费及业务运营费等费用均由郑大一附院自行补贴。

（五）以临床需求为导向，支持远程医疗在临床深入应用

1. 在心电图、影像、病理等专科诊断领域形成规范的运作流程，临床服务路径日渐完善。

2. 在应急抢救等方面集成专用设备和系统，探索多通路、多终端的院前院内急救一体化服务模式。

3. 深入支撑临床专科医联体、专科联盟、专病联盟等分级诊疗探索的开展，逐步形成远程医疗在专科应用的规范路径。

4. 以心血管疾病为中心，在河南省科技惠民计划支持下，开展心血管疾病分级诊疗体系建设的探索。

5. 结合肺癌、食管癌等精准诊治，获得科技部国家重点研发计划"精准医学研究"重点专项、中央引导地方科技发展专项、河南省重大科技专项等支持，探索形成疾病信息采集、处理、诊断方案优化、健康宣教等为一体的临床科研和服务体系。

（六）以科技平台为中心，打造"团队 - 学科 - 平台"相互支撑的发展模式

医疗协作网在推动远程医疗、医疗数据分析工作中，始终坚持科技平台建设，通过科技平台凝聚人才、打造团队。组建一支 60 余人的中青年队伍，队伍人员以计算机、信息技术和医学专业为主，致力于相关研发工作，引领我国远程医疗科技创新前沿。承担建设一批远程 / 移动医疗领域国家级、省部级平台：国家远程医疗中心、互联网医疗系统与应用国家工程实验室、中国卫生信息学会远程医疗专委会三大国家平台齐聚郑大一附院，承担移动医疗技术与服务国家地方联合工程实验室、国家医疗数据中心河南分中心及其他 4 个省部级科技平台建设。

三、 主要成效

（一）优化结构：为省级医院筛选出疑难重症

五级远程医疗服务体系为优质医疗资源下沉建立一条便捷通道，让更多的患者留在基层。近三年来，郑州大学第一附属医院常见病、慢性病患者下降10%，疑难危重患者所占比例上升到 58%，难度较大的三、四级手术所占比例上升到 71%。这两升一降，反映不管大病小病"一窝蜂"涌向大医院的局面正在得到改善。

（二）提升基层：优化基层医疗机构资源配置

通过远程会诊，基层医生能够时时聆听省级专家临床指导，实现身不离岗即可获得持续的医学教育，从而促使基层医院的诊疗水平和服务能力大大提升。截至2020年，河南省全网每年开展远程继续教育培训300余次，培训40余万人次，示范手术1000余台，为基层节约培训相关费用估算达4亿元/年。

（三）促进分级：明确各级医疗机构服务功能

不同层级医疗机构应致力于发展不同的服务能力，这是我国分级诊疗的核心。通过远程会诊，大部分会诊患者留在申请会诊医院治疗，经过会诊后上转患者不足15%，市、县级医院也提升服务基层的能力，开展的远程会诊服务规模不断提升，分级诊疗体系逐渐形成。

（四）惠及患者：为基层患者带来便捷和经济

基层患者外出看病需要付出更多时间、金钱成本，既加重患者负担又影响疾病诊疗的时效性。现在，基层居民通过远程会诊网络，足不出县让省级专家为自己远程会诊，免去舟车劳顿，节省大量医药费、交通费、误工费、食宿费等。截至2020年，河南省全网每年开展规模化远程综合会诊达4万余例，远程病理、心电、影像专科诊断达50万例，节约群众医疗费用达6亿元/年。

（五）科技先行：引领国内远程医疗科学研究

依托医院建设的河南省远程医学中心是我国远程医疗的主要研究机构和应用转化基地。医院牵头承担着国家重点研发计划、国家科技惠民计划专项、863项目、国家自然科学基金、中央引导地方科技发展专项、教育部规划项目、国家卫生信息标准研制、河南省重大科技专项等20余项科研和工程项目，获得科研经费1亿余元，先后制定国家远程医疗行业标准5项，在国内外学术期刊上发表论文80余篇，发表远程医疗相关专著8部，主编远程医疗科普读物2套（12本），获得专利2项、软件著作权30余项，推动各项远程医学科技工作深入发展。医院远程医疗项目《面向多端共享的远程医疗体系构建与关键技术》获河南省2016年科技进步奖一等奖（是国内远程医疗科技成果最高奖），《基于国家农村信息化平台的农村远程医疗服务系统构建与示范应用》获河南省教育厅2015年科技成果一等奖，《郑州大学第一附属医院远程医疗：五

级联动分级诊疗　百姓共享优质资源》获 2016 年巴塞罗那智博会大奖。

（六）示范引领：用于服务国家重大战略工作

河南省远程医疗工作带动全国远程医疗深入发展，制定的建设指南、标准等已在全国千余家医院和企业应用，河南省远程医学中心得到中央电视台《新闻联播》《科技日报》《健康报》、新华网、河南广播电视台等媒体持续关注，累计接待国内外参访 1 000 余批 10 000 余人次，发挥着良好的示范引领作用。

依托成熟经验，承担国家卫生健康委国际交流与合作中心委托项目《我国卫生援外远程医疗网络设计》和中国工程院重大咨询研究项目《健康丝路远程医疗战略咨询》，启动我国援外远程医疗平台和健康丝路远程医学平台建设，服务国家重大战略。

四、 启示与建议

（一）亮点与启示

郑大一附院以远程医疗网络为基础，以临床需求为导向，以科技平台为中心，积极探索远程医疗网络的建设，建立以数据交换平台为主的远程医疗交互模式，实现多源异构医疗信息的对接和交互，最终达到优化患者结构、引领国内远程医疗科学研究、服务国家重大战略工作的目标。

（二）问题与建议

目前远程医疗的运营机制尚未建立，仅依靠政府的力量、行政指令，很难将远程医疗工作展开并实现高效运转。建议国家层面出台关于远程医疗利益分配的指导意见，探索建立远程医疗服务申请医院、服务提供医院、医生和远程医疗平台运营方四方参与的合理利益分配机制，促进远程医疗的可持续化发展。

医生和患者对远程医疗的认知和实践都存在较大改善空间。相当数量的医生并未参与到远程医疗服务中，很多患者甚至没听过远程医疗服务。建议加强各方宣传，提高医生、患者对远程医疗认知。卫生行政管理部门可引导国家远程医疗中心、各省级医学中心等组织行业专家，编纂远程医疗行业科普丛书、宣传折页等；各医疗机构在患者就诊区摆放远程医疗宣传资料；将远程医疗服务参与情况纳入医师年度考核，激发医师参与远程医疗服务的主观能动性。

（吴建，杜晓楠　郑州大学公共卫生学院）

推进全省远程医疗服务体系建设 切实解决群众看病就医问题

——贵州省远程医疗协作网

近年来，贵州省抢抓国家远程医疗政策试点机遇，在全国率先建成覆盖省、市、县、乡四级公立医疗机构，并外联国家和省外优质医疗资源的远程医疗服务体系，走出了一条在政府主导下充分体现公益性的远程医疗"贵州路径"，全面提升基层服务能力和群众看病就医的获得感、幸福感、安全感，取得显著成效。

一、 主要做法

（一）坚持高位推动

贵州省委、省政府高度重视，把医疗卫生作为全省经济社会发展必须补齐的三块短板之一，作出"像抓教育一样下更大决心抓好医疗卫生事业"的重大战略决策。贵州省政府办公厅印发《贵州省基层医疗卫生服务能力三年提升计划（2016—2018）》，提出要完善"全天候全覆盖"远程医疗运行保障机制，发挥远程医疗服务对提升县级医院疑难重症诊断能力的作用，全面提高疾病诊断效率和质量。省委、省政府连续三年将县级以上公立医院远程医疗全覆盖、乡镇卫生院远程医疗全覆盖、县级以上妇幼保健机构远程医疗全覆盖列入政府民生实事，纳入重大事项督查范围，全力推动落实。省市县三级财政安排 8 亿余元财政资金，专门用于远程医疗体系建设。从 2018 年开始，省级财政每年预算安排专项经费用于省级远程医疗服务工作的常态化运行和系统运维。

（二）完善政策机制

贵州省在全国率先出台远程医疗服务管理办法及实施细则，率先制定责任认定办法、绩效分配比例和对口帮扶驻点时间计算办法，确保远程医疗服务公益性；在全国率先将远程医疗服务按照常规诊疗费用纳入基本医疗保险报销范围；在全国率先出台充分体现公益性的远程医疗服务项目价格，而且在全国处于较低水平；省卫生健康委、省科技厅、省人社厅、省财政厅、省大数据局、省医保局印发了《关于推进全省远程医疗服务常态化高效运行的通知》，各部门形成合力，共同推进远程医疗常态化高效运行。按照乡村振兴政策衔接和业务实际发展需求，2021 年启动修订《贵州省远程医疗服务管理办法实施细则（试行）》，进一步完善远程医疗政策机制。

（三）强化技术保障

构建"一网络、一平台、一枢纽"的远程医疗技术架构：以全省统一的卫生专网为网络通道；以全省统一的远程医疗服务管理平台，接入所有公立医疗机构，开展规范、有序的远程会诊、远程教育、远程影像诊断、远程心电诊断服务，并进行调度管理；以省级平台为省内外远程医疗信息及服务交互的枢纽，实现远程医疗服务跨区域协同，形成内连省、市、县、乡四级医疗机构、外接国家及发达地区优质医疗资源的远程医疗服务网络。建立和完善以医院数据交换为核心的信息标准与安全体系，推动远程医疗服务与院内信息系统的互联互通。依托移动、联通、电信、广电等电信运营商建成卫生健康专网，具备万兆级的总汇聚、千兆级骨干、百兆级接入的网络能力，全省四级公立医疗机构统一接入远程医疗服务体系。

（四）健全科室功能

在实现全省乡镇卫生院标准化建设全覆盖的基础上，完成所有乡镇卫生院的远程会诊室、影像室、心电室、检验室和预防接种门诊等"五室"标准化、规范化、数字化建设。一次性为 1 543 个乡镇卫生院配齐了质量优良、服务保证的 DR、彩超、全自动生化分析仪、血细胞计数器、电解质分析仪、尿分析仪、静态心电图机、动态心电图机和全科诊疗系统等 9 类数字化医疗设备和远程医疗视频接入设备。省级医院分片包干，统筹市级医院强化对影像、心电、检验等操作人员和诊断医生的培训，培训人员达 2 万余人次，使乡镇卫生院具备了开展远程医疗服务的能力。

（五）优化协同机制

省、市、县、乡四级公立医疗机构均新增设置远程医疗管理部门，组建 2 万余人的远程医疗专业技术队伍，建立值班值守制度。按照自由选择、协议管理等模式，引入国家级医院和省外医院等优质医疗资源为省内医院提供远程医疗服务；充分发挥医共体县级牵头医院的辐射带动作用，为乡镇卫生院提供远程会诊、影像诊断、心电诊断等县乡一体的同质化服务；以省市三甲医院为主，面向全省各级医疗卫生机构开展远程医疗培训；依托省级龙头医院和专业机构，健全远程医疗服务运行监管机制，加强质量控制和监督管理。

（六）加强调度考核

建立远程医疗督导通报制度，及时向各级卫生健康部门和医疗机构通报每日远程医疗服务开展情况。依托健康贵州 12320 卫生服务热线，对各地响应不及时的远程医疗服务开展调度。2021 年起，将远程医疗服务情况纳入省级公立医院高质量绩效考核，推动省级公立医疗机构常态化提供远程医疗服务；将远程医疗服务纳入健康贵州行动考核，作为"互联网＋医疗健康"行动的重要内容，以考督用，督促各地和基层医疗卫生机构切实落实远程医疗服务的应用。

（七）积极向外引援

依托东西部协作，积极推动省内受援医院与省外支援医院建立远程医疗协作关系。209 家省外支援医院能够通过贵州省远程医疗平台与省内受援医院开展远程疑难病例会诊、远程培训等远程医疗服务，并根据实际需求逐步丰富远程医疗服务内容，打造一支"不走"的医疗队。

二、 主要成效

贵州省各级卫生健康部门和公立医疗机构坚持建、管、用并举，全面强化远程医疗服务体系常态化运行应用，形成"乡镇检查、县级诊断"的诊疗模式，走出了一条在政府主导下充分体现公益性的远程医疗"贵州路径"，推动了优质医疗资源下沉，提升了基层医疗机构服务能力和服务水平，实现了区域内医疗同质化服务，促进了分级诊疗制度的逐步建立。

（一）大力推动优质医疗资源下沉

2016年6月实现县级以上公立医院远程医疗全覆盖以来，全省远程医疗服务总量突破240万例次。2021年，全省远程医疗服务总量达到82.6万例次，其中远程会诊1.9万例次，远程影像诊断62.1万例次，心电诊断18.6万例次，较2020年分别增长了18.8%、45.1%、36.8%。通过远程医疗服务，基层服务能力明显提升，远程医疗成为推动优质医疗资源下沉、缓解群众"看病远、看病难、看病贵"问题的重要抓手。

（二）基层首诊实现重大转变

远程医疗让罹患疑难重症的群众在家门口就能看上"省级专家门诊"，使县乡公立医疗机构影响力有效提升，成为群众看病就医的首选。随着远程医疗服务的开展，贵州省县域内实施远程医疗的机构业务量增加，县域内就诊率从2019年的90.15%提升到93.16%。

（三）有效支撑新冠肺炎疫情防控

在新冠肺炎疫情防控工作中，四级远程医疗体系发挥了跨学科、跨医院、跨区域的优势，支撑新冠肺炎患者救治指导和疫情防控培训。全省累计开展远程会诊2 400余次、现场指导120余次，邀请全国专家开展远程会诊30余次，每名新冠肺炎患者都有省级专家连线指导，危重型患者能连线国家级专家指导；开展防控诊疗方案、院内感染和个人防护等培训，直接培训至乡村一级，精准到人。通过远程医疗平台，举行贵州-摩洛哥疫情防治经验交流视频会议，交流新冠肺炎疫情监测防治经验。

（四）建设应用成效得到社会广泛认同

贵州省远程医疗服务的开展，不仅使患者及时得到救治，节约了卫生资源，还减轻了就医群众异地就诊交通费、家属陪同费、住院医疗费等经济负担，群众满意度和获得感进一步提升。得到了中央和国家领导、国家卫生健康委、省委省政府的充分肯定。中央电视台（《新闻联播》《经济半小时》）、《人民日报》、新华通讯社内参、《新华日报》、中国网、贵州广播电视台、《贵州日报》等国家级、省内外主流媒体对贵州省远程医疗做了多次报道。

三、 启示

贵州省将坚持以习近平新时代中国特色社会主义思想为指导，在国家卫生健康委的指导下，持续把远程医疗作为提升基层医疗卫生服务能力、实现医疗服务同质化和落实分级诊疗制度的重要抓手，进一步建好、用好、管好远程医疗服务体系，解决好群众看病就医问题。

1. 落实政府责任，进一步明确远程医疗服务定位，完善远程医疗服务价格、医保报销、激励分配等政策，优化远程医疗服务规范和流程。

2. 完善提升远程医疗平台功能，丰富远程医疗服务项目，加强远程医疗服务调度监管，提升远程医疗服务体系效能。探索开展"5G＋远程心电""5G＋远程超声"等试点。

3. 加强医院信息标准化建设和数据互联互通。推动医院信息系统数据标准化、规范化建设，完善信息安全保护规章制度，实现与全省健康医疗数据共享互通。

4. 加强宣传引导。充分利用网络、广播、电视、报刊等多种途径面向社会开展宣传工作，进一步推广远程医疗服务应用。

（贵州省卫生健康委）

信息化建设推进远程医疗服务

——云南省远程医疗协作网

依托信息技术开展远程医疗服务，是提升基层医疗水平，解决偏远地区看病难问题的重要途径。云南省认真贯彻落实党中央、国务院重大决策部署，将远程医疗服务作为落实医疗服务供给侧结构性改革的一项重要举措，加快推进远程医疗服务发展。

一、主要做法

（一）开展"远程可视医疗县县通"工程建设

2004年以来，在云南省委、云南省政府正确领导和大力支持下，由云南省发展改革委和原云南省卫生厅牵头，应用国家级重大科技专项"远程可视医疗及PACS示范工程"的成果，建设了云南省"远程可视医疗县县通"工程。经过多年建设和发展，目前远程医疗在云南省已覆盖16个州市129个县（区），并延伸到老挝、缅甸的远程医疗县县通工程，形成了联通北京、上海三级医院，省内三级医院、县级医院、部分乡镇卫生院的四级远程诊疗网络，让县乡群众在家门口就能接受到省内外三级医院医疗专家的优质医疗服务。

（二）开展远程医疗建设试点

近年来，在"远程可视医疗县县通"基础上，云南省依托信息技术，采取多种措施、多种途径，将远程医疗服务逐步延伸至乡镇卫生院，使县乡群众足不出乡就可以享受到二、三级医院的优质医疗服务。

1. 以昭通市彝良县、大理州巍山县等国家级贫困县为试点，启动以基层云HIS、云公卫及远程医疗系统为重点的基层医疗卫生信息化建设，将远程医疗服务延伸覆盖至乡镇卫生院和村卫生室。

2. 以大理州祥云县、临沧市云县等县为试点，依托县域医共体建设工作，搭建医共体信息系统，实现县域内健康信息互通共享，有效支撑远程医疗服务开展。

3. 利用"沪滇合作项目"，在上海市三级医院对口帮扶的 28 个县医院建设"沪滇医疗服务平台"，并逐步延伸至乡镇卫生院开展远程医疗服务，将上海市的优质医疗资源下沉至边远贫困地区。

4. 红河州、玉溪市等州市结合自身实际，以州市为统筹，建设覆盖辖区内所有基层医疗卫生机构的信息系统，使远程医疗覆盖到辖区内所有乡镇卫生院和社区卫生服务中心。

5. 楚雄州楚雄市和大理州巍山县作为全省基层医疗卫生机构信息化建设试点，通过建设基层云 HIS 及远程医疗系统、区域信息平台、卫生健康专网和智能健康云项目，实现行政区域内县、乡、村各级医疗卫生机构信息系统、基本公卫系统及数据的互通共享，为县、乡、村一体化就医、分级诊疗等提供了重要支撑。

（三）七个统一，实现医疗资源互通共享

云南省试点项目实施通过统一规划、统一信息化标准、统一对外接口、统一医疗质控、统一业务规则、统一信息安全、统一数据标准，实现了行政区域内公卫系统、基层医疗机构 HIS 系统、区域心电平台、区域全民健康平台等业务系统及数据的互通共享，实现了医疗卫生资源的整合。楚雄市实现 24 家基层医疗机构 HIS 与基本公卫、家庭医生签约信息系统互联互通。大理州实现接入医疗卫生机构、联通上下级全民健康信息平台，实现数据交换、数据共享、业务协同、业务监管等功能。

（四）建设云架构，提升基层医疗机构信息化水平

云南省以云架构部署模式，在试点地区乡镇卫生院及村卫生室建设统一的医院信息系统（HIS），快速提升基层医疗卫生机构信息化水平和医疗服务能力，提高基层医疗卫生机构执业人员工作效率，夯实云南省患者临床数据的信息共享以及全省远程医疗业务协同的信息化基础。项目上线以来，巍山县基层

医疗机构实现月均门诊结算 98 852 人，月均出院 353 人；楚雄市实现月均门诊结算 69 065 人，月均出院 925 人。

（五）开展平台建设，促进优质资源下沉

云南省积极推进区域检验系统、远程会诊系统、区域影像协同平台建设，通过开展远程会诊和远程阅片，实时对基层医疗机构进行指导和协助，促进优质医疗资源下沉，弥补了基层医疗机构医疗设备、医疗人员的不足，做到"村接诊、乡检查、县诊断"。项目上线以来，大理州巍山县实现月均远程会诊 20 余次、月均远程阅片 950 余次；楚雄州楚雄市实现月均远程会诊 100 余次，远程阅片 200 余次。

（六）明确收费标准，促进行业发展

为推进云南省"远程可视医疗县县通"，提高医疗机构参与积极性，云南省积极开展"远程医疗服务项目价格和支付政策与利益分配机制"相关研究，2009 年即会同省发展改革委印发《关于远程可视医疗服务价格的通知》（云发改收费〔2009〕1662 号），明确了 7 类 21 项远程医疗服务收费标准。为促进新形势下互联网诊疗服务的发展，2020 年 9 月 30 日，云南省卫生健康委又与省医保局联合印发《关于制定互联网医疗服务项目试行价格（第一批）的通知》，明确了互联网复诊费、会诊费等 11 项"互联网＋"医疗服务项目及试行价格，进一步统一和规范了互联网医疗服务项目收费标准。

二、 主要成效

（一）远程医疗服务覆盖率 100%

截至 2021 年底，全省 129 个县（区）均建立远程医疗服务系统并开展远程医疗服务，远程医疗服务覆盖率达 100%。云南省与基层医疗卫生机构建立远程医疗服务的公立医院达 172 个，143 个二级医院、68 个三级医院开展远程医疗服务；2021 年远程医疗服务 273 394 人次。

（二）远程医疗服务成效明显

通过大力推进面向基层、偏远和欠发达地区的远程医疗服务体系建设，鼓

励二级、三级医院向基层医疗卫生机构提供远程医疗服务，有效促进了云南省医疗资源的纵向流动，提高了优质医疗资源的可及性和医疗服务整体效率。昆明市初步建立了6个远程医疗协作网，覆盖181个医疗机构。其中安宁市第一人民医院建立的远程会诊中心，实现与全国30个省（自治区、直辖市）3 000余家医院的可视远程会诊，其信息平台实现辖区内医疗资源共享，可开展远程诊疗、电子病历共享、在线双向转诊、在线医嘱、电子处方、远程医疗教学、远程协作、远程会诊等，实现与各乡镇卫生院进行远程心电检查和远程疾病诊治，让患者不出远门就可以享受到三甲医院专家的诊疗服务。楚雄州32家县级以上公立医院已完成慢性病报卡模块对接，实现各级医疗机构新发现的原发性高血压、2型糖尿病患者发病报告卡在疾控部门的监管下自动流通至基层医疗机构。西双版纳州建立覆盖全州38个县、乡医疗机构和老挝北部五省的远程医疗协作网，对区域医疗卫生服务模式走出国门作出有益尝试，也为东南亚"一带一路"建设，打造澜沧江 - 湄公河流域共同体做出积极贡献，建立了与邻国的良好友谊，为边疆稳定起到重要作用。

（三）有力促进分级诊疗

通过完善省 - 州（市）- 县 - 乡 - 村五级远程医疗服务网络建设，实现医疗资源上下贯通、信息互通共享、业务高效协同，推进"基层检查、上级诊断"落实，有力推动医联体建设，助力分级诊疗格局构建。2021年，曲靖市建成影像中心4个、心电中心3个、远程会诊中心2个；临沧市建成县域医共体影像中心12个、区域检验中心12个、区域心电中心12个、区域病理中心12个、区域远程会诊中心12个；昭通市建成影像中心4个、心电中心3个、远程会诊中心2个。通过远程医疗系统共建、共用、共享和共管，促进资源充分合理利用，实现了"基层检查、上级诊断"，满足了基层群众对优质医疗服务的需求，促进县域内医疗质量同质化和分级诊疗，有效改善群众就医体验。

三、 问题与建议

虽然云南省远程医疗服务体系建设有较快发展，基本搭建起覆盖全省129

个县区远程医疗服务网络，但由于各地卫生健康信息化发展不平衡，未能实现所有医疗机构间全部信息的互联互通。卫生行政部门、公卫机构和医院之间的信息利用效益不高，相互分割，形成信息孤岛，信息资源未能有效地发挥作用。建议下一步在以下方面进一步深化提升。

1. 加快推进并完善远程医疗服务体系。

加快推进建设政府主导，功能统一，互联互通，覆盖省、州市、县区、乡镇四级政府举办医疗机构的远程医疗服务体系，为群众提供基本的公益性远程会诊、远程心电、远程病理、远程影像等远程医疗服务和双向转诊服务，实现省、州市级医院对县区级医院、县区级医院对乡镇卫生院的远程医疗。

2. 搭建省级基层信息化应用平台。

以省为统筹，组织开发全省统一的信息平台、云 HIS、云 PACS、云公卫等基层信息化应用系统，以县区为单位，逐步将云 HIS、云 PACS、云公卫覆盖全省 1 500 多个乡镇卫生院（政府办社区卫生服务中心）和 13 000 多个村卫生室，并与医保系统实现无缝对接。

（云南省卫生健康委）

实施"远程医疗"
促进优质医疗资源下沉

——新疆维吾尔自治区远程医疗协作网

随着远程医学事业的快速发展及医院信息化建设工作的深入开展，为满足广大基层农民方便快捷地获取优质医疗资源的需要，新疆维吾尔自治区根据自身的地域特点和发展需要，初步建立了一套覆盖全区的远程会诊系统，向上与国家级医疗中心高端对接，向下与全区所有县、市医院联通，切实使广大群众受惠。先后出台了多项有关"远程医疗"的政策和文件，将发展远程医疗服务作为优化医疗资源配置、实现优质医疗资源下沉、建立分级诊疗制度和解决群众看病就医问题的重要手段。

一、 改革背景

新疆维吾尔自治区面积166万平方千米，地处中国西部最偏远地区，人口2 500余万。2020年全区共有各级各类医疗卫生机构15 631家，实有床位数160 466张，医疗卫生技术人员总数16.32万人。

新疆维吾尔自治区地域辽阔，交通不便，偏远地区人民群众看病远、看病难问题突出，急重患者不能得到及时有效的优质治疗。主要存在以下问题：

1. 医疗卫生资源数量及空间分布不协调，全区人均医疗卫生资源分布呈现明显的不均衡性和差异化特征，具体表现呈北密南疏分布，优质医疗卫生资源仍相对集中分布于乌鲁木齐市等相对发达北疆城市和三甲医院。

2. 县、乡资源配置不充分，南北疆医疗卫生资源配置空间布局不协调，呈现比较明显的资源配置结构性不均衡特征。

3. 基层人才资源比较短缺，乡村两级医疗卫生人才结构不合理，乡镇卫生院具有执业助理资格人员仅占卫生技术人员总数的 40%。

在此背景下，新疆维吾尔自治区旨在通过远程医疗建设，以其高效、便捷、质优、价廉的优势，加快调整医疗资源分布，促进优质医疗资源下沉，提升基层医疗卫生服务能力，推进城乡医疗卫生服务均等化，推动分级诊疗，使人民群众在家门口就能享受到三级医院专家的医疗服务，减轻就医负担，有效缓解群众"看病难"的问题。

二、 主要做法

（一）根据区情积极探索，努力推动开展远程会诊工作

自 2010 年新疆维吾尔自治区启动远程会诊工作至今，秉承"一切为了各族人民健康"的宗旨，本着"以民为本、立足公益、惠及民生"的远程服务理念和"属地诊疗，正确转诊，疑难病例少出疆"的远程服务目标，结合新疆区域地理人文特点、各族群众健康需求以及大型公立医院改革发展方向，依托现代远程网络技术平台，新疆医科大学第一附属医院、新疆维吾尔自治区人民医院两所医院已基本建立了远程会诊系统。各地（州、市）、县（市、区）分别组建了区域远程医疗协作网或利用对口援疆优质资源建设跨省域远程医疗协作网，已实现自治区 - 地州市 - 县市区医疗机构（以综合医疗机构为主）全覆盖，1 002 个县（乡）完成远程医疗建设，县乡远程医疗覆盖率 87.36%，克拉玛依市、喀什地区、哈密市为代表的远程医疗协作网，已实现辖区内的远程医疗地县乡三级全覆盖。

（二）强化质量控制，推行规范服务

充分发挥自治区远程医学质量控制中心作用，通过推行规范服务管理，强化质量控制和完善制度建设等手段，逐一解决远程医疗应用中遇到的各种问题。2019 年先后出台了《自治区远程医学质量控制评价标准（试行）》《新疆维吾尔自治区远程医疗工作文件汇编》等，制定远程医疗管理办法和服务标准，为远程医疗规范化运行提供了有力支撑。严格遵循阶段性的全过程控制，全面加强远程医疗前质控、过程质控和后质控，实现对远程医疗服务的事前、

事中和事后监管，编制了远程管理制度、管理办法、工作守则、安全法则、工作流程和应对多种突发事件应急预案等规章制度 30 余项，使得各地县级医院申请远程会诊的质量得到了大幅提高。

质控中心充分利用远程医疗网络平台的技术优势，实时连线指导基层医院的远程技术操作，并对出现的问题予以实时纠正，有效地促进了远程医疗服务的同质化，规范化，保障了远程会诊质量和安全。修订了远程会诊专家库入库标准，对专家库进行了更新和调整，由科室推荐专家，按照职称分为国特贴、高级、副高级三个等级。并加强对专家的会诊行为、会诊用语、会诊满意度等方面的管理。

（三）进一步拓展远程会诊功能

充分发挥技术优势，依托远程医疗协作网络发展医联体、专科联盟建设，远程医疗搭建了医院与医院之间、科室与科室之间、医师与医师之间的学习与交流平台，在帮扶和指导基层医院的同时，提升医院、科室及专家的知名度和影响力。专家资源"线上下沉"与实地帮扶相辅相成，减轻了医院"下沉"的经济负担，降低了专家下沉的时间成本。

自治区人民医院与皮山县人民医院、洛浦县人民医院建立紧密型医联体，目前都已经实现了高清音视频远程连接，开展远程会诊、远程教学、远程病理诊断等多项业务。皮山县人民医院病理诊断实现"零"的突破，年远程病理诊断数达 2 477 例。27 家医联体单位和 189 个专科联盟科室中有 90.6% 的专科开展远程会诊，实现"专家资源、病种资源、教学资源"的高效共享，有效促进双方医院医教研整体实力的提升。

新疆医科大学第一附属医院发挥远程医疗效能，探索医联体实效合作模式。常态化开展远程 MDT 会诊，为联网医疗机构疑难危重患者提供高质、安全、最佳的诊疗方案，为疑难危重患者的跨区域会诊提供优质平台。深入推进远程心电、远程病理、远程超声、远程影像等诊断级别的远程医学服务。进一步整合优化医疗资源，推进医联体和联网医院检查检验结果互认共享。

（四）以开展远程医疗为重点，积极推动"互联网＋医疗"服务

2020 年 6 月，新疆维吾尔自治区卫生健康委建立了"自治区互联网诊疗服

务监管平台"。目前，全区已有 31 家医疗机构设置互联网医院，为广大患者提供覆盖诊前、诊中、诊后的全流程、个性化、智能化服务，极大满足了慢性病和常见病患者复诊就诊需求，实现了让信息多跑腿，让患者少跑腿。截至目前，全区互联网医院累计完成线上接诊 8.21 万人次，其中自治区人民医院累计接诊 1.77 万人次，新疆医科大学第一附属医院累计接诊 1.45 万人次，克拉玛依市中心医院 2.19 万人次。此外，互联网医院提供便民寄药服务累计 5 549 人次。

（五）以医共体建设为抓手，促进远程医疗县乡覆盖

截至目前，全区 89 个县（市、区）共组建 106 个县域医共体（其他 7 个县市区以医联体模式推进），其中有 28 个医共体达到紧密型标准，县域内远程医疗覆盖率达到 100%，已有 58.3% 的县（市、区）开展县域医共体信息平台建设，实现了县域内医疗机构信息共享。

（六）发挥远程平台作用，积极应对新冠肺炎疫情

1. 搭建远程平台，延伸救治范围。

加强新疆传染病专科联盟远程会诊管理平台建设，共接入医疗机构 1 161 家（其中自治区级医疗卫生机构 15 家、地州市三级医疗机构 29 家、二级医疗机构 189 家、一级医疗机构 204 家、乡镇卫生院 724 家），同步接入自治区新冠肺炎疫情防控工作指挥部和自治区疾控中心。疫情期间坚持每日会诊和疫情研判，研究确诊病例、危重症病例、疑似病例的个体化救治方案。通过各级医疗机构发热门诊对发热就诊人员进行新冠肺炎筛查，对无法排除新冠肺炎感染的就诊人员及时预警、报告，并采取有效防控措施，避免疫情扩散。

2. 加强疫情防控知识的培训。

加强医务人员培训，将一级、二级、三级医疗机构涉及新冠肺炎科室的医护人员全部纳入培训对象，通过远程教学、视频、远程指导等方式，围绕新冠肺炎相关基础知识、病例发现与报告、诊疗技能、院感和个人防护等内容，结合疫情防控和医疗救治需求组织开展培训，做到了天天讲、时时讲，做到全员覆盖、培训到人，严格建立考核上岗制度，增强防护和诊疗能力，充实救治力量。

三、 主要成效

（一）提升基层医疗机构就诊率，促进分级诊疗建设

新疆维吾尔自治区地域辽阔，区域内交通线较长，点与点之间，基层（县、乡）到中心城市和首府乌鲁木齐市的距离较远，基层医疗卫生服务机构的基础条件、服务能力和技术水平还不能适应群众的需求，特别是疑难、重症和大病的诊疗需求。现代信息技术为将大医院的人才和技术优势方便、快捷地引向基层，解决基层医疗卫生机构的技术问题，满足群众就医需求，提供了有效途径。如：新疆维吾尔自治区医共体牵头医院累计帮助基层医疗卫生机构开展新技术新项目 965 个，县域内基层医疗卫生机构门（急）诊占比同比增长6.87 个百分点克拉玛依市建成了国内首个"M + 1 + N"模式的远程医学平台，汇集全市 43 家医疗机构及新疆内外 38 家知名医疗机构，拥有 4 200 名专家，使用互联网专线，实现不同医疗机构间的远程教育、会诊、手术指导、影像、病理以及"一对一"的科室级远程合作，累计开展会诊 3 万余例，患者足不出户就能享受到新疆内外优质医疗服务。

（二）群众就医负担相对减轻

远程医疗工作的开展，极大地方便了基层患者，使广大患者在家门口就能享受到三级医院专家提供的优质医疗服务，对降低医疗开支、满足广大人民群众健康需求，解决群众"看病贵、看病难、看病远"问题发挥了重要作用，达到了让患者"少跑路、看好病"的目的。同时，制定了远程会诊收费标准，并纳入了基本医保支付范围。据不完全统计，每年约有 2.4 万患者留在属地医院诊治，为患者家庭节约的间接医疗费用 1.2 亿元；平均为每位患者及家庭减少直接、间接医疗费用分别为 1.6 万元和 5 000 元，大大降低了因病致贫、因病返贫的概率。

（三）有效提升基层医疗机构医疗服务能力

近年来，自治区级远程诊疗中心通过远程医疗平台，面向全区医疗机构开展常态化远程培训数千余场次，培训数十万人次。同时，将远程医疗服务应用于临床医疗会诊、教育培训、科研协作、新技术传播、医联体合作、双向转

诊、重大专病防诊治、国际交流等领域，实现了新疆内外、国内外各级医疗机构间医疗、教学、科研、管理资源的联网互动，推动了优质医疗资源的高效低耗整合利用，初步实现了优势资源辐射天山南北，充分发挥了三级医院优质医疗资源的辐射和带动作用，有效缓解了区域医疗资源分布不均衡的问题，促进了区域医疗整体服务能力的提升。

四、 启示与建议

远程医疗服务有助于优化转诊模式，缓解医院医疗资源浪费与百姓看病贵的问题，在降低医疗费用同时，提升基层医疗服务能力，节省医保资金，弥补医疗资源不足等缺陷，同时对解决医疗资源分布不平衡问题、提高医院社会知名度、促进不同区域间学术交流具有积极意义，跨地区提供医学信息和服务，具有重要的社会效应和经济效应。

（一）进一步加强远程医疗管理制度化、规范化建设

要根据《远程医疗服务管理规范（试行）》（国卫医发〔2018〕25号），进一步完善远程医疗管理制度，巩固完善现有远程医疗服务体系，进一步提升远程医疗服务质量，强化三级医院对口帮扶贫困县县级医院远程医疗作用；从依托自治区远程会诊中心牵头组建的医疗联合体和县级医院，逐步向社区卫生服务机构、乡镇卫生院和村卫生室延伸，努力建设好"百姓家门口的医院"，让基层患者也能够得到更高质量的医疗服务。

（二）加大资金投入和政策支持力度

要持续加大对自治区远程医疗服务体系的资金投入力度，推动五级远程医疗服务网络的建设，切实发挥远程医疗对优化医疗资源配置、实现优质医疗资源下沉、提高医疗水平、降低医疗开支、解决群众"看病难、看病贵、看病远"问题的重要作用。同时，要进一步调整优化远程医疗服务收费价格，下放远程医疗服务收费项目，实行市场指导价或医疗机构定价备案，调动基层医疗机构的积极性和主动性。

（新疆维吾尔自治区卫生健康委）